Möglichkeiten der (heil-)pädagogischen Förderung des Essens, Trinkens und Schluckens von Menschen mit schweren neurologischen Erkrankungen im Koma und in den frühen Komaremissionsphasen

Europäische Hochschulschriften

Publications Universitaires Européennes
European University Studies

Reihe XI
Pädagogik

Série XI Series XI
Pédagogie
Education

Bd./Vol. 946

PETER LANG

Frankfurt am Main · Berlin · Bern · Bruxelles · New York · Oxford · Wien

Annette Damag

Möglichkeiten der (heil-)pädagogischen Förderung des Essens, Trinkens und Schluckens von Menschen mit schweren neurologischen Erkrankungen im Koma und in den frühen Komaremissionsphasen

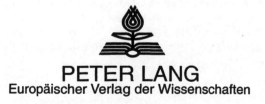

PETER LANG
Europäischer Verlag der Wissenschaften

Bibliografische Information der Deutschen Nationalbibliothek
Die Deutsche Nationalbibliothek verzeichnet diese Publikation
in der Deutschen Nationalbibliografie; detaillierte bibliografische
Daten sind im Internet über <http://www.d-nb.de> abrufbar.

Zugl.: Koblenz, Landau, Univ., Diss., 2005

Gedruckt auf alterungsbeständigem,
säurefreiem Papier.

ISSN 0531-7398
ISBN-10: 3-631-54461-8
ISBN-13: 978-3-631-54461-7

© Peter Lang GmbH
Europäischer Verlag der Wissenschaften
Frankfurt am Main 2007
Alle Rechte vorbehalten.

Printed in Germany 1 2 3 4 5 7

www.peterlang.de

„Das Wort Wissenschaft wird vielsinnig gebraucht. Wissen heißt Erfahrungen sammeln; Wissenschaft heißt Erfahrungen planmäßig machen, sammeln und unter bestimmten Gesichtspunkten ordnen zu dem Zweck, daraus Richtlinien für ein Handeln zu erlangen"
(Heinrich Hanselmann 1932, 3)

Inhaltsverzeichnis

Abbildungsverzeichnis

---

[1] Zur Vertiefung dieser Materie bieten sich folgende Literaturhinweise an: Schwegler: ‚Der Mensch-Anatomie und Physiologie' Stuttgart, New York 1996.
Oder im Internet: www.g-netz.de/Der_Mensch/

Tabellenverzeichnis

1   Einleitung

Jährlich erleiden ca. 300.000 Menschen eine Schädel-Hirn-Verletzung durch Unfälle im Straßenverkehr, am Arbeitsplatz, beim Sport. Bei ca. 100.000 Unfallopfern wird ein schweres Schädel-Hirn-Trauma diagnostiziert (vgl. Kohl 1999a, 15). Ca. 200.000 Menschen erleiden einen Schlaganfall, viele einen Herzinfarkt mit anschließender Reanimation.

Durch die Fortschritte der Notfall- und Intensivmedizin überleben viele Menschen, auch mit sehr schweren Hirnverletzungen und Hirnerkrankungen (vgl. Kohl 1999b, V). Aufgrund der demographischen Entwicklung in der Bundesrepublik Deutschland ist anzunehmen, dass in den nächsten Jahrzehnten zentrale neurologische Erkrankungen bei Menschen mit höherem Lebensalter zunehmen werden.

Viele der Menschen, die mit schweren Hirnverletzungen und Hirnerkrankungen überleben, werden nach der ersten Versorgung und Stabilisierung auf einer Intensivstation in eine Klinik für neurologisch-neurochirurgische Frührehabilitation verlegt. Die neurologisch-neurochirurgische Frührehabilitation ist – nach der Versorgung des erkrankten Menschen in der Akutklinik – das erste Glied in einer spezialisierten ‚Rehabilitationskette', die einen Mensch mit schwerer neurologischer Erkrankung rehabilitativ versorgen kann. Dabei ist hier das Hauptziel die Vermeidung weiterer neurologischer Schädigungen und ein Zurückholen des erkrankten Menschen in das so genannte „bewusste Leben" (vgl. z.B. Schupp 1996, 72 und Voss und Ortega-Suhrkamp 2000, 04).

Ein Angebot im Rahmen der neurologischen Rehabilitation stellt die Förderung des Essens, Trinkens und Schluckens dar. Diesem Förderangebot wird auch von allen medizinischen Expertenverbänden (z.B. von der Bundesarbeitsgemeinschaft für Rehabilitation (BAR) eine immense Bedeutung zugesprochen (vgl. z.B. BAR 1995, 11). Trotz des Bewusstseins für die Notwendigkeit der Förderung des Essens, Trinkens und Schluckens in der neurologisch-neurochirurgischen Frührehabilitation liegen bis dato für den deutschsprachigen Raum kaum Förderkonzepte vor, die diesen Förderaspekt für Menschen mit schweren neurologischen Erkrankungen im Koma und den frühen Komaremissionsphasen berücksichtigen. Dies wird auch in der Literatur zur neurologischen Frührehabilitation angemerkt: „Es ist nicht immer möglich nach den in der Literatur angegebenen Vorschlägen zur Schluck- und Esstherapie vorzugehen. Die veröffentlichten Erfahrungen sind im wesentlichen bei zwar neurologisch geschädigten, jedoch kooperationsfähigen Patienten gewonnen und deswegen nur bedingt auf den besprochenen Patientenkreis anwendbar" (Gobiet und Gobiet [2]1999, 138). Es ist vielmehr zu beobachten, dass sich die klinischen Praktiker aus verschiedenen, bestehenden Förderkonzepten (vgl. Kapitel 4) Anregungen für die Förderung des Essens, Trinkens und Schluckens aus bekannten Konzepten zusammensuchen müssen. Gerade für die Förderung des Essens, Trinkens und Schluckens bei Menschen im Koma und den frühen Komaremissionsphasen bestehen auch bei Fachleuten der neurologisch-neurochirurgischen Frührehabilitation aller beruflicher Disziplinen noch Unsicherheiten.

Oben wurde bereits dargestellt, dass weiterhin eine Zunahme von neurologischen Erkrankungen in der Bundesrepublik Deutschland zu erwarten ist. Es wäre daher wünschenswert, wenn Möglichkeiten für die Förderung des Essens, Trinkens und Schluckens für Menschen mit schweren neurologischen Erkrankungen im Koma und den frühen Komaremissionsphasen in einem Werk zusammengestellt wären und Handlungsmöglichkeiten im Rahmen der Förderung und Therapie aufgezeigt würden.

Dies habe ich mit der vorliegenden Arbeit versucht. Dabei wurden folgende Schritte unternommen:

Kapitel 2: Heranführung an das Thema und Vorstellung der Vorgehensweise in dieser Arbeit.

Kapitel 3: Klärung der für diese Arbeit grundlegenden Terminologien.

Kapitel 4: Zusammenschau der im deutschsprachigen Raum bekannten Förderkonzepte des Essen, Trinkens und Schluckens für Menschen mit neurologischen Erkrankungen und Behinderungen (Veröffentlichungen bis 2002) und Analyse der im deutschsprachigen Raum bekannten Konzepte ‚Funktionelle Dysphagie Therapie' (FDT)[2] von Gudrun Bartolome und ‚Basale Stimulation'[3] von Andreas Fröhlich.

Kapitel 5: Darstellung der Vorgehensweise im Rahmen der Förderung von Menschen mit schweren neurologischen Erkrankungen im Koma und den frühen Komaremissionsphasen in einer Klinik für neurologisch-neurochirurgische Frührehabilitation.

Kapitel 6: Kritische Nachbetrachtung, Schlusswort und Ausblick.

---

[2] FDT ist ein speziell auf die neurologische Rehabilitation ausgerichtetes Therapiekonzept, das sich vor allem mit neurologisch erkrankten Menschen mit Erkrankungen des Essens, Trinkens und Schluckens beschäftigt (vgl. Kapitel 4.2.1.1 und 4.3.1).

[3] Basale Stimulation ist ein umfassendes Förderkonzept, das sich mit der Förderung von Menschen mit schwerster Behinderung unter den Aspekten Kommunikation, Wahrnehmung, Bewegung beschäftigt, wobei auch die Förderung des Essens, Trinkens und Schluckens beachtet wird (vgl. Kapitel 4.2.2.1 und 4.3.2).

Die vorliegende Arbeit beschäftigt sich nur mit einem sehr kleinen, spezifischen Bereich von Fördermöglichkeiten für Menschen mit schweren neurologischen Erkrankungen im Koma und den frühen Komaremissionsphasen. Andere, für die Förderung ebenfalls wichtige Themen wie z.b. ethische Fragen oder Fragen der weiterführenden, eventuell lebenslangen Förderung, der Integration der Angehörigen in die Förderung usw., kann diese Arbeit nicht nachgehen. Diese wären aber als Forschungsgegenstand genauso dringend notwendig.

Teil I

2 Heranführung an das Thema und Darstellung der Vorgehensweise

2.1 Anlass der Arbeit

Anlass der Arbeit war ursprünglich zu erforschen, wie das Konzept Basale Stimulation im klinischen Alltag der neurologischen Rehabilitation umgesetzt wird[4]. Dazu planten wir ab April 1997 an der Universität Landau, Institut für Sonderpädagogik, Lehrstuhl für Geistigbehindertenpädagogik und Allgemeine Sonderpädagogik unter der Leitung von Prof. Andreas Fröhlich ein Projekt zum Thema „Kinder nach akuten Schädel-Hirn-Verletzungen im Koma – Fördermöglichkeiten unter (sonder-)pädagogischen Aspekten". Im Rahmen dieses Projektes wollten wir der Frage nachgehen, wie das Konzept Basale Stimulation im klinisch-pflegerischen Alltag bei der Betreuung von Kindern mit erworbenen neurologischen Verletzungen umgesetzt wird. Wir nahmen zu verschiedenen Kliniken in Rheinland-Pfalz Kontakt auf, fanden zu diesem Zeitpunkt jedoch keine Klinik, die bereit war, mit uns zu diesem Thema zu kooperieren.

Im zweiten Halbjahr nahm ein Chefarzt mit Prof. Fröhlich Kontakt auf. Im Rahmen des Aufbaus einer Klinik für neurochirurgisch-neurologische Frührehabilitation war er daran interessiert, mit dem Lehrstuhl für Sonderpädagogik an der Universität Koblenz-Landau, Campus Landau und dem Gründer des Konzeptes Basale Stimulation zu kooperieren. Diese Klinik wurde jedoch ausschließlich für Erwachsene eingerichtet.

Nach einem Vorgespräch im September 1997 einigten wir uns, dass die sich im Aufbau befindliche Klinik für neurochirurgisch-neurologische Frührehabilitation Projektstandort sein könnte.

Noch war allerdings weder das Projekt, das nun umbenannt wurde in: „Junge Menschen im Koma – Möglichkeiten der (sonder-)pädagogischen Förderung", noch meine Stelle finanziert. Von Juli 1997 bis einschließlich Januar 1998 stellte mir die Universität Koblenz-Landau ein Stipendium zur Verfügung. Im Rahmen dieses Stipendiums begann ich mit der Arbeit am Projekt an der oben genannten Klinik für neurochirurgische/neurologische Frührehabilitation. Ich stellte das

---

4   Basale Stimulation ist als pädagogisches Förderkonzept seit den 1970er Jahren anerkannt. Seit den 1980er Jahren findet Basale Stimulation auch Verbreitung in der Krankenpflege u.a. von Menschen mit schweren neurologischen Erkrankungen. Basale Stimulation ist für den pädagogischen Bereich bereits umfassend erforscht und etabliert. Wie das Konzept in der neurologischen Rehabilitation umgesetzt wird, ist allerdings bis dato wenig bekannt (vgl. Teil Kap. 4.3.2ff)

Konzept Basale Stimulation den Mitarbeitern vor und versuchte Strukturen für die Arbeit mit Menschen im Koma und den frühen Remissionsphasen anhand der schon veröffentlichten Literatur (z.b. Bienstein und Fröhlich 1991 und Nydahl und Bartoszek 1997) und den Arbeitsstrukturen in der Klinik zu finden. Von Seiten der Klinik wurde mir ab Februar 1998 eine Stelle als Sprachtherapeutin angeboten. Diese nahm ich an, in der Hoffnung praktisches Arbeiten und Forschung miteinander verbinden zu können. Wie schwer es sein würde theoretisch-wissenschaftliches Arbeiten auf einer Stelle als Vollzeitkraft in einer solchen Klinik mit ihren multiplen Anforderungen an die Therapie (es seien hier genannt: ein Therapiekorridor von sieben Zeitstunden täglich, in welchem in der Regel 12 Therapieeinheiten stattfanden und einer 38,5 Stunden Woche mit Schichtdienst) zu verbinden, war mir zu diesem Zeitpunkt noch nicht deutlich.

Als Sprachtherapeutin an der Klinik war es meine Aufgabe die Menschen mit erworbenen neurologischen Schädigungen beim erneuten Erwerb der kommunikativen Fähigkeiten zu unterstützen. Diese von mir betreuten Menschen zeigten ein breites Spektrum an Erkrankungen: Von Menschen mit schweren Schädigungen des Zentralen Nervensystems im Koma und in den frühen Remissionsphasen des Komas, die in allen Modalitäten der Kommunikation, Kooperation und Interaktion eingeschränkt waren, einschließlich der verlorenen Fähigkeit der regulären Mund- und Nasenatmung und der oralen Nahrungsaufnahme (vgl. Kapitel 3.2.4 und 5.1.4), bis hin zu Menschen mit leichteren erworbenen Schädigungen des Zentralen Nervensystems mit Aphasie und deren Begleitsymptomen. Da ich ursprünglich mit dem Auftrag der Forschung über die Umsetzung des Konzeptes Basale Stimulation in der neurologischen Rehabilitation an die Klinik gekommen war und dieses Konzept für schwerstbehinderte Menschen entwickelt wurde, übernahm ich vor allem die Förderung der Kommunikationsanbahnung bei Menschen mit schwersten erworbenen neurologischen Schädigungen im Koma und den frühen Komaremissionsphasen. Diese wurde von mir wie folgt gestaltet:

- Täglich eine Fördereinheit à 30 Minuten ganzheitliche Kommunikationsförderung im Sinne des Konzeptes der Basalen Stimulation.
- Täglich eine Fördereinheit à 30 Minuten Förderung des Essens, Trinkens und Schluckens.

Im Rahmen der Förderung des Essens, Trinkens und Schluckens musste ich mich auch mit anderen Konzepten zu dieser Thematik befassen. Obwohl die Beschäftigung mit diesen Konzepten meine Arbeit bereicherte, stellte ich fest, dass diese vor allem Fördermöglichkeiten für die Funktion des Schluckens anbieten und die Zielgruppe dieser Konzepte vor allem erkrankte Menschen sind, die ko-

operieren können. Die betroffenen, erkrankten Menschen, die nur sehr eingeschränkt kommunizieren, interagieren und kooperieren können werden in diesen
Konzepten kaum oder gar nicht berücksichtigt.
Auch der Austausch mit Kollegen, die in anderen neurologischen Rehabilitationskliniken mit Frührehabilitationseinheiten beschäftigt sind bzw. waren bestä-
tigte, dass für nicht kooperationsfähige schwer kranke Menschen im Koma und
den frühen Komaremissionsphasen keine Förderkonzepte im Bereich des Essens, Trinkens und Schluckens vorliegen und diese Gruppe erkrankter Menschen
auch kaum bei der Förderung des Essens, Trinkens und Schluckens im klinischen Alltag berücksichtigt wird. Dies, obwohl in der Literatur zur neurologisch-neurochirurgischen Frührehabilitation ausdrücklich auf die Bedeutung
dieses Bereiches hingewiesen wird (vgl. Kapitel 1 Einleitung und Kapitel
3.2.2[5]).

Aufgrund der geschilderten Erkenntnisse, Erfahrungen und meiner Tätigkeit als
Sprachtherapeutin für Menschen mit schweren neurologischen Erkrankungen im
Koma und den frühen Komaremissionsphasen entwickelte sich bei mir der Ge-
danke nicht mehr nach den Möglichkeiten der Umsetzung des gesamten Konzeptes Basale Stimulation in der neurologisch-neurochirurgischen Frührehabilitation zu forschen, sondern mich auf den Bereich der Förderung des Essens,
Trinkens und Schlucken zu konzentrieren ohne dabei meine eigenen Erfahrungen aus den Augen zu verlieren und zu versuchen, die daraus entstandenen Fragen zu beantworten.

2.2 Bedeutung der Arbeit im heilpädagogischen Kontext

Als Heilpädagogin war ich in einer Klinik für neurologisch-neurochirurgische
Frührehabilitation tätig und kam in diese auch mit einem pädagogischen For-
schungsauftrag.
Alle Erkenntnisse, die dieser Arbeit zugrunde liegen, sind vor dem Hintergrund
meines heilpädagogischen Studiums an der Universität Koblenz-Landau, Campus Landau gewonnen. Das Institut für Sonderpädagogik an der Universität
Landau ist besonders beeinflusst von der Humanistischen Sonderpädagogik,

---

[5] Es wird im weiteren Verlauf der Arbeit auch immer auf zusammenhängende/ ergänzende Kapitel
verwiesen werden.

welche zurückgeht auf die Humanistische Psychologie nach Carl Ransom Rogers (1902-1985)[6].

Die Humanistische Sonderpädagogik definiert sich wie folgt:

- „den Glauben an im Menschen angelegte Wachstumskräfte;
- eine nicht – hierarchische Sicht pädagogischer und allgemein – menschlicher Beziehungen und Begegnungen;
- die Achtung der Würde des Menschen, gleich mit welcher organischen, sozialen, psychischen Ausstattung;
- den Glauben an die Ganzheit des Menschen;
- eine >biophile< Erziehungsethik, die als zentrale Zielkategorien pädagogischen Handelns Selbstverwirklichung, Bewusstheit, Freiheit, Lebendigkeit, Vielfalt und Kreativität bestimmt" (Hansen und Stein 1994,5).

Als weitere prägende Momente kommen die Einsichten hinzu, die ich während meiner Tätigkeit in einer Klinik für neurologisch-neurochirurgische Frührehabilitation gewonnen habe und die Verarbeitung dieser Einsichten während meines Aufbaustudiums der Diplom-Heilpädagogik an der Universität zu Köln.

Wie bereits erwähnt, werden viele heilpädagogische Förderkonzepte in der neurologisch-neurochirurgischen Frührehabilitation bereits verwendet, allerdings unter Aspekten der medizinischen Rehabilitation und nicht der pädagogischen Förderung.

Darauf, dass die pädagogische Forschung im Bereich der neurologischen Rehabilitation trotz der Vielzahl von Überschneidungsbereichen zu wenig beachtet wird, weist der Diplom-Pädagoge Sommer[7] hin:

„In der einschlägigen erziehungs- und sozialwissenschaftlichen bzw. sozial- und behindertenpädagogischen Literatur lässt sich kein Versuch erkennen, Fragen- und Problemstellungen aus dem Arbeitsbereich Pädagogik in der Neurologischen Rehabilitation explizit als Gegenstand eigenständiger Forschungsbemühungen zu thematisieren" (Sommer 1999, 8f).

---

6   Carl R. Rogers ist einer der Begründer der Humanistischen Psychologie. Ein weiterer Vertreter der Humanistischen Psychologie ist z.B. Abraham Maslow. Die Humanistische Sonderpädagogik überträgt die grundlegenden Gedanken der Humanistischen Psychologie auf die Bedürfnisse der Pädagogik für Menschen mit Behinderungen. Zum Weiterlesen können folgende Werke empfohlen werden: H. Quitmann „Humanistische Psychologie. Zentrale Konzepte und philosophischer Hintergrund" Göttingen 1991 und C.R. Rogers „Die klientzentrierte Gesprächspsychotherapie". München [3]1981

7   Sommer ist selbst als Diplom-Pädagoge mit heilpädagogischem Schwerpunkt im Jugendwerk Gailingen tätig,

Dies trotz der in Kapitel 3.1 oben genannten Forderung einer heilpädagogischen Betreuung von Menschen mit schweren neurologischen Erkrankungen und der Verwendung heilpädagogischer Förderkonzepte im Rahmen der medizinisch-hilfswissenschaftlichen Therapie, besonders der Ergotherapie, der Logopädie und in der Krankenpflege in der neurologisch-neurochirurgischen Frührehabilitation (vgl. Kapitel 4). Er fordert deshalb: **„Pädagogisches Denken kann nur dann seiner wahren Bedeutung innerhalb des komplexen Prozesses Neurologischer Rehabilitation (...) gewürdigt werden, wenn die „vor Ort" tätigen Pädagogen die sie in ihren alltäglichen Praxis begegnenden Themen beschreiben, sie mit Hilfe wissenschaftlicher Methoden bearbeiten und im Zuge dieser Prozesse gewonnenen Erkenntnisse in eine fächerübergreifende Diskussion um Probleme Neurologischer Rehabilitation einzubringen"** (Sommer 1999, 23).

Diese von Sommer formulierte Forderung ist als **übergeordnetes Anliegen dieser Arbeit** zu sehen. Ebenso wie Sommer sehe ich die Notwendigkeit, heilpädagogische Erkenntnisse stärker in die Diskussion um Probleme der neurologisch-neurochirurgischen Rehabilitation auch bei Erwachsenen einzubringen.

Dabei folgt diese Arbeit folgenden von dem Heilpädagogen Haeberlin aufgestellten Minimalkriterien für wissenschaftliches Arbeiten in der Heilpädagogik: „Wissenschaftliche Erkenntnisse sollen gegenüber intuitivem Alltagswissen dadurch gekennzeichnet sein, dass sie handlungsleitende Meinungen bewusst machen und sprachlich so klar darstellen, dass sie für andere Wissenschaftler argumentativ nachvollziehbar und kritisierbar werden" (Haeberlin 1996, 170).

2.3 Darstellung der Vorgehensweise zum Erkenntnisgewinn

Im Rahmen der vorliegenden Arbeit soll versucht werden Möglichkeiten der Förderung des Essens, Trinkens und Schluckens von Menschen im Koma und den frühen Komaremissionsphasen im Sinne einer (heil-)pädagogischen Förderung darzustellen. Ebenso soll versucht werden aufzuzeigen, welche Möglichkeiten der Förderung des Essens, Trinkens und Schluckens im deutschsprachigen Raum für den klinischen und den pädagogischen Bereich bereits bekannt sind.

Um den oben genannten übergeordneten Zielen und den von Haeberlin genannten Forderungen gerecht werden zu können orientiert sich die vorliegende Arbeit an folgenden von König und Bentler vorgeschlagenen „Schritte qualitativer Forschung[8] in der Erziehungswissenschaft:

1. Schritt: Entwicklung einer präzisen Fragestellung
2. Schritt: Übersicht über den Forschungsstand
3. Schritt: Festlegung des theoretischen Begriffrahmens
4. Schritt: Festlegung der Forschungsmethodik und Durchführung der Untersuchung
5. Schritt: Darstellung und Interpretation der Ergebnisse
6. Schritt: Pädagogische Konsequenzen" (König und Bentler 1997, 90).

Diese von König und Bentler vorgeschlagenen Schritte werden für die Vorgehensweise in dieser Arbeit wie folgt verändert und in den folgenden Kapiteln 2.3.1 bis 2.5 erläutert:

1. Schritt: Entwicklung einer präzisen Fragestellung
2. Schritt: Festlegung des theoretischen Begriffrahmens
3. Schritt: Übersicht über den Forschungsstand
4. Schritt: Festlegung der Herangehensweise im Rahmen der Konzeptanalyse und
5. Schritt: Durchführung der Untersuchung
6. Schritt: Darstellung und Interpretation der Ergebnisse
7. Schritt: Pädagogische Konsequenzen

2.3.1 Entwicklung einer präzisen Fragestellung

Wie bereits dargestellt, gibt es kaum Veröffentlichungen zur Förderung des Essens, Trinkens und Schluckens von Menschen im Koma und den frühen Komaremissionsphasen.

---

[8]   Qualitative Forschung hat zum Ziel, Erfahrungsrealitäten zu verbalisieren (vgl. Bortz und Döring [2]1995, 271).
Im Rahmen der vorliegenden Arbeit werde ich versuchen, meine Erfahrungsrealitäten bei der Förderung von Menschen mit schweren neurologischen Erkrankungen im Koma und den frühen Komaremissionsphasen zu begründen und darzustellen. Damit knüpfe ich an eine grundlegende und wichtige pädagogisch-traditionell-wissenschaftliche Vorgehensweise an, mit Hilfe derer sowohl pädagogische Grundfragen als auch pädagogische Konzepte dargestellt wurden und werden (vgl. Friebertshäuser und Prengel 1997, 16f). Solche Darstellungen finden sich z.B. schon bei Maria Montessori (vgl. z.B. Oswald und Schulz-Bensch (Hrsg.) [6]1996) Peter Petersen (1927) und in neuerer Zeit bei Felicie Affolter (1987) oder bei Andreas Fröhlich (z.B. 1979 und 1998).

Aufgrund meiner oben dargestellten Erfahrungen und meiner Beobachtungen ergeben sich folgende Fragestellungen:

- Welche Konzepte zur Förderung des Essens, Trinkens und Schluckens sind im deutschsprachigen Raum im klinischen und pädagogischen Kontext bekannt?
- Auf welche theoretischen Annahmen bauen diese Konzepte auf?
- Mit welchen Zielgruppen befassen sich diese Konzepte?
- Bietet das Konzept Basale Stimulation andere Vorgehensweisen an als andere Konzepte?
- Welche Konsequenzen ergeben sich aus den gewonnen Einsichten für die (heil-)pädagogische Förderung von Menschen im Koma und den frühen Komaremissionsphasen?

Es wird versucht werden diese Fragen im Verlauf der Arbeit zu beantworten.

2.3.2 Festlegung des theoretischen Begriffrahmens

Bevor die in Kapitel 2.3.1 beschriebenen Fragestellungen bearbeitet werden, wird zuerst in den Kapiteln 3 bis 3.7 der Arbeit versucht werden, die für diese Arbeit grundlegenden Inhalte und Terminologien darzustellen. Dazu wird ein Überblick über die Thematik neurologisch-neurochirurgische Frührehabilitation und ihre Beziehung zur Heilpädagogik vorgestellt. Danach wird die Zielgruppe dieser Arbeit – Menschen im Koma und den frühen Komaremissionsphasen – definiert. Anschließend werden Grundlagen zur Förderung des Essens, Trinkens und Schluckens dargestellt.

Dazu werden folgende Leitfragen dienen:

- Was ist eine neurologisch-neurochirurgische Frührehabilitation?
- Wie lässt sich das klinische Feld neurologisch-neurochirurgische Frührehabilitation mit pädagogischem Arbeiten verbinden?
- Wie werden Menschen im Koma und in den frühen Komaremissionsphasen von der neurologischen Medizin bzw. der Heilpädagogik beschrieben?
- Welche Bedeutung hat Essen, Trinken und Schlucken in entwicklungsphysiologischer/-psychologischer Sicht für den Menschen?
- Welche Probleme beim Essen, Trinken und Schlucken können bei einem erwachsenen Menschen auftreten?

2.3.3 Übersicht über den Forschungsstand

Im vierten Teil (Kapitel 4 bis 4.4) der Arbeit wird im ersten Schritt versucht werden die für die Arbeit relevante Literatur und ihre Inhalte zu analysieren. Dabei wird anhand folgender Leitfrage vorgegangen:

- Welche aktuellen Konzepte der Förderung des Essens, Trinkens und Schluckens bestehen im neurologisch-medizinisch-rehabilitativen Umfeld (Pflege, Therapie), welche in der Heilpädagogik im deutschsprachigen Raum?

Der Schwerpunkt der ausgewählten Literatur wird in diesem Kapitel bei Veröffentlichungen im deutschsprachigen Raum von 1992-2002 liegen. Damit wird versucht einen Überblick über den Forschungsstand der vorangegangenen 10 Jahre zu schaffen. Literatur, die sich in früheren Jahren mit den genannten Themen befasst wird berücksichtigt, wenn dies zum Verständnis des Erarbeiteten notwendig sein wird.

Um eine Übersicht über die vorliegenden Konzepte zu erhalten, werden folgende Leitfragen zur Darstellung der einzelnen Konzepte berücksichtigt:

- a) Wie ist der professionelle Hintergrund des Begründers?
- b) Wo entstand das Konzept?
- c) Für welche Zielgruppe ist das Konzept entworfen?
- d) Zusammenfassung der Inhalte des Konzepts

Diese Fragen werden aus folgenden Gründen gestellt:

- Es ist davon auszugehen, dass der professionelle Hintergrund eines jeden Verfassers sein Konzept beeinflusst.
- Es ist ebenfalls davon auszugehen, dass die soziokulturellen Gegebenheiten eines Landes ein Konzept beeinflussen.
- Die vorliegende Arbeit beschäftigt sich mit der Frage der Fördermöglichkeiten des Essens, Trinkens und Schluckens von Menschen im Koma und den frühen Komaremissionsphasen. Es ist daher notwendig zu wissen, welcher Autor sich mit der gleichen/einer ähnlichen Zielgruppe beschäftigt.
- Die Inhalte der einzelnen Konzepte werden dargelegt, um Schwerpunkte in den einzelnen Förderkonzepten aufzeigen zu können.

2.3.4 Literaturrecherche

Um die in Kapitel 3.2 und 3.3 gestellten Leitfragen beantworten zu können wird in den Katalogen Opac[9], SoDa[10], in Medline[11] und Dimdi[12] sowie Psyndex unter folgenden Stichpunkten recherchiert werden:
Zum Thema: Koma und Rehabilitation

* Koma
* Komaremission
* Bewusstsein
* Bewusstlosigkeit
* Apallisches Syndrom
* Frührehabilitation
* Neurologische Rehabilitation
* Neurochirurgische Rehabilitation
* Koma und Sonderpädagogik
* Koma und Heilpädagogik
* Koma und Rchabilitation
* Remission
* Schädel-Hirn-Trauma
* Locked-In-Syndrom

Zum Thema: Kommunikation; Kooperation, Interaktion

* Kommunikation
* Kooperation
* Interaktion
* Sprache
* Kommunikationsentwicklung
* Interaktionsentwicklung
* Sprachentwicklung
* Störungen der Kommunikationsentwicklung
* Störungen der Interaktionsentwicklung
* Störungen der Sprachentwicklung

---

9 Online-Katalog der Universität Koblenz-Landau, der sicher Literatur, Zeitschriften und AV-Medien ab dem Erscheinungsjahr 1988 verzeichnet hat.
10 Frei zugängliche Datenbank zur sonderpädagogischen Literatur.
11 Datenbanken zur medizinischen Literatur.
12 Datenbank zur psychologischen Literatur.

Zum Thema: Essen, Trinken und Schlucken
- Schlucken
- Ernährung
- Essen
- Aufnahme von Nahrung
- Entwicklung des Essens
- Entwicklung des Schluckens

Zum Thema: Störungen des Essens, Trinkens und Schluckens
- Künstliche Ernährung
- PEG-Sonde
- Schlucken
- Dysphagie
- Neurogene Dysphagie
- Schluckstörungen
- Dysphagie
- Schluckstörungen
- Fazialisparese
- Lähmung des Gesichts
- Lähmung des Operkörpers

Zum Thema: Förderkonzepte zum Essen, Trinken und Schlucken
- Förderung
- Förderkonzepte
- Anreichen von Nahrung
- Förderung der Nahrungsaufnahme
- Mundpflege Fördermethoden
- Therapie
- Therapiemethoden
- Therapiekonzepte
- Fazio-orale Therapie
- Dysphagietherapie
- Castillo Morales/ FORT
- Kay Coombes/ FOTT
- Gudrun Bartholome/ FODT
- Pat Davies
- Bobath-Konzept

Zum Thema: Basale Stimulation und Förderung des Essens, Trinkens und Schluckens
- Basale Stimulation
- Basale Stimulation und Mundpflege
- Basale Stimulation und orale Stimulation
- Basale Stimulation und Anreichen von Nahrung

2.3.5 Festlegung der Herangehensweise im Rahmen der Konzeptanalyse und Durchführung der Untersuchung

Anknüpfend an die Fragestellung nach den im deutschsprachigen Raum bekannten Konzepten zur Förderung des Essens, Trinkens und Schluckens werden zwei Konzepte exemplarisch analysiert werden.

Es werden die folgenden beiden Konzepte zur genaueren Analyse ausgewählt.
- Funktionelle Dysphagie Therapie (FDT) (Bartolome)
- Essen und Trinken, sowie orale und olfaktorische Wahrnehmung im Rahmen des Konzepts Basale Stimulation (Fröhlich)

Diese Konzepte werden ausgewählt, weil sie mein Vorgehen bei der Förderung sowohl in der theoretischen Begründung und auch in der praktischen Arbeit unmittelbar beeinflussten. Aufgrund meines heilpädagogischen Studiums an der Universität Landau bin ich mit dem Konzept Basale Stimulation vertraut. In der Klinik für neurologisch-neurochirurgische Frührehabilitation, an welcher ich angestellt war, wird die Funktionelle Dysphagietherapie von Bartolome als grundlegendes Förderkonzept beim Essen, Trinken und Schlucken von Seiten des Chefarztes favorisiert.

Vor der gegenüberstellenden Analyse der beiden Konzepte erfolgt eine Einzelanalyse jedes Konzeptes. Bei dieser soll gefragt werden nach:
- Was sind jeweils die wichtigsten Inhalte der beiden Konzepte?
- Gibt es trotz der Verschiedenheit des Einsatzbereiches der beiden Konzepte Gemeinsamkeiten bei der Förderung?

Die Analyse dieser beiden Fragen ist grundlegend wichtig, um die Konzepte in ihren Einzelheiten kennen zu lernen, aber auch um Überschneidungsbereiche herausfinden zu können.

Für die gegenüberstellende Analyse dieser Konzepte sprechen folgende Gründe:
- Beide Konzepte sind in Deutschland entwickelt und finden im deutschen Sprachraum Verbreitung.
- Die Gründer beider Konzepte sind Sonderschullehrer, die sich mit neuen pädagogischen bzw. klinischen Aufgabenfeldern beschäftigen.
- Basale Stimulation wurde zwar für Kinder entwickelt, ist aber heute ein Konzept, das für Menschen aller Altersgruppen als Förderkonzept angeboten wird.
- FDT ist für Erwachsene entwickelt.
- Die Verfasserin arbeitete im klinischen Rahmen integrierend mit beiden Konzepten.

Folgende Gründe machen einen direkten Vergleich der beiden Konzepte schwierig:
- Bartholome beschäftigt sich im Schwerpunkt mit Erwachsenen.
- Fröhlich beschäftigt sich heute sowohl mit Kindern als auch mit Erwachsenen, der Schwerpunkt in der Gründungsphase des Konzepts liegt aber ausschließlich bei Kindern.
- Bartholome fokussiert in ihrer Arbeit ausschließlich die funktionelle Therapie der Dysphagie.
- Für Fröhlich ist Essen und Trinken ein Aspekt in seinem umfassenden Förderkonzept.
- Fröhlichs Konzept wurde als schulpädagogisches Förderkonzept entwickelt.
- Bartolomes Konzept wurde als klinisches Therapiekonzept entwickelt.

2.4 Analyse der Konzepte

Es sollen bei der Analyse der Konzepte folgende Schritte gemacht werden:
- a) Welche Veröffentlichungen liegen zu dem jeweiligen Konzept vor?
- b) Welche wissenschaftlichen Einflüsse können in dem jeweiligen Konzept gefunden werden?
- c) Was sind jeweils die wichtigsten Thesen der beiden Konzepte?
- d) Wie sind die Vorgehensweisen bei der Förderung und wie verändert sich die Förderung im Laufe der Entwicklung des jeweiligen Konzeptes?
- e) Auf welche Zielgruppe ist das Konzept ausgerichtet?
- f) Kritik

Die zur Analyse genannten Schritte werden vollzogen, um die einzelnen Inhalte der beiden Konzepte transparent zu machen und eine Grundlage für die später erfolgende vergleichende Analyse zu schaffen.

Mit den einzelnen Fragen (a-f) soll versucht werden:

a) einen Überblick über die vorliegende Literatur zum jeweiligen Konzept zu geben;

b) den theoretischen Grundlagen des jeweiligen Konzeptes nachzugehen;

c) die Thesen aufzuzeigen, auf die sich das jeweilige Konzept aufbaut;

d) die Vorgehensweise in der Förderung und deren historischen Verlauf aufzuzeigen;

e) die Frage nach den Zielgruppen der beiden Konzepte zu beantworten und

f) Schwachpunkte und Stärken des jeweiligen Konzepts herauszuarbeiten.

Es wird bei den Analysen der beiden Konzepte die von den Begründern publizierte Literatur berücksichtigt. Außerdem werden Autoren, die eng mit den Konzeptbegründern zusammenarbeiten oder die Weiterentwicklung der Konzepte unmittelbar beeinflusst haben, für die Analyse berücksichtigt. Sekundärliteratur über die Konzepte wird außer Acht gelassen, denn es geht hier darum, die Konzepte in ihrer eigenen Form zu erfassen und Gedanken der Konzeptbegründer nachvollziehen zu können.

2.4.1 Darstellung und Interpretation der Ergebnisse

Die im Rahmen der durchgeführten Analyse gewonnenen Erkenntnisse werden dargestellt.

Dabei dienen folgend kritische Fragestellungen nach König und Bentler als Hilfe:

• „Was gibt es an zentralen Ergebnissen?

• Wo gibt es Anknüpfungspunkte hinsichtlich der eigenen Fragestellung?

• Wo gibt es Defizite im Blick auf die eigene Fragestellung?

• Was gibt es offenen Fragen?" (König und Bentler 1997, 92)

2.4.2 Pädagogische Konsequenzen

Im fünften Teil der Arbeit wird versucht, die aus der Konzeptanalyse gewonnenen Erkenntnisse auf meine eigene Vorgehensweise zu übertragen. Daraus ergeben sich die Konsequenzen für eine von pädagogischen Ideen geleitete Förderung des Essens, Trinkens und Schluckens bei Menschen im Koma und in den frühen Komaremissionsphasen, die in diesem Teil dargestellt werden.

2.5 Kritische Nachbetrachtung, Schlusswort, Ausblick

Im letzten Teil der Arbeit wird ein kritisches Resümee im Hinblick auf die gesamte Arbeit und deren Fragestellungen gezogen. Es wird danach gefragt werden:

- Welche der in Kapitel 2.3.1 aufgezeigten Fragestellungen im Laufe der Arbeit beantwortet werden konnten?
- Welche weiteren Fragestellungen sich aufgrund der Beschäftigung mit dem Thema ergaben?
- Welche Möglichkeiten der weiteren Forschung zu diesem Thema notwendig und / oder denkbar wären?

Teil II

3   Definition der grundlegenden Inhalte und Terminologien

Im Folgenden werden die für diese Arbeit wichtigen wissenschaftlichen Grundlagen und Termini erläutert und anschließend für die vorliegende Arbeit definiert. Da diese Arbeit von einer Heilpädagogin verfasst wurde, die sich mit dem klinischen Feld der neurologisch-neurochirurgischen Frührehabilitation und der Förderung von Menschen mit schweren neurologischen Erkrankungen im Koma und den frühen Komaremissionsphasen befasst hat, werden sowohl pädagogisch- als auch medizinisch-wissenschaftstheoretische Sichtweisen in den folgenden Ausführungen berücksichtigt werden. Dabei ist es Ziel, bei der Definition der verschiedenen Termini aufzuzeigen, dass sowohl in der Medizin als auch in der Heilpädagogik auf zum Teil gleiche Begrifflichkeiten zurückgegriffen wird und diese entweder mit gleichen oder sehr ähnlichen Inhalten gefüllt sind oder im Gegensatz zueinander stehen. Bei letzterem wird versucht, einen Kompromiss zwischen den gegensätzlichen Positionen anzustreben.
Ein weiteres Ziel dieses Kapitels ist es, ein grundlegendes Verständnis für die spezielle Thematik dieser Arbeit zu schaffen (vgl. Kap. 2.3.2).

3.1   Neurologisch-neurochirurgische Frührehabilitation und Heilpädagogik

Medizinische Rehabilitation und Heilpädagogik[13] haben eine lange, gemeinsame Tradition:
Heilpädagogik als wissenschaftliches Fach entwickelte sich nicht zuletzt dadurch, dass in verschiedenen humanwissenschaftlichen Fächern Tätige bemerkten, dass Menschen mit Behinderungen in der Gesellschaft und von ihren Berufsgruppen vernachlässigt werden. Als Pioniere der Heilpädagogik kann man

---

[13] Heilpädagogik definiert sich, zurückgehend auf die Begründer des Faches Hanselmann und Moor, in ihrem Selbstverständnis als ein Teilgebiet der allgemeinen Pädagogik, das sich mit Menschen die durch ihre körperliche und/ oder seelische Entwicklung gefährdet sind befasst (vgl. Haeberlin 1996, 13). Bach betont in Anlehung an Hanselmann und Moor, dass die allgemeine Pädagogik und die Heilpädagogik viele gemeinsame, sich überschneidende Aufgabenfelder haben, sich die Heilpädagogik jedoch für die Arbeit mit Menschen mit Behinderung oder die von Behinderung gefährdet sind spezialisiert hat (vgl. Bach 1985, 3ff). Aus diesen Gründen werden im Laufe der weiteren Arbeit die Termini Pädagogik und Heilpädagogik parallel verwendet.

Pädagogen[14], Mediziner und auch Theologen nennen, die sich um die Betreuung von Menschen mit Behinderungen verdient gemacht haben (vgl. z.B. Solorova 1983).

Heilpädagogik ist seit 1931 mit der Einrichtung eines Lehrstuhls für Heilpädagogik an der Universität Zürich im deutschsprachigen Raum ein eigenständiges wissenschaftliches Fach, das als humanwissenschaftlich-geisteswissenschaftliche Integrationswissenschaft sowohl eigenes Fachwissen entwickelt und erforscht, aber auch Entwicklungen anderer Fachwissenschaften beobachtet und diese gegebenenfalls für die eigene Arbeit berücksichtigt. Gerade mit der Humanwissenschaft Medizin ist die Heilpädagogik sowohl im wissenschaftshistorischen als auch im praktischen Tätigkeitsfeld immer untrennbar verbunden und beide Disziplinen sind auf Kooperation angewiesen. Die Heilpädagogik und die Medizin haben aber verschiedene Aufträge. Die Heilpädagogik ist in erster Linie der Betreuung von Menschen mit angeborenen und erworbenen Behinderungen verpflichtet, während die Medizin in erster Linie Menschen mit akuten oder chronischen Erkrankungen betreut. Diese verschiedenen Zuständigkeiten spiegeln sich z.B. auch im Rehabilitationssystem der Bundesrepublik Deutschland wider, das zwischen medizinischer, beruflicher, schulischer und sozialer Rehabilitation unterscheidet. In den Schwerpunkt der medizinischen Rehabilitation gehört die Versorgung von kranken und behinderten Menschen in Rehabilitationskliniken. Hier sind vor allem Ärzte, Krankenschwestern und Krankenpfleger sowie medizinisch-hilfswissenschaftliche Therapeuten (Ergotherapeuten, Logopäden, Physiotherapeuten u.a.) angestellt. In den Aufgabenschwerpunkt der Heilpädagogik fallen die schulische, berufliche und soziale Rehabilitation von Menschen mit Behinderungen (vgl. Cloerkes 1997, 34). Die Leistungen der medizinischen Rehabilitation werden je nach der Ursache des Krankheitsbildes eines Menschen durch die Krankenkasse, die Unfallversicherung oder die Rentenversicherung getragen, die Leistungen der beruflichen, schulischen und sozialen Rehabilitation je nach individueller Behinderung durch die Bundesanstalt für Arbeit, die gesetzliche Unfallversicherung, die Rentenversicherung, die öffentliche Jugendhilfe und die Sozialhilfe (vgl. SGB IX, §5, §6). Wegen der unterschiedlichen Schwerpunkte und der zum Teil unterschiedlichen sozialpolitischen Zuständigkeiten für die beiden Disziplinen, kommt es zum Teil auch zu anderen Sichtweisen der beiden Disziplinen auf den kranken oder behinderten Menschen (vgl. Kapitel 3.3.2 bis 3.3.3).

---

[14] Es wird in dieser Arbeit grundsätzlich die männliche Form verwendet. Diese beinhaltet selbstverständlich die weibliche Form.

Die medizinische Rehabilitation lässt sich bis ins Altertum nachweisen. Dort wurden erste Möglichkeiten der Rehabilitation, besonders der Versorgung mit Prothesen, entwickelt.

In neuerer Zeit waren es vor allem die beiden großen Weltkriege, die eine Rehabilitation für Menschen mit Hirnverletzungen einforderten. So wurden während und nach dem *ersten Weltkrieg* in Deutschland für Soldaten mit Kopfverletzungen so genannte Hirnverletzten-Lazarette geschaffen, die der Versorgung und Wiedereingliederung der ehemaligen Soldaten dienten.

Diese Errungenschaften der neurologischen Medizin wurden in den 30er Jahren des letzten Jahrhunderts in Deutschland nach der Machtergreifung der Nationalsozialisten zerschlagen.

Im *zweiten Weltkrieg* wurden Sonderlazarette für hirnverletzte Soldaten eingerichtet. Dort fanden aber in der Regel unsystematische Behandlungen statt.

1948 wurde die ‚Arbeitsgemeinschaft für Hirntraumafragen', heute ‚Deutsche Gesellschaft für Neurotraumatologie und klinische Neuropsychologie' gegründet. Zur gleichen Zeit (1951) gründete der ‚Bund hirnverletzter Kriegs- und Arbeitsopfer' die erste neurologische Rehabilitationsklinik in Braunfels und die Schmieder-Kliniken am Bodensee (vgl. Frommelt und Katzmeier 1999, 1-18).

Seit Ende der 1940er Jahre und besonders durch die Gründung eines Selbsthilfeverbandes von Betroffenen (Schädel-Hirn-Patienten in Not e.V. 1989) und durch das Engagement einer Stiftung von Hannelore Kohl (Kuratorium ZNS 1983), hat sich die neurologische Rehabilitation in der Bundesrepublik Deutschland etabliert und wurde kontinuierlich ausgebaut.

Spätestens seit dem ersten Weltkrieg lässt sich die Zusammenarbeit von Pädagogen und Ärzten für die neurologische Rehabilitation nachweisen: „Als Vorläufer der heutigen neuropsychologischen Rehabilitation können die Hirnverletzten-Schulen gelten. Die spezielle Methodik, den Rückbildungsvorgang nach einer Hirnschädigung durch Unterricht zu fördern, wurde als Reedukation bezeichnet" (Frommelt und Katzenmeier 1999, 11). **Ärzte und Lehrer** arbeiteten während und nach dem ersten Weltkrieg in diesen Kliniken zusammen, um den Männern mit Kriegsverletzungen eine Wiedereingliederung ins Berufsleben zu ermöglichen. Auch heute noch findet man in neurologischen Rehabilitationskliniken mit der Phase E Lehrer, die zur beruflichen Wiedereingliederung unterrichten (vgl. Abbildung 1 in Kapitel 3.2). Ebenso wird in einer von mir im Jahre 2001 durchgeführten Befragung für den Bereich der Sprachtherapie an neurologischen Rehabilitationskliniken deutlich, dass in vielen Kliniken auch Pädagogen beschäftigt sind (vgl. Kapitel 5.1.2 und Anlage 11).

Außerdem finden sich in der Fachliteratur auch heute noch Forderungen nach einer pädagogischen Förderung für neurologisch erkrankte Menschen. „Frühzeitig müssen pädagogisch-didaktische Gesichtspunkte beachtet werden, um das endgültige Rehabilitationsziel zu sichern: die Wiedereingliederung in den sozialen, schulischen und beruflichen Bereich" (Gobiet und Gobiet [2]1999, 89). Nicht zuletzt finden sich auch viele in der Heilpädagogik entwickelte Förderkonzepte, in der medizinisch-therapeutischen Förderung von Menschen mit schweren neurologischen Erkrankungen wieder: „Zur Behandlung von Patienten mit tiefen Graden der Bewusstlosigkeit kommen im deutschsprachigen Raum sonderpädagogische und (...) motorische Behandlungseinsätze (...) zum Einsatz" (Gobiet und Gobiet [2]1999, 90). Exemplarisch seien hier das Affolter-Konzept oder das Konzept Basale Stimulation genannt (vgl. z.B. Gobiet und Gobiet [2]1999, 89ff; Lipp und Schlaegel 1996, 77ff). Die meisten Konzepte, die in der neurologisch-neurochirurgischen Frührehabilitation zur Förderung genutzt werden, bauen auf die in den 1970er Jahren bekannt gewordenen Erkenntnisse von Jean Piaget und auf das Konzept von Karl und Berta Bobath, sowie neurophysiologische Erkenntnisse von Mitte des 20. Jahrhunderts bis dato auf (vgl. Kapitel 4.1 bis 4.1.1).

3.2 Die neurologisch-neurochirurgische Frührehabilitation

Die neurologische Rehabilitation wird in der Bundesrepublik Deutschland in sechs verschiedene Phasen, die mit der Buchstabenfolge A-B-C-D-E-F gekennzeichnet sind, unterteilt. Diese Phasen beinhalten eine „sukzessive Steigerung der Anforderungen an den Patienten um einen optimalen Heilungsverlauf zu erreichen" (Quester, Nentwig und Schmitt 1999, 52). Dabei müssen die vorgestellten Phasen von einem erkrankten Menschen nicht hintereinander durchlaufen werden.
„Er kann, abhängig von den neurologischen und neuropsychologischen Defiziten, einzelne Phasen überspringen oder aber aufgrund eines mangelnden Rehabilitationsfortschrittes im Bereich der Dauerpflege und Dauerbetreuung verbleiben" (Schupp 1996, 71). „Die Phaseneinteilung bildet dabei lediglich das allgemeine Ordnungsraster der neurologischen Rehabilitation" (Blumenthal 2000, 153).
Die Bundesarbeitsgemeinschaft für Rehabilitation (BAR) stellt die Möglichkeiten der neurologischen Rehabilitation wie folgt dar (siehe Abbildung 1):

Die Frührehabilitation (Phase B) steht am Anfang der Möglichkeiten von Institutionen (von der Akutklinik bis zur klinischen Tagesbehandlung oder rehabilitativen Nachsorge), die nach einer neurologischen Erkrankung von einem erkrankten Menschen durchlaufen werden können.

„Die neurologische Frührehabilitation ist bei schwerst hirngeschädigten Patienten das Erste und damit ein sehr wichtiges Glied in der Kette der Rehabilitationsmaßnahmen" (Voss und Ortega-Suhrkamp 2000, 5f)[15].

Weiter wird anhand des Flussdiagramms der Bundesarbeitsgemeinschaft für Rehabilitation (BAR) (1995) deutlich, dass sowohl ein Überspringen der Frührehabilitation, als auch ein Überspringen der anderen Phasen (nach der Frührehabilitation), je nach Verlauf des Genesungsprozesses eines erkrankten Menschen, möglich ist.

Folgendes Kriterium sollte für die Verlegung eines erkrankten Menschen in eine Frührehabilitationsklinik erfüllt sein:

„Akutversorgung abgeschlossen, keine aktuellen intensiv-/akutmedizinische Interventionen erforderlich" (Blumenthal 2000, 154).

Die vorliegende Arbeit beschäftigt sich mit Menschen mit schweren neurologischen Erkrankungen, die in der Rehabilitationsphase B (Frührehabilitation) gefördert werden. Deshalb werden die übrigen, im Flussdiagramm genannten Phasen im Weiteren nicht berücksichtigt, sondern hier nur die Aufgabengebiete der Phase B vertiefend betrachtet.

---

[15] Voss und Ortega-Suhrkamp werden im weiteren Verlauf der Beschreibung des Aufgabenfeldes zur neurologisch-neurochirurgischen Frührehabilitation häufig herangezogen. Dies geschieht, weil das von Voss u.a. 2000 erschienene Werk als Standardwerk zur Beschreibung der neurologisch-neurochirurgischen Frührehabilitation in Deutschland gelten kann. Hier haben alle der Arbeitsgemeinschaft für neurologisch-neurochirurgische Frührehabilitation der Bundesrepublik angehörenden Mitglieder mitgearbeitet und es findet sich hier eine detailliert aufgearbeitet Beschreibung der Anforderung an eine neurologisch-neurochirurgische Frührehabilitation.

In anderen Werken zur neurologischen und neurochirurgischen Frührehabilitation finden sich keine so detaillierten Beschreibungen an die Anforderungen an eine solche Klinik, sondern in der Regel Beschreibungen von einzelnen Klinikstrukturen.

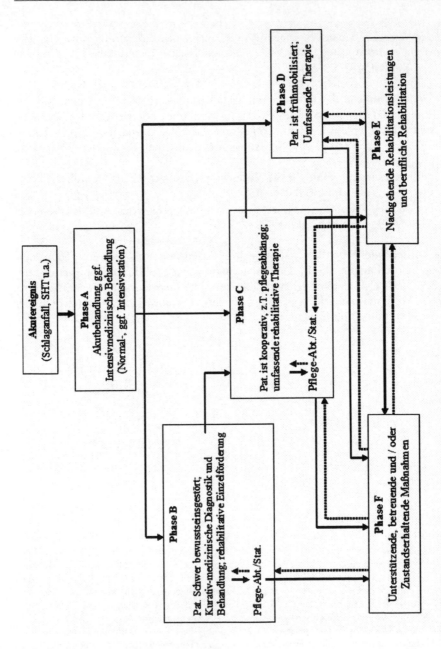

Abbildung 1: ‚Flussdiagramm neurologische Rehabilitation' (vgl. BAR 1995, 16.)

3.2.1 Neurologisch-neurochirurgische Frührehabilitation – Aufgabengebiete

Aus den obigen Ausführungen (Kapitel 3.2) ergibt sich, dass die neurologisch-neurochirurgische Frührehabilitation gleich nach der Versorgung in der Akutklinik am Anfang der Rehabilitationskette steht. Somit kann die Frührehabilitation als verbindendes Glied zwischen Akutversorgung und weiteren Rehabilitationseinrichtungen gelten: „Die Frührehabilitation hat eine Sonderstellung innerhalb der neurologischen Rehabilitationskette, da wesentliche Teilbereiche der akut- und intensivmedizinischen Therapie mit einer zielgerichteten rehabilitativen Behandlung in diesem Abschnitt zusammengeführt werden müssen" (Voss und Ortega-Suhrkamp 2000, 4).

Als Aufgaben der Frührehabilitation werden von Voss und Ortega-Suhrkamp (2000, 04) beschrieben:

„Die neurologisch-neurochirurgische Frührehabilitation beginnt frühestmöglich, auch schon begleitend während der Akutphase. Sie ist eine umfassende, frühzeitig beginnende Therapie mit folgenden Zielsetzungen:

- Das bestehende Rehabilitationspotential unter Ausnutzung der Plastizität des Gehirns optimal zu fördern und Fehlentwicklungen entgegenzustcueiii,
- den Verlauf der Spontanremission zu unterstützen bzw. zu beschleunigen,
- Folgeschäden zu vermeiden:
    - o Sekundärschäden erkennen und beheben, (...),
    - o Tertiärschäden mildern und vermeiden."

Ergänzend schreibt Schupp (1996, 72):

„Hauptziel dieser Behandlungsphase ist, den Patienten ‚ins bewusste Leben' zurückzuholen und somit die Grundlage für eine kooperative Mitarbeit im Rehabilitationsprozess zu schaffen."

Frührehabilitation beginnt also frühstmöglich nach dem erworbenen neurologischen Ereignis, um den betroffenen Menschen so gut wie möglich bei seiner Rehabilitation zu unterstützen. Dies kann auch – wenn die räumlichen und personellen Strukturen vorhanden sind – in Verbindung mit Phase A und/ oder den nachfolgenden Phasen geschehen.

3.2.2 Aufgaben und Ziele der neurologisch-neurochirurgischen Frührehabilitation

In den Empfehlungen der Bundesarbeitsgemeinschaft für Rehabilitation (BAR) finden sich folgende Aufgaben und Ziele der neurologischen Frührehabilitation:

a) Behandlungs-/ Rehabilitationsziele
Diese beinhalten:
- Besserung des Bewusstseinszustandes und Herstellung der Kommunikations- und Kooperationsfähigkeit
- beginnende Mobilisierung
- Minderung des Ausmaßes von Schädigung des ZNS und PNS
- Vermeidung sekundärer Komplikationen
- Klärung des Rehabilitationspotentials
- Planung und Einleitung der weiteren Versorgung

b) Behandlungs-, Rehabilitationsaufgaben und -leistungen
Diese beinhalten:
- Kurativmedizinische Aufgaben:
  - o Fortführung der in Phase A begonnenen kurativmedizinischen Maßnahmen
    - Medizinische Diagnostik der ZNS-/ PNS-Schädigungen und ihrer Ursachen sowie der Grund-/ Begleiterkrankungen und weiterer Verletzungen (ätiologische u. Funktionsdiagnostik)
    - Kurativmedizinische Behandlung der neurologischen Schädigung sowie der Grund-/ Begleiterkrankungen und weiterer Verletzungen (die Beherrschung lebensbedrohlicher und eventuell bei der Mobilisierung auftretender Komplikationen muss möglich sein)
    - Permanente Überwachung des Krankheitsverlaufs, insbesondere Neuro-Monitoring und Intensivpflege
  - o Einleitung sekundärprophylaktischer Maßnahmen
- Rehabilitationsbezogene Aufgaben:
  - o Funktionsdiagnostik auf der Impairment- und Disability-Ebene
  - o Erfassung der Rückbildungstendenzen bei Funktionsstörungen (rehabilitationsspezifische Verlaufsdiagnostik)
  - o Aktivierende Pflege und gezielte funktionelle Behandlung
    - zur Verhinderung von Sekundärschäden im Bereich der Bewegungsorgane
    - Förderung von Motorik und Sensorik
    - Kontrolliert stimulierende Behandlung mit dem Ziel der Kontaktaufnahme über verschiedene sensorische Zugänge, Kommunikations-/Interaktionsbehandlung u. Sprachtherapie
    - *orofaciale Therapie (Kau-, Schluck- und Esstraining) und Sprechtherapie*
    - Selbständigkeitstherapie (auf basaler Ebene)

o Beratung, Anleitung und Betreuung der Angehörigen
o Klärung der Notwendigkeit und Einleitung von weiterführenden Rehabilitationsleistungen (aufgrund systematischer Verhaltensbeobachtung).

c) Therapiedichte
Dies bedeutet:

• Intensivpflege/ -überwachung unter Einschluss von vier bis sechs Stunden Rehabilitationspflege (hier als aktivierende Pflege) täglich
• mehrfach täglich Visite
• Funktionstherapie insgesamt mehrere Stunden am Tag, häufig durch mehrere Therapeuten gleichzeitig (vgl. BAR 1995, 10-11)

Damit wird deutlich, dass die Aufgaben der neurologisch-neurochirurgischen Frühehabilitation vielfältig sind und sie besonders darauf abzielen einen erkrankten Menschen zu stabilisieren und erste rehabilitative Fortschritte zu erzielen. Hierfür bedarf es der Zusammenarbeit von verschiedenen, an der Rehabilitation beteiligten Berufsgruppen mit unterschiedlichen Aufgabenschwerpunkten. Für eine Klinik mit 20 Betten empfehlen Voss und Ortega-Suhrkamp (2000) einen Personalschlüssel mit folgenden Aufgabenschwerpunkten der verschiedenen Berufsgruppen:

Personal	Therapeut : Patient	Aufgabenschwerpunkte
Ärzte; 1 Leitender Arzt, 1 Oberarzt, 3 Assistenten		Gesamtverantwortung; Patientenbehandlung, Angehörigenbetreuung, Integration und Koordination des Rehabilitationsprozesses, Qualitätssicherung, Leitung Teamkonferenz, Entscheidungen über alle therapeutischen Maßnahmen.
Psychologischer Dienst	1 : 12	Verhaltensbeobachtung des Patienten, Diagnostik, Psychotherapie mit Patienten und Angehörigen.
Pflegedienst	1 : 0,4	Grund- und Behandlungspflege einschließlich intensivpflegerischer Maßnahmen, aktivierender Pflege, enger Kooperation mit anderen Therapeuten.
Sprachtherapeutischer Dienst	1 : 6	*Behandlung der Kau-, Schluck- und Sprechmotorik* sowie Sprach- und Kommunikationsstörungen:

Personal	Therapeut : Patient	Aufgabenschwerpunkte
		- Abbau oropharyngealer pathologischer Reflexaktivitäten, - *Stimulation von an Schluck- und Sprechvorgängen beteiligter Muskeln,* - Mobilisationstechniken und Bewegungsanbahnung, - *Bewegungsübungen zum Anbahnen der Nahrungsaufnahme* und Sprechfunktionen, - Kommunikatiohstraining und Anpassung von Kommunikationshilfen, - Diagnostik und Therapie von Sprachstörungen.
Physiotherapeutischer Dienst	1 : 3	- Verbesserung der Wahrnehmung und motorischen Funktionen, - Verhinderung von Auftreten sekundärer und tertiärer Schäden mit Hilfe neurophysiologisch begründeter Methoden, - Auswahl und Einüben von Hilfsmitteln, Hilfestellung bei häuslicher Integration.
Masseure	1 : 12	Ausführen passiver Maßnahmen (z.B. Schmerzbehandlungen).
Ergotherapeutischer Dienst	1 : 3	Anbahnung sensomotorischer und kognitiver Funktionen durch: - Basale Stimulation, fazioorale Therapie, motorisch, funktionelles Training, - Behandlung der Wahrnehmungs- und Kommunikationsstörungen, - Training der Selbstständigkeit in lebenspraktischen Bereichen, - Übungen zur Handlungsplanung und -durchführung, - Hilfsmittelerprobung und -versorgung, - Hausbesuche.
Sozialdienst	1 : 12	- Psychosoziale Betreuung und Beratung der Patienten bzw. der Angehörigen.

Personal	Therapeut : Patient	Aufgabenschwerpunkte
Sonderpädagogischer Dienst	1 : 6	- Kognitives und intellektuelles Training auf sonderpädagogischen Grundlagen, - Verbesserung der Lernfähigkeit, - Wiederherstellung von Kommunikations- und Gruppenfähigkeit.

Tabelle 1:   ‚Aufgabenschwerpunkte der Berufsgruppen in der neurologisch-neurochirurgischen Frührehabilitation' (eigener Entwurf nach Voss und Ortega-Suhrkamp 2000, 7-9)

Die geforderten Behandlungs- und Rehabilitationsziele werden durch die in der Frührehabilitation vorhandenen Berufsgruppen erfüllt. Dabei werden verschiedene Teilziele von verschiedenen Berufsgruppen abgedeckt und einzelne Berufsgruppen (Ärzte, Pflege, Ergotherapie und Physiotherapie) können anhand der Auflistung des Bedarfs als wichtiger für die Rehabilitation angesehen werden als andere. Für übergeordnete Rehabilitations- und Behandlungsziele arbeiten alle Berufsgruppen zusammen. Im Zentrum stehen vor allem die Wiederherstellung von Wahrnehmungs-, Kommunikations- und sozialen Fähigkeiten. Die Förderung des Essens, Trinkens und Schluckens (hier: orofaciale Therapie) wird ausdrücklich als Aufgabe der Rehabilitation und der Sprachtherapie (siehe oben) genannt.

3.2.3 Neurologisch-neurochirurgische Frührehabilitation in einer Akutklinik

Aus den obigen Ausführungen geht hervor, dass eine schnellstmögliche rehabilitative Versorgung des neurologisch erkrankten Menschen angestrebt wird.
Die Einbindung einer neurologisch-neurochirurgischen Frührehabilitationsklinik in ein Akutkrankenhaus ist in der Bundesrepublik Deutschland selten. Es soll auf diese Möglichkeit jedoch kurz Bezug genommen werden, da ich in einer Klinik für neurochirurgisch-neurologische Frührehabilitation, die an eine Akutklinik angegliedert war, arbeitete. Grundsätzlich sollte „Rehabilitation als Behandlungsauftrag bereits während der Akutbehandlung einsetzen (...). Wenn rehabilitative Bemühungen zu spät einsetzen, sind die Rehabilitationschancen häufig verschlechtert und der Rehabilitationsprozess wird insgesamt verzögert" (BAR 1995, 04).
Fuhrmann und Liebig (1999, 65) beschreiben zum Thema fächerübergreifende Frührehabilitation im Krankenhaus folgende Vorteile, die sich auch auf eine

spezialisierte neurologisch-neurochirurgische Frührehabilitationsklinik übertragen lassen:

„Seit Jahrzehnten ist es unstreitig, dass Rehabilitationsmaßnahmen frühzeitig und umfassend einsetzen müssen, um für Behinderte und von Behinderung bedrohten Menschen die größtmöglichen Chancen für eine erfolgreiche Wiedereingliederung in das Arbeits-, Berufs- und gesellschaftliche Leben zu erreichen".

Liebig und Fuhrmann konnten in ihrer Untersuchung zur interdisziplinären Frührehabilitation im Akutkrankenhaus, worin auch neurologisch und neurochirurgisch erkrankte Menschen berücksichtigt wurden, nachweisen, dass es dort zu einer Verkürzung der Rehabilitationsdauer der erkrankten Menschen kommt und der Rehabilitationserfolg größer ist (vgl. Fuhrmann und Liebig 1999, 67ff).

Folgende **Vorteile** für eine Platzierung einer neurologisch-neurochirurgischen Rehabilitationsklinik im Akutkrankenhaus können ergänzt werden:

- Die Verlegungswege eines erkrankten Menschen von der erstbehandelnden zur weiterbehandelnden Klinik sind kurz.
- Bei Problematiken, die die Akutversorgung betreffen, z. B. Versorgung mit einem Tracheostoma oder einer PEG, können die erkrankten Menschen im eigenen Haus versorgt werden.
- Es sind keine langen Transportwege in die primärversorgende Klinik notwendig, falls eine Rückverlegung notwendig wird.
- Viele, über den Fachbereich der neurochirurgischen-neurologischen Frührehabilitation hinausgehenden medizinischen Fachfragen können vor Ort, durch interne Konsultationen geklärt werden.
- usw.

Mögliche **Nachteile** können sein:
- Der Rehabilitationsgedanke wird nur in einem Bereich des gesamten Klinikums verwirklicht.
- Die erkrankten Menschen müssen nach Abschluss der Frührehabilitation in eine weiterführende Rehabilitations-Klinik an einen anderen Ort verlegt werden.
- Die Berufsgruppen der Rehabilitation im gesamten Haus sind klein, es entstehen bei Krankheit und Urlaub schnell Engpässe für die Versorgung der erkrankten Menschen.
- usw.

Von Voss und Ortega-Suhrkamp (2000, 6) werden folgende Voraussetzungen für neurologisch-neurochirurgische Frührehabilitationskliniken in Akutkrankenhäusern genannt:

- „Es sollte eine neurochirurgische, neurologische und neuroradiologische, eventuell pädiatrische Abteilung sowie eine Intensivstation vorhanden sein.
- Die Abteilung bedarf besonderer baulicher und personeller Voraussetzungen und ist als eigenständige fachärztliche geleitete Abteilung zu führen mit einem eigenen therapeutisch-pflegerischen Team.
- Die Weiterleitung in eine qualifizierte weiterführende Rehabilitation muss gewährleistet sein."

Neben den von Voss und Ortega-Suhrkamp (2000) genannten Voraussetzungen ist eine festgelegte Kommunikations- und Informationsstruktur zwischen den Mitarbeitern der Klinik für Frührehabilitation und den anderen Kliniken des Akutkrankenhauses für eine adäquate Versorgung des erkrankten Menschen notwendig.

3.2.4 Patienten der neurologisch-neurochirurgischen Frührehabilitation

Die neurologisch-neurochirurgische Frührehabilitation ist eingerichtet für Menschen mit schweren Erkrankungen, die aufgrund innerer Vorgänge (z.b. Schlaganfälle) oder äußerer Einwirkungen (z.b. Unfälle) Verletzungen im Bereich des zentralen und/ oder des peripheren Nervensystems erlitten haben.

Voss und Ortega-Suhrkamp (2000, 04; kursive Hervorhebung A.D.) beschreiben die Gruppe der erkrankten Menschen aus Sicht der Rehabilitationsmedizin wie folgt:

„Es handelt sich um *Patienten*, bei denen *verschiedene Grade der Bewusstseinstrübung* vorliegen oder die sich im *vegetativen Status (apallischen Syndrom)* befinden. Das Krankheitsbild wird gekennzeichnet von ausgeprägten vegetativen Dysregulationen, die mit gleichzeitigem Ausfall der so genannten Schutzreflexe des Hirnstamms zu einer vegetativen Gefährdung führen. Massive Tonuserhöhung der Muskulatur kann zu Kontrakturen in den Gelenken führen. Fehlende Stellreflexe lassen eine Kopf- und Rumpfkontrolle nicht zu, so dass das Sitzen im Rollstuhl schwierig ist. (...) Bei *Unfallgeschädigten* sind die *Hirnschäden häufig vergesellschaftet mit komplizierten Frakturen* und *weiteren unfallbedingten Schäden anderer Organsysteme* (Polytrauma). (...) Eine *weitere Gruppe* bilden *Patienten* im *hirnorganischen Durchgangssyndrom*, das gekennzeichnet ist durch ausgeprägte Unruhe, örtliche, zeitliche und situative Desorientierung, gepaart mit teils aggressiven Durchbrüchen neben mehr oder minder ausgeprägten Bewegungsstörungen. Die schwerste Bewegungsstörung kann geprägt sein durch: Trauma, zerebrale Durchblutungsstörungen und Blutungen, Sauerstoffmangel, Entzündungen, Tumore, Vergiftungen u.a."

Lipp (1996, 40) beschreibt, auch aus Sicht eines neurologischen Rehabilitationsmediziners, die Gruppen der erkrankten Menschen in der neurochirurgischen-neurologischen Frührehabilitation wie folgt:

„Gemeinsamkeit aller neurologischen Frührehabilitationspatienten ist die schwere erworbene Hirnschädigung. Die Ursachen, die zu einer solchen Hirnschädigung führen, können dabei sehr unterschiedlich sein". Er führt zu den Ursachen folgende Übersicht auf:

Ursachen erworbener Hirnschädigungen können sein:

- traumatische (z.B. Unfälle mit Kopfverletzungen),
- hypoxische (Herabsetzung des Sauerstoffgehalts im Gehirn, z.B. durch Herzstillstand mit Reanimationen),
- entzündliche (z.B. Meningitis, Enzephalitis),
- neoplastische (Neubildung von Gewebe z.B. Tumore),
- vaskuläre (entzündliche Prozesse, die an der Wand der Blutgefäße ihren Ausgang nehmen und dann Schlaganfälle verursachen können),
- toxische (Einwirkungen durch schädigende Substanzen auf das Zentrale Nervensystem),
- metabolische (Stoffwechselerkrankungen),
- systemkrankheitsbedingte Ursachen.

Anschließend unterteilt er die Möglichkeiten der Ausfälle und Funktionsstörungen bei Menschen mit schweren neurologischen Erkrankungen in vier große Komplexe:

1. Sämtliche Sinnesfunktionen = ‚input'
   Sehen, Fühlen, Hören, Riechen, Schmecken
2. Ausdrückbarkeit gegenüber der Umwelt
   Sprechen, Motorik, Mimik, Gestik, Schlucken / Essen
3. Vegetative Funktionen
   Blase, Darm, Verdauung, Herz, Schweißdrüsen
4. Komplexe ‚höhere' Fähigkeiten
   Problemlösung, Gedächtnis, Lernen, Planen, ‚adäquate' Affekte etc.

(vgl. Lipp 1996, 43).

Schleep (2002) beschreibt, ebenfalls aus Sicht eines neurologischen Rehabilitationsmediziners, die Gruppe der erkrankten Menschen wie folgt:

„Das Patientengut umfasst alle Formen von schwersten Erkrankungen des zentralen und peripheren Nervensystems. Es handelt sich hierbei um drei Patientengruppen (...). Komatöse Patienten (...) oder Patienten mit schwersten Störungen der Sensomotorik, Patienten, die noch kurativ (intensiv)medizinisch behandlungspflichtig sind und einem erhöhten Komplikationsrisiko unterliegen, sowie Patienten die aus dem Koma aufgewacht sind und sich immer noch im

Durchgangssyndrom (schwere Verwirrtheit) mit Selbst- oder Fremdgefährdung befinden" (www.westpfalz-Klinikum.de: Link neurologisch-neurochirurgische Frührehabilitation, Das Klinikportrait, S. 2, 17.01.2002).
An allen von Medizinern der neurologischen-neurochirurgischen Frührehabilitation genannten Beschreibungen der Krankheitsbilder der zu versorgenden Menschen wird deutlich, dass diese Erkrankungen des zentralen und/oder des peripheren neurologischen Systems erlitten haben. Dabei ist festzuhalten, dass in der neurologisch-neurochirurgischen Frührehabilitation „Patienten mit unterschiedlichen Krankheitsbildern und unterschiedlichen Funktionsstörungen behandelt werden, die von Patient zu Patient in unterschiedlicher Weise kombiniert sind und jeweils einen veränderlichen Schweregrad (von sehr schwer bis leicht) aufweisen" (BAR 1995, 7). Es fällt auf, dass die erkrankten Menschen nach zwei theoretischen Modellen unterteilt werden:
  a) nach der Ursache und Art der Erkrankung,
  b) nach dem Bewusstseinszustand.

Zu betonen ist, dass sich beide Modelle sinnvoll ergänzen und in Abhängigkeit zueinander stehen. Beide Modelle heben aber jeweils die Defizite des Menschen mit schwerer neurologischer Erkrankung in den Vordergrund. Eine Nennung von noch vorhandenen Fähigkeiten oder Bedürfnissen des erkranken Menschen findet nicht statt. Die Nennungen der vorhandenen Fähigkeiten eines Menschen, gerade in den Bereichen Wahrnehmung und Kommunikation, wären jedoch gerade für den in der Frührehabilitation im Vordergrund stehenden Rehabilitationsgedanken mit dem Ziel einen Menschen wieder ‚ins bewusste Leben zurückzuholen' (vgl. Schupp 1996, 72) wünschenswert (vgl. Kapitel 3.2.2 und 3.2.3).

3.2.5 Diagnostische Kriterien in der neurologisch-neurochirurgischen Frührehabilitation

In den vorangegangenen Ausführungen wurde deutlich, dass bei erkrankten Menschen, die in der neurologisch-neurochirurgischen Frührehabilitation behandelt werden, sehr verschiedene Formen neurologischer Erkrankungen mit verschiedenen Kombinationen anderer Störungen möglich sind. Grundsätzlich werden neurologisch erkrankte Menschen dann in eine Klinik für neurologisch-neurochirurgische Frührehabilitation aufgenommen, wenn sich ihr Krankheitszustand in der Akutklinik soweit verbessert hat, dass sie vegetativ stabil und nicht mehr beatmungspflichtig sind, jedoch noch nicht aus eigenem Antrieb mit ihrer Um- und Mitwelt in Kontakt treten können, also bewusstlos oder schwer bewusstseinsgetrübt sind (vgl. Kapitel 3.2). Selbstverständlich ist der Übergang von Phase B zu Phase C nicht immer deutlich zu trennen (vgl. Abbildung 1). „Da der Verlauf bzw. die Krankheitsentwicklung bei neurologischen Patienten nicht in allen relevanten Dimensionen gleichsinnig verläuft, wird man nicht in allen Fällen eine eindeutige Zuordnung treffen können und beträchtliche Überschneidungen akzeptieren müssen" (BAR 1995, 7).

Zur **Einordnung des Krankheitsbildes** werden in der Literatur verschiedene **Skalen** (z.B. Koma-Remissions-Skala (KRS)[16], Früh-Reha-Bartel-Index, Functional-Independence Measure (FIM) siehe Anlage 2) vorgeschlagen.

„Für die Erfassung von Störungen des Bewusstseins, einer der wichtigsten Funktionen, wurde von der Arbeitsgemeinschaft Neurologisch-Neurochirurgische Frührehabilitation die Koma-Remissions-Skala (KRS) entwickelt. Sie eignet sich prinzipiell, die Patienten in der Phase B in differenzierter Weise hinsichtlich der Bewusstseinsstörungen zu erfassen, Veränderungen zu beschreiben und Verbesserungen bzw. Stagnationen zu dokumentieren" (BAR 1995, 7).

Ergänzend werden zur Diagnostik freie Dokumentationen, Beobachtungen und Videodokumentationen vorgeschlagen:

„(...) neben der Verwendung der Koma-Remissions-Skala für den Aspekt der Bewusstseinsstörung zunächst die funktionellen Veränderungen (...) frei formuliert zu beschreiben und im Einzelfall (...) mit Video zu dokumentieren" (BAR 1995, 7).

Es wird an anderer Stelle an der Verwendung von Skalen zur Einordnung des erkrankten Menschen jedoch auch deutliche Kritik geübt:

Zum so genannten ‚funktionellen Zugewinn'[17]

„Die Feststellung des funktionellen Zugewinns ist bislang nicht operationalisiert. (...) Allerdings ist festzustellen, dass bislang keine Skala existiert, die die funktionellen Aspekte der Patienten in diesen Phasen der Rehabilitation mit ihrem ganzen Spektrum erfasst" (BAR 1995, 7).

„Auch ist der funktionelle Zugewinn bisher nicht operationalisiert, keine Skala erfasst die Funktionen von Patienten in vollem Spektrum" (Blumenthal 2000, 153).

Zur Verlaufskontrolle und Bewertung:

„Als sehr problematisch wurde die Anwendung von Skalen zur Bewertung von Behandlungsaufwand, Therapie- und Verlaufskontrolle empfunden. Wir waren uns einig, dass mit den zur

---

16 Die Komaremissonsskala verwendet um die Erweckbarkeit/Aufmerksamkeit eines erkrankten Menschen festzustellen den Einsatz eines Schmerzreizes. Dieser Einsatz des Schmerzreizes wird besonders in der pflegerischen, pädagogischen und psychologischen Literatur diskutiert. Es wird hier darauf hingewiesen, dass es nicht einleuchtet, warum ein Mensch, welchem Schmerz zugefügt wird auf seine Mitwelt reagieren soll (vgl. Struve 1996).

17 Unter ‚funktionellem Zugewinn' wird in den Skalen die Verbesserung der motorischen und kognitiven Leistungen eines Menschen verstanden, z.B. im Bereich der Selbstversorgung, Kontinenz oder Kommunikation.

Verfügung stehenden Skalen (...) in nicht ausreichendem Maße die Intensität des pflegerisch-therapeutischen Aufwandes widergespiegelt und gemessen werden kann" (Voss 2000,01).
Trotz der bestehenden Kritik und dem vorhandenen Bewusstsein über die Problematik der Verwendung der Skalen, werden die genannten Skalen zur Einordnung eines erkrankten Menschen in die jeweilige Rehabilitationsphase genutzt und sie spielen vor allem auch bei der Weiterverlegung von der Frührehabilitation in eine andere Rehabilitationsphase, besonders zur Begründung dieser gegenüber den jeweiligen Kostenträgern, eine entscheidende Rolle. Dennoch fordert Voss, „dass nur aus der Gesamtschau aller vorliegenden Befunde und Verlaufsbeobachtungen eine ausreichende Würdigung der noch notwendigen Behandlungsmaßnahmen und deren Dauer möglich ist" (Voss 2000, 1). Diese Forderung beinhaltet den Appell an die verantwortlichen Kliniken, neben der Verwendung von Skalen, z.B. die vom BAR vorgeschlagenen Alternativen zur Verlaufsdokumentation der Erkrankung eines Menschen zu nutzen. Darüber hinaus, sollte selbstverständlich ein Austausch zwischen allen Berufsgruppen und deren diagnostischer Beobachtungen stattfinden, um eine möglichst präzise Diagnose erstellen zu können.
Insgesamt betrachtet man in der Fachliteratur zur neurologisch-neurochirurgischen Frührehabilitation die Verwendung von Skalen zwar kritisch und schlägt Ergänzungen zu den Skalen vor. Eine konsequente Ablehnung der Skalen findet nicht statt.

3.2.6 Behandlungsdauer in der neurologisch-neurochirurgischen Frührehabilitation

Allgemein gültig ist, dass die Behandlung in der Frührehabilitation bis zu sechs Monaten dauern kann und von zwei Faktoren abhängig ist:

a) Ein erkrankter Mensch muss innerhalb von 8 Wochen eine Besserung seines Zustandes zeigen.

Der Behandlungs-/Rehabilitationszeitraum beträgt „in der Regel bis zu sechs Monaten, bei besonderer medizinischer Indikation auch länger; wenn bei ungestörtem Therapieverlauf über mindestens acht Wochen kein funktioneller Zugewinn feststellbar ist, ist die Beendigung der Phase B angezeigt. Im begründeten Einzelfall kann die Behandlung auch über einen längeren Zeitraum unter Berücksichtigung der bisherigen Behandlungsdauer fortgesetzt werden" (BAR 1995,11).

b) Es ist aufgrund der Kürzungen im Bereich der Gesundheitsversorgung üblich, dass die Verweildauer der erkrankten Menschen in der Frührehabilitation wesentlich kürzer ist.

„Die Regeldauer der Behandlung in Phase B wird mit bis zu 6 Monaten beschrieben. Dem rationalen Personaleinsatz und damit der Behandlungsqualität ist es wenig förderlich, dass schon in dieser Phase entgegen diesen Regeln immer häufiger wesentlich kürzer lautende und nicht an der individuellen Indikation sondern an den üblichen Heilverfahren orientierte Bewilligungen erfolgen, die dann sogleich mit immer aufwendigeren Begründungen verlängert werden müssen" (Blumenthal 2000, 155).

Insgesamt ist aufgrund der Aussagen in der Literatur und nach meinen Erfahrungen festzuhalten, dass die Möglichkeiten für eine Behandlungsdauer von sechs Monaten in der neurologisch-neurochirurgischen Frührehabilitation häufig nur eine Wunschvorstellung aller Beteiligten ist. Die reellen Verweildauern sind wesentlich kürzer (und beträgt z.B. in der Klinik, in der die ich tätig war, durchschnittlich 45 Tage[18]). Gerade bei Menschen mit schwersten neurologischen Erkrankungen, die sich nur langsam erholen besteht die Gefahr, dass sie innerhalb sehr kurzer Zeit in Institutionen, die nicht mehr der Rehabilitation zugerechnet werden (z.B. in Altenheime) oder zur häuslichen Pflege verlegt werden. Dies geschieht, weil die erkrankten Menschen nicht die von Seiten der Kostenträger zur weiteren Rehabilitation gewünschten Reaktionen in einem Zeitraum von 8 Wochen zeigen. (Gründe dieser ‚Bringschuld' von Seiten der erkrankten Menschen zeigt z.B. Bienstein [2]1994, 46 auf). Als entscheidender Grund für die kurzen Rehabilitationsdauern werden in der Literatur vor allem die Beschneidungen durch die Kostenträger genannt. Insgesamt sind die Verweildauern in der Phase B gerade für Menschen mit sehr schweren erworbenen neurologischen Erkrankungen häufig viel zu kurz. In der Fachliteratur ist man sich inzwischen einig, dass Rehabilitationsverläufe Jahre benötigen und innerhalb von zwei Monaten, gerade bei sehr schweren Verletzungen, häufig keine oder nur wenig Verbesserungen im Genesungsverlauf zu erkennen sind.

Abschließend ist für die neurologisch-neurochirurgische Frührehabilitation in der Bundesrepublik Deutschland festzuhalten, dass es sich hier um eine relativ neue – vor allem aufgrund der Forderungen von Angehörigen – erst in den letzten Jahrzehnten gegründete Form der Rehabilitation handelt, die direkt an die erstbehandelnde Klinik anschließt. Diese nimmt Menschen mit schweren neurologischen Erkrankungen sofort nach ihrer Stabilisierung in der erstversorgenden Klinik auf und versucht, diesen mit Hilfe medizinischer und medizinisch-funktioneller Therapie, Rehabilitation zu ermöglichen.

---

[18] Persönliche Mitteilung von Schleep; E-Mail am 14.09.2003

3.3 Neurologisch-neurochirurgische Frührehabilitation und Heilpädagogik: Gemeinsamkeiten und Abgrenzungen

3.3.1 Aufgabengebiete der neurologisch-neurochirurgischen Frührehabilitation und der Heilpädagogik

Die **neurologisch-neurochirurgische Frührehabilitation betreut,** wie schon dargestellt, **Menschen** mit allen Formen schwerster Erkrankungen des zentralen und peripheren Nervensystems aufgrund äußerer Einwirkungen oder innerer Vorgänge. „Es handelt sich hierbei um drei Patientengruppen (...). Komatöse Patienten (...) oder Patienten mit schwersten Störungen der Sensomotorik, Patienten, die noch kurativ (intensiv) medizinisch behandlungspflichtig sind und einem erhöhten Komplikationsrisiko unterliegen, sowie Patienten die aus dem Koma aufgewacht sind und sich immer noch im Durchgangssyndrom (schwere Verwirrtheit) mit Fremd- und Selbstgefährdung befinden" (www. Westpfalz-Klinikum.de; Link neurologisch-neurochirurgische Frührehabilitation, Das Klinikportrait, S. 2; Stand: 17.01.2002 und vgl. Kapitel 3.2.4). Diese Menschen haben in der Regel im Erwachsenenalter eine neurologische Erkrankung erworben. Vor dieser Erkrankung lag in der Regel keine Behinderung vor. Auftrag der neurologisch-neurochirurgischen Frührehabilitation ist es, Menschen eine Rehabilitation zu ermöglichen. Rehabilitation ist in der Medizin wie folgt definiert: „Die Maßnahmen zur Wiedereingliederung sozial, geistig (-seelischer) oder körperlich benachteiligter Personen (Behinderter) in das Berufs- und Privatleben" (Roche Medizinisches Lexikon [3]1993, 1408). Dabei ist es Aufgabe der Rehabilitation, dass der Eintritt einer Behinderung oder chronischen Krankheit vermieden wird (vgl. SGB IX § 3).

Die **Heilpädagogik betreut Menschen,** „die infolge einer Schädigung ihrer körperlichen, seelischen oder geistigen Funktionen soweit beeinträchtigt sind, dass ihre unmittelbaren Lebensverrichtungen oder ihre Teilnahme am Leben der Gesellschaft erschwert werden" (Bleidick 2001, 60). Viele dieser Menschen haben schon während der frühen Kindheit Schädigungen im körperlichen und/oder sozialen Bereich erlitten. Synonym für die Bezeichnung ‚Heilpädagogik' – werden im deutschsprachigen Raum mit unterschiedlich fachlich-historisch-inhaltlicher Akzentsetzung die Begriffe ‚Behindertenpädagogik', ‚Rehabilitationspädagogik', Sonderpädagogik' verwendet[19] (vgl. z.B. Haeberlin 1996, 23ff; Speck [4]1998, 53ff). Heilpädagogik differenziert sich in verschiedene Fachrichtungen auf (Pädagogik bei Körperbehinderten, Sehbehinderten, Hörbehinderten, Geistigbehinderten, Lern-

---

[19] Die Verfasserin verwendet den Terminus ‚Heilpädagogik', weil sie selbst Diplom-Heilpädagogin ist und dies die erste und älteste Bezeichnung für diese Disziplin ist.

behinderten Sprachbehinderten und Schwerstbehinderten). Dabei befasst sie sich immer mit der Erziehung und Bildung von Menschen mit Entwicklungs- und Lernhindernissen (vgl. Speck [4]1998, 35). Akzentsetzungen werden durch die verschiedenen Behindertenfachrichtungen gegeben. Es ist jedoch dem Heilpädagogen Speck ([4]1998, 35) zuzustimmen, der betont: „Die Wirklichkeit des heilpädagogischen Arbeitens bezieht sich aber nur zu einem geringen Teil auf Spezifisches einer einzelnen Behinderungsart, wenn es solches überhaupt gibt. In der Praxis begegnet man in aller Regel komplexen (mehrfachen und wechselwirkenden) Lern- und Entwicklungshindernissen".

Die Verbindung zwischen neurologisch-neurochirurgischer Frührehabilitation und Heilpädagogik wird anhand der Aufgabengebiete deutlich. Beide Disziplinen betreuen Menschen, die aufgrund physischer und psychischer Schädigungen in den Verrichtungen von Alltagshandlungen eingeschränkt sind und deren Teilhabe am gesellschaftlichen Leben erschwert ist. Dabei haben *beide Disziplinen das Ziel*, durch gezielte pädagogische Förderung bzw. medizinische Therapie zu erreichen, dass ein kranker bzw. behinderter Mensch (wieder) weitgehend selbständig leben kann und ihm die Teilhabe an der menschlichen Gemeinschaft ermöglicht wird.

3.3.2 Gesundheit – Krankheit – Behinderung: Gemeinsamkeiten – Abgrenzungen

Für diese im medizinischen Kontext stehende heilpädagogische Arbeit ist es von Bedeutung, die Begriffe Gesundheit, Krankheit und Behinderung zu definieren bzw. gegeneinander abzuwägen. Dies geschieht auch deswegen, weil schwere neurologische Erkrankungen zu einer Behinderung führen können. Im Rahmen des Versuches die Terminologien gegeneinander abzuwägen wird zuerst auf allgemeine Definitionen zurückgegriffen, und dann versucht, die Unterschiede zwischen Krankheit und Behinderung im sozialrechtlichen Kontext deutlich zu machen.

3.3.2.1 Gesundheit und Krankheit

In den medizinischen Definitionswerken wird der Begriff ‚Krankheit' immer dem Begriff ‚Gesundheit' gegenüber gestellt.

Gesundheit

‚Gesundheit' wird wie folgt definiert:

- „1. i.w.S. nach der Definition der WHO der Zustand völliger körperl., geistigen, seel. u. sozialen Wohlbefindens; 2. i.e.S. das subjektive Empfinden des Fehlens körperl., geistiger u. seel. Störungen od. Veränderungen bzw. ein Zustand, in dem Erkr. u. pathol. Veränderungen nicht nachgewiesen werden können; 3. im sozialrechtl. Sinn der Zustand, aus dem Arbeits- bzw. Erwerbsfähigkeit resultiert" (Pschyrembel [257]1994, 538).

- „>>normales<< Aussehen, Verhalten u. Befinden (lt. WHO auch das soziale Wohlbefinden); d. h. das subjektive Fehlen körperlicher u. seelischer Störungen bzw. die Nachweisbarkeit entsprechender krankhafter Veränderungen" (Roche Medizinisches Lexikon [3]1993, 625).

Aufgrund der obigen Definitionen ist ein Mensch dann gesund, wenn er sich sowohl im psychisch-emotionalen als auch im physischen Bereich gesund fühlt, also das subjektive Empfinden hat er sei gesund und/oder wenn ihm von Seiten der medizinisch Zuständigen keine Erkrankung nachgewiesen werden kann oder wenn er arbeitsfähig ist. Dass es hier einen ‚grauen' Bereich geben muss, in dem sich einerseits ein Mensch nicht gesund fühlt, ihm aber andererseits keine Erkrankung nachgewiesen werden kann, wird anhand der obigen Definitionen schon deutlich. Der Heilpädagoge Bleidick weißt kritisch darauf hin, dass die Definition der WHO von Gesundheit (in den beiden obigen Zitaten als erstes genannt) „ein absolutes Kriterium [ist], dessen Nichterreichbarkeit definitorisch vorgegeben ist und die potentielle Abgrenzung von Individuen vorwegnimmt, die dem Idealbild nicht genügen" (Bleidick 1999, 23).

Krankheit

Sehr Ähnliches spiegelt sich auch in den Definitionen zum Terminus Krankheit wider.

Die medizinischen Lexika beschreiben den Begriff ‚**Krankheit**' wie folgt:

- „1. Störungen der Lebensvorgänge in Organen oder im gesamten Organismus mit den Folgen von subjektiv empfundenen bzw. objektiv feststellbaren körperlichen, geistigen bzw. seelischen Veränderungen; 2. in der Rechtsprechung des Bundessozialgerichts der Zustand von Regelwidrigkeiten im Ablauf der Lebensvorgänge, der Krankenpflege u. Therapie erfordert u. aus dem eine berufsspezif. erhebl. Arbeits- bzw. Erwerbsunfähigkeit resultiert; 3. begriffl. Bez. f. eine definierbare Einheit typischer ätiol., morphol., sympt., nosologisch beschreibbarer Erscheinungen, die als eine best. Erkrankung verstanden wird" (Pschyrembel [257]1994, 842).

- „1) subjektives u./oder objektives Bestehen körperlicher u./oder geistig-seelischer Störungen bzw. Veränderungen (...). Im Arbeitsrecht u. in der Sozialversicherung der regelwidrige Verlauf leiblicher, seelischer oder geistiger Lebensvorgänge, der Krankenpflege notwendig macht u. Arbeitsunfähigkeit zur Folge haben kann; in der Rentenversicherung die eingeschränkte Erwerbsfähigkeit (....). 2) Krankheitsbegriff: das >>Etikett<< für eine aus ätio-, morpho-, typologischen oder anderen Gründen zusammengefassten Gruppe von Krankheitsverläufen, die als Entität mit mehr oder weniger typischen Zeichen (Symptomen) aufgefasst wird (...)" (Roche Medizinisches Lexikon [3]1993, 943).

Während es bei der Beschreibung von Gesundheit um allgemeines Wohlbefinden, frei von körperlichen Störungen geht, werden dem Begriff Krankheit **drei Kategorien** zugeordnet:
- Subjektive oder objektiv feststellbare körperliche oder seelische Störungen,
- ein regelwidriger Zustand der Therapie erfordert und eine Arbeits- und Erwerbsunfähigkeit mit sich zieht,
- eine Beschreibungseinheit, die als Krankheit verstanden wird.

Damit beschreibt ‚Krankheit' sowohl eine am subjektiven Empfinden festzumachende Komponente als auch arbeitsrechtliche Grundlagen und ist zusätzlich ein Sammelbegriff für verschiedenen Symptome, die als Zeichen von Krankheit gelten.

Die italienische Autorin Basaglia (1985, 7) weist darauf hin, dass die Definitionen von Gesundheit und Krankheit in einem kulturhistorischen Kontext stehen und sich im Laufe der Jahrhunderte verändert haben: „Wenn wir von Gesundheit und Krankheit sprechen, denken wir gewöhnlich an natürliche Phänomene, die einander mit umgekehrten Vorzeichen gegenüberstehen und zwischen denen eine klare, nicht minder natürliche Trennung besteht. (...) Diese klare Scheidung von Krankheit und Gesundheit ist das Ergebnis eines langen historischen Prozesses, der sich der Natur überlagert hat."

Gesundheit und Krankheit
Deutlich wird, dass Gesundheit und Krankheit nicht nur zwei gegeneinander stehende Pole im menschlichen Leben sind, sondern dass diese auch ineinander übergehen können. Gesund zu sein muss nicht immer bedeuten, sich wohl und nicht krank zu fühlen, sondern kann sehr wohl auch Unwohlsein beinhalten. Es ist hier z.B. daran zu denken, dass ein Mensch medizinisch zwar gesund sein kann, jedoch aufgrund von auftretenden äußeren Ursachen oder inneren Vor-

gängen sich sehr stark beansprucht und immer wieder erschöpft fühlt. Krank zu sein muss auch nicht immer bedeuten, sich nur krank zu fühlen, sondern kann, je nach Art der Krankheit auch bedeuten, sich wohl oder eigentlich gesund zu fühlen. Es ist hier z.B. an einen Knochenbruch zu denken, der zwar erhebliche Einschränkungen in den physischen Möglichkeiten eines Menschen beinhaltet, jedoch häufig nicht so einschränkt, dass man sich ständig nur unwohl fühlt. Aus beiden Beispielen können jedoch auch Phasen völliger Erkrankung oder Gesundheit resultieren.

Der Begriff der ‚Behinderung' wird im Kontext der Definition von Gesundheit oder Krankheit in den medizinischen Nachschlagewerken nicht verwendet.

3.3.2.2 Behinderung

Die Semantik des Begriffs ‚Behinderung' erfolgt je nach wissenschafts- und gesellschaftstheoretischem Kontext verschieden.

Im medizinischen Kontext wird der Begriff ‚Behinderung' mit dem der Einschränkung in verschiedenen körperlichen Leistungen beschrieben:

„1. Bez. f. Einschränkung des Wahrnehmungs-, Denk-, Sprach-, Lern-, u. Verhaltensvermögens" (Pschyrembel [257]1994, 171). In der weiteren Definition schließen sich das medizinische Wörterbuch Pschyrembel sowie das Roche Lexikon Medizin der WHO-Klassifikation und der rechtlichen Definition (siehe unten) an.

Von Seiten des Sozialgesetzbuches wird ‚Behinderung' wie folgt definiert:

„Menschen sind behindert, wenn ihre körperliche Funktion, geistige Fähigkeit oder seelische Gesundheit mit hoher Wahrscheinlichkeit länger als sechs Monate von dem für das Lebensalter typischen Zustand abweichen und daher ihre Teilhabe am Leben in der Gesellschaft beeinträchtigt ist. Sie sind von Behinderung bedroht, wenn die Beeinträchtigung zu erwarten ist" (SGB IX; § 2).

Es wird deutlich, dass ‚Behinderung' in der medizinischen Definition mit einer Einschränkung der körperlichen Leistungsfähigkeit in Verbindung gebracht wird und sich im sozialgesetzlichen Rahmen mit einer Normvorstellung an der jeweiligen Altersgruppe orientiert. Damit wird einsichtig, dass Behinderung, ebenso wie Krankheit immer in einem soziokulturellen Kontext zu sehen ist. Dem hat nicht zuletzt auch die Neufassung der Definition von Krankheit und Behinderung der WHO Rechnung getragen (vgl. WHO 1997).

Im heilpädagogischen Kontext wird aus den oben genannten Gründen auf den soziokulturellen Kontext von Behinderung verstärkt eingegangen:

„Denn Behinderung ist eindeutig ein westliches Konzept. In vielen anderen Kulturen werden aber begriffliche Abgrenzungen zwischen Behinderung (das für uns vermeintlich dauerhafte) und Krankheit (das für uns vermeintlich übergangsweise) nicht – bzw. nicht wie wir es tun – gezogen" (Meiser und Albrecht 1997, 2).

Insgesamt wird in der heilpädagogischen Literatur sowie auch in der Definition der WHO darauf verwiesen, dass eine Behinderung eine komplexe Größe darstellt, die abhängig ist von:

- „Gebieten, auf denen mit Folgewirkungen der Beeinträchtigung zu rechnen ist: familiär, öffentlich, schulisch, beruflich;
- der Art der Behinderung: Hörschädigung, Sehschädigung, Körperbehinderung, langfristige Erkrankung, Sprachbehinderung, Intelligenzschädigung, Verhaltensstörung, Anfallserkrankung, Geisteskrankheit, Altersgebrechlichkeit;
- dem Ausmaß der Schädigung: Sehbehinderung – Blindheit, Schwerhörigkeit – Gehörlosigkeit, Lernbehinderung – geistige Behinderung;
- der subjektiven Stellungnahme, Verarbeitung und Kompensation (...).

In der Literatur findet sich bislang kein vollständiger Konsens über einen durchgängig anerkannten Begriff der Behinderung" (Bleidick 1999, 15).

Im Rahmen der vorliegenden Arbeit wird, in Abgrenzung zur ‚Krankheit', ‚Behinderung' als dauerhafte Beeinträchtigung (mit Berücksichtigung des oben genannten soziokulturellen Kontextes) verstanden. Trotzdem ist zu betonen, dass ein Mensch mit einer Erkrankung auch behindert sein bzw. werden kann oder umgekehrt ein behinderter Mensch auch erkranken kann und im Kontext dieser Arbeit, dass aus einer schweren neurologischen Erkrankung eine Behinderung resultieren kann.

3.3.3 ‚Patient' oder ‚Mensch mit schwerer neurologischer Erkrankung'?

Medizin und Heilpädagogik verwenden für die Therapie bzw. Förderung eines Menschen entsprechend ihrer unterschiedlichen Aufgabenfelder unterschiedliche Terminologien. Im Rahmen dieser Arbeit wird versucht eine für einen erkrankten Menschen entsprechende Bezeichnung zu finden, die seine Rolle gegenüber dem Pädagogen, aber auch die Rolle des Pädagogen gegenüber ihm berücksichtig.

Patient
Es findet sich folgende **allgemeine Definition** für die Bezeichnung ‚Patient':

„In ärztlicher Behandlung befindlicher Kranke" (Meyers großes Taschenlexikon [4]1992, Bd. 16, 298).
In der **Medizin** wird ‚Patient' wie folgt definiert:
„(lat. patients leidend): allg. Bez. f. einen Kranken; i.e.S. ein an einer Erkrankung bzw. an Krankheitssymptomen leidender, der ärztl. behandelt wird; auch f. einen Gesunden, der Einrichtungen des Gesundheitswesens zu Diagn. od. Th. in Anspruch nimmt" (Pschyrembel [257]1994, 1157).
Es wird deutlich, dass der Terminus ‚Patient' immer in Zusammenhang mit einem Leiden oder einer Erkrankung gesehen wird und im unmittelbaren Bezug zur ärztlichen Behandlung steht. Damit wird ein Mensch, sobald er mit dem Terminus ‚Patient' belegt wird, sofort in einen medizinischen Kontext gestellt. Andere einen Menschen betreffende Facetten seines Lebensbezuges werden dadurch weitestgehend ausgeblendet.

Die in dieser Arbeit beschriebene heilpädagogische Förderung eines Menschen mit schwerer neurologischer Erkrankung des Essens, Trinkens und Schluckens verfolgt jedoch das Ziel einen Menschen nicht nur in seiner Rolle als Leidender und Kranker zu begreifen, sondern auch seine vorhandenen Möglichkeiten und seine bisher gemachten Erfahrungen in seiner Um- und Mitwelt zu erfassen (vgl. Kapitel 2.2). ‚Patient' schränkt einen erkrankten Menschen sehr auf die Rolle des Fürsorge und medizinische Betreuung Empfangenden ein. Dadurch können andere für den betroffenen Menschen und den Heilpädagogen wichtige Informationen verloren gehen.
Der Heilpädagoge versteht sich nicht als ‚Heilender', sondern als professioneller Partner, der mit einem erkrankten Menschen einen Weg geht, um diesem Verbesserungen seiner Situation, hier besonders die der Aufnahme von Speisen und Getränken, zu ermöglichen. Es wird in dieser Arbeit deshalb für die Beschreibung neurologisch erkrankter Menschen die Begrifflichkeit **„Menschen mit schweren neurologischen Erkrankungen"** gewählt. Dies geschieht in Anlehnung an die Terminologie der Heilpädagogik **„Menschen mit (schwerster) Behinderung".** In der Heilpädagogik hat sich in den zurückliegenden Jahrzehnten eine Begriffswandlung zur Beschreibung von Menschen mit Behinderungen von der Wortwahl ‚Behinderte' über ‚behinderte Menschen' bis dato zu ‚Menschen mit Behinderung' vollzogen. Dabei ist auch sprachlich immer stärker ins Blickfeld gerückt, dass ein Mensch mit Behinderung in erster Linie eine individuelle Person mit eigener Biographie und eigenen Bedürfnissen ist und die Behinderung eine zu dem Menschen gehörende Begleiterscheinung ist, die ihn jedoch *nicht* alleine ausmacht (vgl. z.B. Fornefeld 2000, 46). Die Pädagogik der schwersten Behinderung sieht nach der Heilpädagogin Fornefeld ihre Aufgabe

darin, einem „Menschen mit schwersten Behinderungen Lern- und Entwicklungsmöglichkeiten und damit Lebensperspektiven zu eröffnen. Sie ist heute nicht mehr defizitorientiert,
sondern versucht den Menschen mit Behinderung aus seiner je individuellen Lebenswirklich-
keit heraus zu verstehen. Die Schwerstbehindertenpädagogik denkt vom Individuum, von
seinen Interaktionen mit der materiellen und sozialen Umwelt aus und entwickelt von hier aus
Hilfen zu größerer Selbstbestimmung und Selbstverwirklichung" (Fornefeld 2000, 132).
Damit wird ein ressourcenorientierter Ansatz im Rahmen der Förderung und
Begleitung eines Menschen verfolgt.

**Analog zu diesen Aussagen sehe ich meine Aufgabe bei der Förderung von
Menschen mit schweren neurologischen Erkrankungen darin, ihnen Lernmöglichkeiten im Rahmen ihrer individuellen Möglichkeiten und unterer
Berücksichtigung ihrer individuellen Um- und Mitwelt sowie ihrer biographischen Erfahrung zu bieten (vgl. dazu Kapitel 5.3ff). Dies beinhaltet
auch, dass nicht die Erkrankung und Defizite eines Menschen mit schwerer
neurologischer Erkrankung im Vordergrund stehen, sondern dessen aktuelle Möglichkeiten zum Ausdruck seiner individuellen Befindlichkeit. An
diese Möglichkeiten wird im Rahmen der Förderung des Essens, Trinkens
und Schluckens angeknüpft und es wird versucht diese Möglichkeiten sowohl horizontal als auch vertikal zu vervielfältigen und damit Lernen zu
ermöglichen (vgl. auch Fröhlich 1998, 43).**

Dabei muss betont werden, dass der Terminus ‚schwerste Behinderung' im pädagogischen Kontext eine Vielzahl von Abwandlungen erfährt, z.B. ‚schwere
Behinderung', ‚schwerste-mehrfach Behinderung' usw. Im Rahmen dieser Arbeit werden auch die Termini ‚schwer kranke Menschen' oder ‚Menschen mit
schweren Erkrankungen' verwendet. Dabei sind aber immer Menschen gemeint,
die aufgrund ihrer neurologischen Erkrankung sowohl im physischen als auch
im psychischen Bereich ganz besondere Bedürfnisse haben. Menschen, die andere Menschen benötigen, die ihre Bedürfnisse verstehen und darauf eingehen
(vgl. Fröhlich 1998, 16 und Fornefeld 2000, 70f; vgl. auch Kapitel 4.3.2.7 und
Kapitel 5.3.1.3). Die Terminologie ‚Mensch mit schwerer neurologischer Erkrankung' will auch betonen, dass ein erkrankter Mensch nicht nur Patient ist,
sondern ein Mensch mit einer persönlichen Biographie, mit einem persönlichen
Umfeld, der durch die Erkrankung in seiner Biographie eine Krise erfahren hat.
Sie möchte betonen, dass ein Mensch mit schwerer neurologischer Erkrankung
nicht nur auf die Betreuung durch medizinisches und pädagogisches Personal
angewiesen ist, sondern auch anderer Personen und Dinge außerhalb des medizinischen und pädagogischen Kontextes bedarf.

Dabei ist der Mensch nicht nur krank und auf Hilfe angewiesen, sondern verfügt häufig noch über Ressourcen (z.B. vegetative Zeichen, Reflexe) über welche er mit der Mitwelt in Kontakt treten kann (vgl. Kapitel 5.3.1.2 bis 5.3.1.4). Bei aus dem medizinischen Kontext verwendeten Zitaten oder im medizinischen Kontext stehenden Abschnitten wird der Terminus ‚Patient' nach wie vor verwendet.

3.4 Menschen im Koma und in den frühen Komaremissionsphasen in der neurologisch-neurochirurgischen Frührehabilitation

Im Titel dieser Arbeit wird deutlich, dass „Koma" und „Komaremission" zentrale Begriffe sind. Es ist deshalb von Bedeutung diese Begrifflichkeiten für diese Arbeit zu definieren.

3.4.1 Körperlich-medizinische Ursachen für ein Koma durch eine neurologische Erkrankung oder ein Akutereignis

Menschen, die in der neurologisch-neurochirurgischen Frührehabilitation gefördert werden, werden komatös aufgrund innerer Krankheitsvorgänge oder äußerer Einwirkungen, die Verletzungen im Bereich des Gehirns und zumeist auch des peripheren Nervensystems bewirken. Die Ursachen hierfür sind vielfältig und wurden in Kapitel 3.2.4 bereits erläutert.
Der Begriff ‚Koma' wird jeweils in Relation zu dem Begriff ‚Bewusstsein' umschrieben und ist daher eng mit diesem verknüpft. Ein Mensch fällt nach einem neurologischen Ereignis ins Koma, wenn das funktionelle Zusammenwirken einzelner Bereiche im Gehirn nicht mehr gegeben ist (vgl. Thümler 1994, 32). Man spricht in der Medizin dann auch von einem ‚zerebralen Koma' (vgl. Pschyrembel [257]1994, 805). Neurologische Ereignisse, die in ein Koma führen können, können z.B. ausgelöst werden durch die schon in Kapitel 3.2.4 genannten Ursachen (z.B. traumatisch, vaskulär oder hypoxisch) einer Hirnschädigung (vgl. Lipp 1996, 41 Pschyrembel [257]1994)[20] :

---

[20] Für den interessierten Leser: Zum Schädel-Hirn-Trauma und seine Folgen für das Gehirn bietet sich folgende Literatur an: Ch. Gérard u.a.: Schädel-Hirn-Verletzungen bei Kindern und Jugendlichen. Stuttgart 1996 oder R. Thümler: Schädel-Hirn-Traum und apallisches Syndrom. Weinheim 1994. Für alle anderen oben genannten Bereiche bieten sich zur Erklärung und Recherche auch folgende Internetseiten an: www.wissen.de; www.medizinfino.de; www.netdoktor.de

Interessanterweise wird in der für diese Arbeit durchgesehenen Literatur zur neurologisch-neurochirurgischen Frührehabilitation die Entstehung eines Komas als solches nicht definiert. Es wird lediglich verdeutlicht, dass Veränderungen des Bewusstseins durch verschiedene hirnorganische Prozesse ausgelöst werden können und sich diese Veränderungen manifestieren können in:

- Somnolenz (Schläfrigkeit, Müdigkeit),
- Sopor (starke Benommenheit),
- Koma (Bewusstlosigkeit) (vgl. z.B. Thümler 1994, 33).

Hier ist auffällig, dass neben der engen Verbindung des Begriffs ‚Koma' mit dem Begriff ‚Bewusstsein' auch die Verbundenheit mit dem Begriff ‚Schlaf', aus der ursprünglichen Definition von Koma (vgl. Kapitel 3.4.2) wieder aufgegriffen wird.

Da das Gehirn ein äußerst komplexes Organ ist, das eng mit allen Körperfunktionen verbunden ist, können diese Störungen in verschiedenen Bereichen des Zentralen-Nerven-Systems sowohl als Primärschäden oder zum Teil auch (besonders nach Schädel-Hirn-Trauma und Schlaganfall) als Sekundärschäden auftreten und praktisch alle Organe, die unter dem Einfluss des zentralen Nervensystems stehen betreffen. Dies wird in den bildlichen Darstellungen des zentralen und peripheren Nervensystems noch einmal deutlich (vgl. Kapitel 3.6.1.1, Abbildungen 5-7).

Da bei einer Verletzung des Gehirns alle aufgezeigten Bereiche betroffen sein können, kann ein Koma sehr verschiedene Ursachen haben. Die Teilbereiche des Gehirns sind komplex. Es gibt zwar auf neurowissenschaftlichen Erkenntnissen beruhende Regeln, wo sich welche Hirnareale mit welchen physiologischen Zuständigkeitsbereichen finden. Diese können jedoch aufgrund individueller Besonderheiten und der neurologischen Plastizität des Gehirns eines Menschen verändert sein. Deshalb ist es selbst bei einer genauen Diagnose häufig schwierig zu begründen, warum ein Koma und die damit einhergehende Erkrankung eines Menschen in der sich nach außen zeigenden Form vorliegt. Ebenso ist der individuelle Rehabilitationsprozess trotz der heute möglichen, sehr differenzierten Diagnostik selbst für Experten noch immer schwer vorhersagbar.

Aufgrund der Schädigungen des zentralen Nervensystems, kann es am gesamten Körper eines Menschen zu Störungen der so genannten physiologischen Prozesse kommen. Diese können auch alle körperlichen Funktionen betreffen, die direkt oder indirekt mit dem Essen, Trinken und Schlucken verbunden sind (vgl. Kapitel 3.5 und 3.6).

3.4.2 Koma

Ein Koma kann durch verschiedene physische und psychische Ereignisse, aber auch durch Gewalteinwirkungen hervorgerufen werden. Zustände, in welchen Menschen im Koma sind, sind der Menschheit schon immer bekannt. So finden sich in der Mythologie und in Märchen komaähnliche Zustände. Diese sind einerseits immer mit Gewalteinwirkungen, Krisen und Lebensveränderungen, andererseits aber auch immer mit einer Phase langen, tiefen Schlafes verbunden (vgl. z.B. Märchen der Gebrüder Grimm: Schneewittchen; Dornröschen). Sowohl in der Medizin als auch in der Heilpädagogik und deren humanwissenschaftlichen Nachbargebieten werden die Begriffe ‚Koma' und ‚Bewusstsein' noch diskutiert. Dabei finden einerseits gerade in der neurologischen Rehabilitationsmedizin diese Begriffe ständig Verwendung, andererseits wird jedoch in der Literatur dieser Fachdisziplinen immer wieder erwähnt, dass diese Begriffe nicht ausreichend voneinander abgegrenzt und Übergänge durchaus fließend sind.

Der Begriff ‚Koma' wird, wie schon erwähnt, in der Regel in Relation zum Begriff ‚Bewusstsein' umschrieben. Dies spiegelt sich in den allgemeinen Wörterbüchern wider und setzt sich in der Fachliteratur fort.

Im Herkunftswörterbuch von Bertelsmann (1998; 333) wird ‚Koma' als tiefe Bewusstlosigkeit beschrieben. ‚Koma' stammt aus dem griechischen und bedeutet „tiefer Schlaf", „liegen, daliegen".

Das medizinische Lexikon Pschyrembel ([257]1994, 80) definiert ‚Koma' als „schwersten Grad der quantitativen Bewusstseinsstörung, bei der der Patient durch äußere Reize nicht mehr erweckbar ist."

Zieger (1996, 68) skizziert aus Sicht eines neurologischen Rehabilitationsmediziners die Geschichte und den Wandel des Komabegriffs wie folgt:

- „Antike: tiefer, schöner Schlaf
- Mittelalter: Begleitsymptom von verschiedenen Lebensumständen und Anlässen wie Fieber, Trunksucht
- Neuzeit: Pathologischer Schlaf
- Um 1900: Wandel von ‚Schlafsucht' zur ‚pathologischen Bewusstseinstrübung'
- Moderne: Trennung des Bewusstseins in qualitative u. quantitative Bewusstseinsstörungen, Koma als tiefes Stadium einer quantitativen Bewusstseinsstörung."

Die Medizin teilt Bewusstsein in qualitatives und quantitatives Bewusstsein auf: **Qualitatives Bewusstsein** wird bezogen auf das Erleben und Erfahren der Mit- und Umwelt.

Quantitatives Bewusstsein wird bezogen auf die psychische Wachheit (Vigilanz) (vgl. Thümler 1994, 32). Somit versucht die medizinische Sichtweise den Begriff noch einmal in Wachsein und Erleben zu trennen. Diese Trennung ist jedoch künstlich, da Erleben und Erfahren immer mit Wachsein verbunden sind, denn ist ein Mensch wach, kann er sich dem Erleben und Erfahren der Mit- und Umwelt kaum entziehen.

Zieger (1996, 57) schreibt dazu:

„(...) Koma hat sich stets als qualitative Dimension verstanden. Erst um die Jahrhundertwende kommt es unter dem Einfluss des naturwissenschaftlichen Denkens im Rahmen der Nosologie Kraepelins zu einem schwerwiegenden Wandel: aus der Schlafsucht wird der tiefste Grad einer quantitativen Bewusstseinsstörung bzw. Bewusstseinstrübung. 1916 wird Koma dann von Bleuler auch noch vom Unterbewussten unterschieden. Auf dieser Grundlage wird Koma dann zunehmend von qualitativen Bewusstseinstörungen abgespaltet und in Form von Koma-Skalen immer mehr zu einem rein quantitativen Zustandsphänomen. Seelisch, subjekthaftes, Unterbewusstes wird eliminiert. (...)

Diese ‚primitiven' Lebensäußerungen und kleinen Zeichen stellen aber gerade diejenigen basalen Kompetenzen dar, an die Therapie und Förderung ansetzen können." Er fügt an anderer Stelle hinzu:

„Es kann niemals vorhergesagt werden, ob, wie viel und wie ein Patient im Koma und apallischen Syndrom wahrnimmt, was er erlebt und wie er empfindet, auch wenn er nicht reagiert und sich nicht zu äußern scheint" (Zieger 1995, 7).

Fröhlich ([2]1994, 39) weist – aus heilpädagogischer Sicht – auf einen möglichen Zusammenhang zwischen Lernen und Bewusstlosigkeit hin: „In Extremfällen einer akuten (gesundheitlichen) Krise kann auch die lebenserhaltende Reduktion von Aktivitäten eine solche Anpassungsleistung darstellen." Kroppenberg beschreibt – ebenfalls aus heilpädagogischer Sicht – den Fall eines jungen Mannes der sich aus psychischen Gründen immer wieder in einen komaähnlichen Zustand zurückzieht und dann auf die Hilfe der Versorgung durch seine Mitwelt angewiesen ist (Kroppenberg, persönl. Mitteilung 2003).

3.4.3 Bewusstsein

Nach dem Etymologischen Wörterbuch von Kluge ([22]1989, 83), wurde das Wort ‚Bewusstsein' im deutschen Sprachgebrauch von Luther eingeführt und leitet sich vom Wort „Wissen" (Wissen: ‚ich habe gefunden, erkannt' (vgl. a.a.O.) ab. Somit hat Bewusstsein in seiner ursprünglichen Bedeutung etwas mit Finden und Erkennen, im Kontext dieser Arbeit gedeutet als ‚zum Wissen gelangen', also auch mit Lernen zu tun.

Heute wird der Terminus ‚Bewusstsein' sowohl in den Humanwissenschaften als auch in der Philosophie, aber auch im Alltag unter verschiedenen Vorzeichen gebraucht. Es ist deshalb sinnvoll, dem Psychologen W. D. Fröhlich zu folgen, der darauf verweist, dass es „außerordentlich wichtig ist, wann immer der Begriff ‚Bewusstsein' auftaucht, genau den Kontext zu studieren, um zu erkennen, was der Autor wirklich meint. Kaum ein psychologischer Begriff ist vielschichtiger, ja schillernder im Gebrauch als der des Bewusstseins" (Drever/Fröhlich 70 in Fröhlich [2]1994, 37f). Der Neurobiologe Roth untermauert dies: „Philosophen, Psychologen, Psychiater, Neurologen verwenden den Begriff >>Bewusstsein<< oft verschieden" (Roth 1997, 213).
Bewusstsein ist somit ein Begriff, der je nach wissenschaftlichem Hintergrund anders gefüllt wird. Deutlich wird in jeder im Rahmen der vorliegenden Arbeit untersuchten Literatur, dass der Begriff ‚Bewusstsein' aber immer mit Ideen seiner ursprünglichen Bedeutung, also ‚finden', ‚erkennen', zu tun hat.
Die Pädagogik selbst befasst sich mit dem Terminus ‚Bewusstsein' wenig:
„Denn die Pädagogik als Fachdisziplin verwendet äußerst selten, und wenn dann nur am Rande den genannten Begriff. (...) In den Stichwortverzeichnissen der einschlägigen Literatur hingegen taucht der Begriff so gut wie nie auf" (Fröhlich [2]1994, 35).

Pädagogik befasst sich, wie oben erwähnt vorwiegend mit der Erziehung[21], Bildung und der Förderung[22], also mit dem Lernen eines Menschen. Für die Pädagogik ist deshalb die Annahme, dass ein Mensch (gegebenenfalls mit Behinderung oder Erkrankung) Bewusstsein hat, also Dinge oder Personen im Rahmen seiner Möglichkeiten erkennen oder finden kann, unabkömmliche Voraus-

---

21 ‚**Erziehung**' als Auftrag der Pädagogik hat für diese Arbeit wenig Bedeutung, da Erziehung sehr eng an die Pädagogik der Kindheit und Jugend geknüpft wird und sich diese Arbeit mit erwachsenen Menschen beschäftigt, deren Erziehung im engeren Sinne schon abgeschlossen ist. Die Verfasserin möchte daher den Begriff Erziehung durch die Begriffe Bildung, Lernen und Förderung ersetzen. ‚**Bildung**' als Begriff für diese Arbeit wird im Sinne Bleidicks als der Prozess der Aneignung von Lerninhalten und das Resultat von pädagogischem Einwirken verstanden (vgl. Bleidick 2001, 6). Bildung ist nach heutigem pädagogischen und allgemeinen Verständnis ein lebenslanger Prozess, der nie abgeschlossen ist und daher als Begrifflichkeit für diese Arbeit sinnvoll erscheint. Dieses ist jedoch jeweils im Kontext der individuellen Biographie eines Menschen zu sehen und kann im Bezug zu der vorliegenden Arbeit auch das Wiedererlernen vorher vorhandener Bildungsinhalte bedeuten. Grundsätzlich geht die Heilpädagogik von dem Paradigma aus, dass jeder Mensch bildungs- und lernfähig im Rahmen seiner individuellen Möglichkeiten ist (vgl. z.B. Fröhlich [3]1990,49; Antor und Bleidick 2001, 6ff). Insgesamt ist darauf hinzuweisen, dass die Begriffe ‚Erziehung' und ‚Bildung' in der Pädagogik wegen ihrer Unschärfe und ihren Überschneidungen zu anderen Begriffen noch immer diskutiert werden (vgl. z.B. Bleidick 2001, Böhm [18]1988, Lenzen [6]2001, Schaub und Zenke 1995).

22 Der Begriff ‚Förderung' wird im weiteren Verlauf dieses Kapitels definiert.

setzung, bzw. grundlegend dafür einem Menschen Bildungsangebote zu machen. Damit ist das Vorhandensein von Bewusstsein für den Pädagogen eine, bestimmt häufig auch unbewusste Grundannahme, ohne die einem Menschen keine Lern- und Bildungsangebote gemacht werden können.

Für die Disziplinen Medizin und Pädagogik kann die Unterteilung von Bewusstsein aus neurobiologischer Sichtweise von Roth hilfreich sein:

- Ich-Bewusstsein: Ich fühle mich eins mit meinem Körper, ich empfinde mich als ein Wesen, das eine Vergangenheit, eine historische Identität hat.
- Aufmerksamkeits-Bewusstsein: Bewusstsein, das sich auf bestimmte innere oder äußere Geschehnisse richtet wie Wahrnehmung, Denken, Fühlen, Erinnern, Vorstellen. In diesem Zusammenhang ist Bewusstsein eng mit Aufmerksamkeit verbunden oder gar identisch.
- Wachheit bzw. Bewusstheit: viele verschiedene Zustände der Bewusstheit bzw. Wachheit: Dösen, hellwach usw. (vgl. Roth 1997, 213f).

Diese Definition macht es zum Teil möglich, zwischen verschiedenen Ebenen des Bewusstseins, dem Erkennen der Um- und Mitwelt zu differenzieren.

Es wird deutlich, dass mit dem Terminus ‚Bewusstsein' Inhalte verknüpft sind, die sich von außen häufig schwer beobachten lassen bzw. zu erkennen sind. Dies bestätigt auch die folgende Aussage aus dem für diese Arbeit grundlegenden Konzept Basale Stimulation:

„Die Aussage: „Der Patient ist bewusstlos", kann nicht bedeuten, dass der Patient ohne eine Form von Bewusstsein ist, sondern bedeutet, dass mit diesen Methoden [Möglichkeiten der medizinischen Diagnostik] keine andere Bewusstseinsform feststellbar ist" (Nydahl und Bartoszek [3]2000, 30).

In der medizinischen Diagnostik versucht man heute – neben der Zuhilfenahme technisch diagnostischer Instrumente, wie Röntgen, Monitoring, EEG, Ableitung evozierender Potentiale usw. – auch durch Methoden der Beobachtung und der Einordnung dieser in Skalen (vgl. Kapitel 3.2.5) festzustellen, wie weit es einem erkrankten Menschen möglich ist, seine Um- und Mitwelt zu erkennen (siehe Kapitel 3.4.4 und siehe Anlage 2 und 3). Diese nach außen zu deutende Reaktionen des Erkennens werden in verschiedene Phasen, sog. Komaremissionsphasen, unterteilt.

3.4.4 Koma-Remissionsphasen

Im medizinischen Wörterbuch (Pschyrembel [257]1994, 1315) wird ‚Remission'
als (vorübergehendes) Zurückgehen von Krankheitserscheinungen definiert.
Komaremission bedeutet somit, dass der Zustand der Bewusstlosigkeit bei einem erkrankten Menschen abklingt. Von Medizinern der neurologisch-
neurochirurgischen Frührehabilitation finden sich folgende Hinweise: Bei Verlegung in die neurologisch-neurochirurgische Frührehabilitation ist ein Mensch
„häufig noch komatös und kann von sich aus kaum Zeichen geben. In dieser Lage ist die
Kenntnis möglicher Remissionsphasen (...) hilfreich (...). Sie darf aber nicht zu einem sche-
matisierten Therapieverlauf führen, da die Verläufe bei allen Patienten unterschiedliche Besonderheiten aufweisen" (v. Wedel-Parlow und Kutzner 1999, 72).
Die Koma-Remission wird in der Literatur zur neurologischen Rehabilitation in
folgende Stufen unterteilt:

Phase	Stufen der Bewusst-seinswiederkehr	Reaktionen
Koma	Bewusstlosigkeit	Kein Augenöffnen auf Schmerzreiz
Apallisches Durch-gangssyndrom	Beginnendes Wahrneh-men	Unterscheidung von Schlaf-Wachphasen, Augen längere Zeit geöffnet. Reflektorische Primitivmotorik auf Schmerzreiz und pflege-rische Maßnahmen. Motorische Primitiv-schablonen. Ausgeprägter Hypertonus (Spastik).
Phasen der primiti-ven Psychomotorik	Beginnendes Reagieren	Optische Fixierung, zunächst auf akust., spä-ter auch auf optische Reize. Angstreaktionen auf z.B. pflegerische Maßnahmen
Phase des Nach-greifens	Reagieren	Optisches Verfolgen, beginnendes Situati-onsverständnis. Normalisierung des Schlaf-Wach-Rhythmus und Nachlassen des Hyper-tonus. Nachgreifen, *oft mit Heranführen des Gegenstandes an den Mund,* kommt häufig nicht vor.
Klüver-Bucy-Phase	Erinnern	Erinnern beginnt, indem der Patient Dingen, die bewegt werden, nachschaut. Sinnvolle einfache Handlungen, Verstehen einfacher Aufträge und ja/nein-Signale sind möglich. Andererseits treten motorische Schablonen, Esssucht, aggressives Verhalten und Eupho-rie auf.

Phase	Stufen der Bewusstseinswiederkehr	Reaktionen
Korsakow-Phase	Reorientierung	Der Patient beginnt, sinnvolle Reaktionen zu zeigen. Es fallen Desorientiertheit, erhebliche Merkfähigkeitsstörungen und Handlungsschablonen auf, das Handeln hat z.T. zwanghaften Charakter, Beginn der Sprachproduktion. Depressives Verhalten. Erkennen und Auseinandersetzung mit der Krankheitssituation zeigen den Übergang ins Integrationsstadium an.
Integrationsstadium	Planen	Das Bewusstsein ist wiedergekehrt. Die Orientierung ist weitgehend vorhanden, sinnvolles Handeln, Befolgen von Aufträgen und gute Mitarbeit in der Therapie sind möglich. Die Patienten beginnen den Tagesablauf, später auch die Zukunft zu planen.

Tabelle 2:   ‚Komaremissionsphasen nach Plenter' (Plenter 2001, 25)

Oder man findet diese Stufenfolge:

Stadien	Affektivität	Bewusstsein	Motorik
Apallisches Syndrom	Keine emotionalen Reaktionen	Coma vigile: Lange Schlaf- und kurze Wachphasen in Abhängigkeit von Belastungsmomenten	Primitivschablonen im Sinne von Massenbewegungen auf äußere Reize verschiedener Art; Wischbewegungen, orale Mechanismen
Primitivpsychomotorische Phase	Undifferenziertes ängstliches Verhalten Zunehmend differenzierter werdender ängstl. Ausdruck in Augen und Mimik, Schwitzen	Die Wachphasen beginnen, sich an der Tageszeit zu orientieren; Pat. halten für kurze Zeit Blickkontakt, damit bedingtes optisches Fixieren möglich, jedoch noch kein Erkennen	Psychomotorische Unruhe: Abwenden, Wisch- und Strampelbewegungen; teilweise noch verbunden mit Strampelbewegungen; teilweise noch verbunden mit Massenbewegungen.

Stadien	Affektivität	Bewusstsein	Motorik
			Abbau rigider Bewegungsmuster. Esstraining wird möglich!
Phase des Nachgreifens	Ungeduldiges Verhalten z.B. in der Grundpflege, Therapie, KG. Pat. dreht den Kopf weg, schließt die Augen; Lächeln, Schmollen werden auch möglich ebenso „Unmutsbrummen, Lallmonologe"	Sicheres optisches Fixieren und Folgen von Personen und Gegenständen, die sich im Gesichtsfeld des Pat. bewegen, greift nach allem, steckt alles in den Mund, allerdings ohne Absicht	Motorische Aktivitäten werden gezielter: Hand öffnen, schließen, aber immer noch mit mangelnder Kraftdosierung, betr. vor allem das Festhalten und Loslassen . Pat. beginnt mit Handschmeichlern, Plüschtieren zu spielen, dreht sie in der Hand, hält sie vor die Augen, greift aber auch gerne in das Essen, Muskeltonus wird spontanrückläufig
Klüver-Bucy-Phase	Rasch wechselndes Affektverhalten mit zornigen Reaktionen, dann ebenso schmeicheln, den Arm der Schwester streicheln, den Kopf anlehnen. Differenzierter werden Gefühle wie Freude, später dann auch Trauer	- Bedingtes Sprach und Situationsverständnis - Code-Sprache möglich - Personen werden unterschieden und wieder erkannt zunehmender Einsatz von Sprache: ja, nein, ... wobei die Sprache oft von einem auf den anderen Tag wieder ganz da ist! - Beherrschte Fähigkeiten setzen langsam wieder ein	Kraftdosierung, Koordination werden sicherer - Hand geben und loslassen, Hand zum Mund führen, Löffel halten und gezielt ablegen - Gute Rumpf- und Kopfkontrolle; Gehen mit Hilfestellung - Mit Einsetzen der Willkürmotorik oft gleichzeitig Entwicklung spastischer Bewegungsabläufe

Stadien	Affektivität	Bewusstsein	Motorik
Korsakow-Phase	- Bewusst werden der eigenen Stimmung - Erwachen des Gefühlslebens: jetzt auch Trauer - Euphorisch-depressive Stimmungslage Suizidgefahr	- Aufbau der Sprache (Bei Sprachstörungen eventuell mit **logopädischer** Behandlung beginnen!) - Orientierungsphase - Personen werden jetzt auch benannt, ebenso erste Wünsche! - Bewusstwerden der eigenen Situation	- Abbau der Bewegungsschablonen - Komplexe, koordinierte Bewegungsabläufe möglich - Eigeninitiiertes Handeln im Ansatz vorhanden - Freies Laufen
Phase des organischen Psychosyndroms	Integrationsstadium	Das Psychosyndrom sowie das verbleibende Defektstadium zeigen einen so fließenden Übergang, dass ich sie hier als Integrationsphase bezeichnen möchte. Der Patient beginnt, sich mit seiner Umwelt auseinander zu setzen, äußert Berufswünsche, schmiedet Zukunftspläne, orientiert sich verstärkt nach außen	
Defektstadium		Allerdings stehen bis zu diesem Zeitpunkt gravierende Verhaltensauffälligkeiten – oft mit aktiver Enthemmung und Antriebsschwäche – einer möglichen Rehabilitation im Wege. Hinzu kommen nicht selten erhebliche motorische Einschränkungen durch extrapyramidale, spastische oder zerebrale Störungen. Trotzdem gelingt in den meisten Fällen doch noch eine Integration in die Heimgemeinschaft oder gar Familie	

Tabelle 3:   ‚Komaremissionsphasen nach Schwörer' (Schwörer [2]1992, 10)

Es wird in beiden Tabellen deutlich, dass auch in der Festlegung der Komaremissionsphasen versucht wird, Bewusstsein in verschiedene Stufen einzuteilen und diese mit von außen beobachtbaren Reaktionen zu füllen. Ob ein Mensch mit schwerer Erkrankung nicht doch sehr viel mehr Möglichkeiten des Erkennens seiner Mit- und Umwelt hat, diese jedoch durch seine Erkrankung nicht zeigen kann, wird nicht berücksichtigt. Es findet in der für diese Arbeit durchge-

sehenen Literatur auch keine Erwähnung, dass die genannten Komaremissionsphasen eine deutliche Parallele zum Entwicklungsgeschehen eines Menschen in der frühen Kindheit darstellen (vgl. Kapitel 3.5.3 bis 3.5.3.3). Ein Mensch, der nach einer schweren (neurologischen) Erkrankung überlebt, muss lernen mit seiner neuen körperlichen Verfassung im Leben zurecht zu kommen. Dazu gehört es auch, Lernphasen, die vielleicht schon einmal vorhanden waren, noch einmal zu durchlaufen. **Man könnte deshalb die vorgestellten Komaremissionsphasen auch als Lernphasen beschreiben.**
Kritisch wird die Aufteilung in Komaremissionsstufen dann, wenn aufgrund von nicht möglichen Reaktionen eines erkrankten Menschen Möglichkeiten des Erkennens abgesprochen werden und deshalb keine Bemühungen um seine Rehabilitation und Förderung mehr erfolgen. Dass dies immer wieder passiert ist z.b. durch Berichte von Menschen im Locked-In-Syndrom (vgl. z.b. Bauby 1998 und Tavalor und Tyson 1998) bekannt. V. Wedel und Kutzner nehmen hierzu von Seiten der Rehabilitationsmedizin wie folgt Stellung: „Möglichst frühzeitig, möglichst schon bei Reduktion der Sedierung, sollte die eigene Aktivität des Patienten gefördert werden. Manche Patienten beginnen z.b. zu brummen oder zu nesteln. Solche Aktivitäten sollten nicht unterbunden, sondern als „Autostimulation" und Informationssuche gefördert werden, ( ) Schon komatöse Patienten zeigen vegetative Reaktionen auf verschiedene Situationen und Personen. Der Übergang vom Koma zu einem minimal reaktionsfähigen Zustand wird nicht immer direkt im Spontanverhalten des Patienten sichtbar" (von Wedel-Parlow und Kutzner 1999, 75).
Somit sollten Tabellen zur Komaremission nur *eine* Orientierungshilfe darstellen, die es z.b. ermöglichen die aktuellen Verhaltensweisen eines Menschen mit schwerer neurologischer Erkrankung in einem Zustand, der seiner Mitwelt als bewusstlos erscheint, zu deuten und festzustellen, ob Besserungen beobachtbar sind. Andere diagnostische Möglichkeiten wie z.b. die teilnehmende Beobachtung durch Angehörige, Krankenschwestern und -pfleger, medizinischhilfswissenschaftliche Therapeuten, durch apparative Diagnostik (EEG, CT, usw.), durch biographische Anamnesen und durch das Angebot für Reaktionsmöglichkeiten durch Förderung usw. sollten unbedingt in die Diagnostik mit einfließen (vgl. Kapitel 3.2.5).
Für den Titel dieser Arbeit „Möglichkeiten der (heil-)pädagogischen Förderung des Essens, Trinkens und Schluckens von Menschen mit schweren neurologischen Erkrankungen im Koma und in den frühen Komaremissionsphasen" ist aufgrund der Tabellen festzustellen, dass eine Förderung des Essens, Trinkens und Schluckens vor allem in den ersten vier genannten Phasen von Bedeutung ist:

I.   Im **Koma** sind kaum direkte Reaktionen auf Angebote der Förderung zu beobachten. Häufig werden die Menschen von Monitoren überwacht, mit Hilfe von Beatmungsmaschinen beatmet, die Versorgung mit Nahrung,

Flüssigkeit und Medikamenten erfolgt über eine oder mehrere Sonde(n). Dies alles, weil im Koma viele physiologische Reaktionen nicht mehr vorhanden sind. Hinzu kommt häufig noch die Notwendigkeit einer Sedierung aus Gründen der vorliegenden Erkrankung und damit verbundenen Problematiken und Notwendigkeiten (z.b. Operationen im Schädel-Hirn-Bereich, Beatmung usw.). Die vorangegangenen Ausführungen machen jedoch deutlich, dass dies nicht heißen muss, dass ein erkrankter Mensch nichts wahrnimmt. Somit muss hier bereits mit ersten, vorsichtigen Angeboten des Essens, Trinkens und Schluckens begonnen werden (häufig sind diese noch unmittelbar mit der Zahn- und Mundpflege verknüpft).

II. Im **Apallischen Durchgangssyndrom** können erste Reaktionen eines erkrankten Menschen auf die Um- und Mitwelt beobachtet werden. Diese Reaktionen sind jedoch von Seiten eines erkrankten Menschen noch so gestaltet, dass sie häufig von der Mitwelt als ‚primitive Reaktionsschablonen' gedeutet werden und ihnen somit wenig oder keine Bedeutung zugemessen wird. Diese so genannten primitiven Reaktionsschablonen finden sich auch im Mund- und Gesichtsbereich und können für die Förderung des Essens, Trinkens und Schluckens als erste Möglichkeiten eines kranken Menschen, wieder stärker sich selbst und seinen Mund sowie seine Fähigkeiten zum Essen, Trinken und Schlucken wahrzunehmen, aufgegriffen werden.

III. In der **Phase der primitiven Psychomotorik** beginnt ein Mensch mit schwerer neurologischer Erkrankung körperlich aktiv zu werden und dadurch wieder viele Anregungen in seiner Umwelt selbst zu sammeln. In dieser Phase sind häufig die motorischen Möglichkeiten im Mundbereich eines Menschen schon wieder soweit rehabilitiert, dass der Mensch langsam mit dem Essen, Trinken und Schlucken mit an seine Bedürfnisse angepassten Speisen beginnen kann. Vorher muss jedoch unbedingt diagnostisch abgeklärt werden, ob noch eine Aspirationsgefahr besteht (vgl. Kapitel 3.6.3.1).

IV. In der **Klüver-Bucy-Phase** beginnt ein Mensch mit schwerer neurologischer Erkrankung wieder selbstständig den Hand-Mund-Kontakt herzustellen und seine Umwelt auch durch Erfahrungen im Mundbereich zu ertasten und zu erkunden. Parallel zu entwicklungsphysiologischen und -psychologischen Erkenntnissen müssen auch hierzu Angebote von Seiten der Förderung gemacht werden.

Für diese Arbeit stehen besonders die Komaremissionsphasen I-III im Blickfeld der Betrachtung. Möglichkeiten, wie eine Förderung des Essens, Trinkens und Schluckens in diesen Phasen gestaltet werden kann, findet sich in Kapitel 5 dieser Arbeit.

Wenn keine schweren Verletzungen im zentralen oder peripheren Nervensystem und/ oder an den Organen und Körperteilen, die mit den Prozessen des Essens, Trinkens und Schluckens verbunden sind vorliegen, wird ein Mensch mit schwerer neurologischer Erkrankung das Essen, Trinken und Schlucken in den letzten Remissionsphasen wieder so gut beherrschen, dass er Speisen und Getränke durch den Mund in zum Überleben ausreichender Menge aufnehmen kann. Trotzdem muss häufig, je nach individueller Erkrankung, eine weitere Förderung des Essens, Trinkens und Schluckens stattfinden. Hinzu kommen oft die Förderung der Stimmbildung (Dysarthrietherapie) und der verbalsprachlichen Ausdrucksfähigkeit (Aphasietherapie). Für eine Förderung der Stimmbildung und der verbalsprachlichen Ausdrucksfähigkeit liegen zahlreiche Konzepte vor (vgl. z.B. Grohnfeldt 1993).

3.4.5 Kooperationsstörung statt Bewusstseinsstörung?

Wenn man davon ausgeht, dass – wie oben dargestellt – ‚Bewusstsein' von außen nicht immer beobachtbar ist, ist es nicht auszuschließen, dass Menschen zwar bei Bewusstsein sind, dies jedoch nicht äußern können. Auf dieses Phänomen stößt man in der Heilpädagogik und Medizin immer wieder. So wurden schwer körperbehinderte Kinder lange für ebenfalls bewusstseingestört (im Sinne von ‚nicht erkennen können' (vgl. Kap. 4.3) gehalten, bevor man vor ca. 30 Jahren begann, Zugangswege zu ihnen zu suchen (vgl. Fröhlich, Heinen und Lamers 2001). Menschen im Locked-In-Syndrom wurden und werden z.T. noch immer für bewusstseinsgestört gehalten. Inzwischen hat man für die genannten Gruppen von Menschen jedoch durch die Entwicklung spezieller Förderkonzepte und Diagnostik erfolgreich Möglichkeiten gefunden, ihr Erkennen von Mit- und Umwelt von Seiten der Medizin und Heilpädagogik wahrzunehmen und mit ihnen in Kontakt zu treten. Im Rahmen der heilpädagogischen Förderung von Menschen (mit Behinderungen) weiß man heute, dass es „keine absolute Grenze der Entwicklungsmöglichkeiten [also auch im Lernen und der Bildungsfähigkeit, im Erkennen der Mit- und Umwelt] eines Menschen gibt" (Fröhlich [2]1994, 42). Somit sollte man nach den oben dargestellten Unsicherheiten davon ausgehen, dass es auch keine Grenzen im Bewusstsein eines Menschen gibt. Vielmehr lässt sich Bewusstsein oft nicht von außen beobachten und Fehldeutungen sind durchaus möglich. Berichte von Menschen, die angeblich bewusstlos waren, jedoch trotz dieser Einstufung von ihrer Mitwelt viele Vorgänge in ihrer Umwelt erkannt haben, belegen dies durch präzise Schilderungen ihrer Erinnerungen (vgl. z.B. Hannich und Dierkes 1996).

Sowohl aufgrund der genannten Erkenntnisse als auch durch die oben aufgezeigten Unsicherheiten der Begrifflichkeiten ‚Koma' und ‚Bewusstsein', ist es für die vorliegende Arbeit nicht haltbar, von ‚Bewusstlosigkeit' in dem Sinne zu sprechen, dass der angeblich von Bewusstlosigkeit betroffene Mensch nichts von seiner Um- und Mitwelt erkennen würde, also total von den Menschen und Dingen seiner direkten Umwelt isoliert wäre. Vielmehr leiden viele der erkrankten Menschen unter einer neurologischen Erkrankung, die ihnen – zunächst – nicht ermöglicht, der Um- und Mitwelt zu zeigen, dass sie diese erkennen. Häufig lässt sich jedoch auch die Mitwelt aufgrund der vorgefassten Meinung, dass diese Person bewusstlos ist, nicht darauf ein, einem Menschen Möglichkeiten anzubieten die ihm zeigen könnten, dass er sehr wohl bei Bewusstsein ist, also seine Mit- und Umwelt erkennt. Diese macht ihm demnach auch keine Angebote, die es ihm ermöglichen könnten entsprechend seiner Möglichkeiten zu reagieren. Bienstein und Fröhlich (1991, 7) beschreiben dieses Dilemma wie folgt: „Eine völlig falsche Annahme ist es, wenn davon ausgegangen wird, dass **der Patient zuerst von sich aus Reaktionen zeigen soll.** (...) Tatsache ist: **Wenn wir Reaktionsfähigkeit nicht fördern, kann der Patient nicht reagieren.**" Es liegt also eine *Kooperationsstörung*[23]

---

[23] Ich gebrauche den Begriff „Kooperationsstörung" **nicht** in Anlehnung an die in der Heilpädgogik bekannten Konzepte „Sensumotorische Kooperation" und „Kooperative Pädagogik", diese Konzepte haben aber alleine durch den gemeinsam gewählten Begriff „Kooperation" auch Überschneidungsbereiche mit den hier dargestellten Ideen. „Sensumotorische Kooperation" und „Kooperative Pädagogik" beziehen sich jedoch auf das primäre Ziel der schulischen Erziehung eines Menschen und nicht auf die Möglichkeiten der Rehabilitation eines Menschen mit schwerer neurologischer Erkrankung. Im Mittelpunkt des Konzeptes „Sensumotorische Kooperation" und der Kooperativen Pädagogik steht, dass „Schwerstbehinderte Menschen (...) trotz ihrer existenziellen Abhängigkeit ein eigenverantwortliches Leben führen" (Praschak 1991, 230). Dies soll geschehen, durch „an kulturellen Werten orientierte Ermöglichung eines geplanten, sachgemäßen und kulturell wertorientierten Austausches zwischen einem vital abhängigen, sensumotorisch handelndem Menschen und einer sozial gestalteten, vital erfahrbaren Alltagswelt, in der neue Bedeutungen entschlüsselt und persönliche Bindungen geschaffen werden" (Praschak 2001, 256). Die sensumotorische Kooperation erfolgt in ihrer Ausführung sowohl im alltäglichen Leben als auch auf der Basis des tonischen Dialogs (vgl. Praschak 2001, 256).

Der Kooperationsbegriff der vorliegenden Arbeit stellt nicht das alltägliche Leben und den tonischen Dialog nach dem Konzept der Sensumotorischen Kooperation in den Vordergrund. Dieser ist der Verfasserin zu weit gefasst. Sie ist der Auffassung, dass das Ziel der sensumotorischen Kooperation ‚trotz existenzieller Abhängigkeit ein eigenverantwortliches Leben zu führen' einem schwer erkrankten Mensch in der neurologisch-neurochirurgischen Frührehabilitation aufgrund seiner star-

von Seiten der Mitwelt zum erkrankten Menschen hin und umgekehrt vor und nicht etwa nur eine Störung beim erkrankten Menschen.

Gelungener Kooperationsprozess zwischen nicht erkrankten Menschen

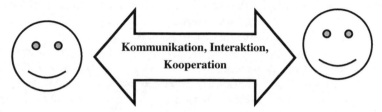

Gestörter Kooperationsprozess aufgrund der neurologischen Erkrankung eines Menschen

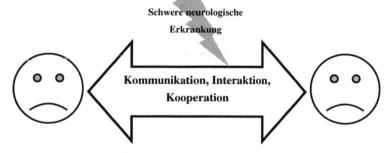

Abbildung 2:   ,Störung der Kooperation, Kommunikation und Interaktion', Teil A und B (eigener Entwurf)

Kooperation wird hier in seiner ursprünglichen Bedeutung aus dem Lateinischen „Zusammenarbeit" (vgl. Duden 1982, 424) und zwar in seiner Zusammensetzung aus: *co*: mit, zusammen und *operari*: arbeiten verstanden. ,Kooperation' bildet für die vorliegende Arbeit eine Einheit mit den für diese Arbeit ebenfalls sehr

---

ken Abhängigkeit von medizinischen Therapien (z.B. Medikamenten und Monitoring) in dieser Phase zu weit gegriffen ist. In der neurologisch-neurochirurgischen Frührehabilitation steht im Vordergrund eine Kooperationsfähigkeit eines erkrankten Menschen mit seiner Mit- und Umwelt und der Kooperationsfähigkeit der Mitwelt mit einem erkrankten Menschen basal zu fördern und zwar so, dass sich beide Partner aufeinander einlassen können. Dabei steht nicht nur der ,tonische Dialog' (Praschak) im Vordergrund sondern alle Möglichkeiten, die eine Förderung des Essens, Trinkens und Schluckens bietet. Diese kann den tonischen Dialog mit einschließen, aber auch alle anderen möglichen Aspekte einer ganzheitlichen Förderung des Essens, Trinkens und Schluckens (vgl. Kapitel 5.3.1.1) betreffen (vgl. auch Kapitel 4.2.2.3).

bedeutenden Termini Kommunikation (lat: Gemeinsamkeit herstellen) und Interaktion (lat.: aufeinander bezogenes Handeln zweier od. mehrerer Personen). Sowohl ein erkrankter Mensch als auch dessen Mitwelt sind in ihrer Fähigkeit zusammenzuarbeiten, Gemeinsamkeiten herzustellen oder gemeinsam zu handeln aufgrund der neurologischen Erkrankung eingeschränkt. **Beiden** fehlen, bedingt durch die körperlichen Veränderungen eines betroffenen Menschen Handlungsmöglichkeiten um miteinander in Kontakt zu treten. Ich kann mich, aufgrund der oben gezeigten Unsicherheiten zu den Begriffen ‚Koma' und ‚Bewusstlosigkeit', sowie der anhand der Komaremissionsskalen aufgezeigten Negativdiagnostik und den vorliegenden Berichten zur Um- und Mitweltwahrnehmung von angeblich komatösen Menschen schwer darauf einlassen, einen schwer erkrankten Menschen, der keine Reaktionen im Sinne der Komaremissionsskalen zeigt, prinzipiell als bewusstlos oder komatös einzustufen. Denn Bewusstsein ist, wie die obigen Ausführungen verdeutlichen, durch äußere Beobachtung und häufig auch mittels diagnostischer Prozesse nicht hinreichend zu erfassen. Diese Position findet sich in der Fachliteratur zur neurologisch-neurochirurgischen Frührehabilitation bestätigt (vgl. Kapitel 3.2.5 und 3.4.1). Es ist jedoch zu erfassen, ob es, z.B. im Rahmen der Förderung des Essens, Trinkens und Schluckens, möglich wird, gemeinsam mit einem Menschen zu arbeiten, Gemeinsamkeiten mit ihm herzustellen oder ein aufeinander bezogenes Handeln zu ermöglichen.

„Hauptziel dieser Behandlungsphase ist, den Patienten ‚ins bewusste Leben' zurückzuholen und somit die Grundlage für eine **kooperative** Mitarbeit im Rehabilitationsprozess zu schaffen" (Schupp 1996, 72; Hervorhebung: A.D.).

Somit ist der Begriff der ‚Kooperationsstörung' im Rahmen dieser Arbeit auch ein Kompromiss um darzustellen, dass Bewusstlosigkeit und Koma in den vorliegenden Untersuchungsmöglichkeiten jeweils nur die Bringschuld des erkrankten Menschen in Betracht ziehen, der ja wieder entsprechende Reaktionen zeigen muss, um als wach zu gelten (vgl. Kapitel 3.4.4). Der Terminus Kooperation (inklusive Kommunikation und Interaktion) verdeutlicht, dass Rehabilitation und Bewusstwerden interaktive Geschehen sind, und dass ein erkrankter Mensch nicht von seiner Mit- und Umwelt und deren Kooperationsangeboten an ihn getrennt werden kann (siehe unten). Dies unterstützt auch die Aussage der Rehabilitationsmediziner v. Wedel und Kutzner (1999, 75): „Möglichkeiten eines Kommunikationsaufbaus müssen bei jedem Patient von Therapeuten aktiv ermittelt und erprobt werden. Durch sorgfältige Beobachtungen können erste nichtautomatisierte Reaktionen erfasst werden. Häufig lassen sich anfangs nur Zeichen von Lust und Unlust beobachten, die über rein vegetative Antworten wie etwa Schmerzreaktionen hinausgehen und selektiv erfolgen, beispielsweise unterschiedliches Reagieren auf die Anwesenheit verschiedener Personen."

Zum Ende dieser Ausführung soll die Krankenschwester und Dipl.-Pädagogin Bienstein zitiert werden, die über die Pflege und Förderung von so genannten bewusstlosen Menschen mit schweren Erkrankungen folgende Aussagen macht:

„Stellen wir uns vor wir verändern die Grundannahme dahingehend, dass
- ein Mensch sich seiner nie ständig in allen Bezügen bewusst sein kann;
- Bewusstlosigkeit immer ein inkomplettes Geschehen ist;
- Bewusstlosigkeit nicht Wahrnehmungslosigkeit bedeutet;
- wir die Ebene finden müssen, auf der der Patient reagieren kann;
- wir zuerst aktiv werden müssen, damit er Reaktionen zeigen kann;
- wir die Verantwortung mittragen für einen gezielten Vertrauensaufbau zwischen dem Patienten, seinen Angehörigen und dem therapeutischen Team;
- Wahrnehmungsverlust durch pflegerische Interventionen vermieden oder reduziert werden kann;
- Bewusstseinsfokussierung nicht nur im somatischen, sondern auch im psychischen oder sozialen Bereich erfolgen kann" (Bienstein [2]1994, 47).

Ich möchte hinzufügen:
- Kooperation, Kommunikation und Interaktion zwischen Menschen erst wachsen muss, denn Zusammenarbeit ist nur möglich, wenn Gemeinsamkeit und Vertrauen zwischen Menschen hergestellt ist. Nur dann kann man dem Anderen zeigen, dass man bei Bewusstsein ist, dass man den Anderen erkennt.

Oder wie es der Neurologe Dörner ausdrückt:
„Wenn ich den Eindruck der Bewusstlosigkeit eines Menschen habe, darf ich nur sagen, dass ich meine Unerreichbarkeit für ihn erlebe. Ich erlebe also nicht seine Unerreichbarkeit für mich, sondern meine Unerreichbarkeit für ihn, was mir die Möglichkeit eröffnet, mich so zu ändern, dass ich vielleicht doch noch erreichbar für ihn werde; denn ich kann nicht einen anderen Menschen, sondern ich kann nur mich so ändern, dass auch der andere sich ändert" (Dörner [2]1994, 13).
Das heißt für den Heilpädagogen, den Mediziner, die Krankenschwester oder den -pfleger, den medizinisch-hilfswissenschaftlichen Therapeuten oder einen andere Menschen:
Im Rahmen der Rehabilitation eines Menschen mit schwerster neurologischer Erkrankung sollte versucht werden Möglichkeiten zu finden mit diesem zu kooperieren, zu kommunizieren, zu interagieren. Zugangswege können z.B. Angebote der Förderung des Essens, Trinkens und Schluckens sein.

Die Förderung des Essens, Trinkens und Schluckens im Koma und in den Komaremissionsphasen ist also von sehr großer Bedeutung für eine Anbahnung der Kooperation zwischen der Um- und Mitwelt und einem Menschen mit schwerer neurologischer Erkrankung. Da sich diese Arbeit gerade mit der Förderung des Essens, Trinkens und Schluckens in der neurologisch/ neurochirurgischen Frührehabilitation beschäftigt, wäre auch der folgenden Titel denkbar gewesen: „Förderung des Essens, Trinkens und Schluckens bei *Menschen mit Kooperationsstörungen aufgrund schwerer neurologischer Erkrankungen*". Der Begriff ‚Koma' findet bei diesem Vorschlag, wegen der in Kapitel 3.4.2 aufgezeigten Unsicherheiten keine Verwendung, weil dieser Begriff nur den von Seiten des gesunden Menschen beobachtbaren Zustand eines Menschen beschreibt. ‚Kooperation' beinhaltet jedoch sowohl ein Einlassen eines erkrankten Menschen auf seine Mit- und Umwelt als auch das Bemühen der Mitwelt mit dem Betroffenen in Kontakt zu treten, mit ihm zu interagieren, zu kommunizieren.

Dieser Vorschlag wurde jedoch verworfen, weil die Arbeit auch für Menschen geschrieben wurde, die in der klinischen Praxis mit Menschen mit schweren neurologischen Erkrankungen arbeiten und für diese der gewählte Titel besser verdeutlicht, mit welcher Zielgruppe sich diese Arbeit befasst.

3.5 Förderung des Essens, Trinkens und Schluckens

3.5.1 Förderung, Therapie und Pflege – zur Terminologie

3.5.1.1 Förderung

Ein zentraler Begriff der Heilpädagogik ist neben den Begriffen ‚Erziehung' und ‚Bildung' der der ‚Förderung'[24]. Der Begriff ‚Förderung' ist *einerseits* in der

---

[24] Der Begriff „Förderung" wird in der deutschsprachigen Erziehungswissenschaft nur von der Heilpädagogik im angegebenen Sinne verwendet, nicht jedoch von der Allgemeinen Pädagogik. So findet sich dieser Begriff in allen einschlägigen Grundlagen und Nachschlagewerken der Heilpädagogik (vgl. z.B. Speck [4]1998, Fornefeld 2000; Antor und Beidick 2001; Bundschuh, Heimlich und Krawitz 1999), jedoch nicht in den Nachschlagewerken der Allgemeinen Pädagogik (vgl. z.B. Böhm [13]1988, Lenzen [6]2001, Schaub und Zenke 1995). Den Begriff der Förderung trifft man in Nachschlagewerken der Allgemeinen Pädagogik höchstens in Verbindung mit anderen Begrifflichkeiten (z.B. ‚Förderschule' an (vgl. a.a.O).

Heilpädagogik, bezogen auf seine etymologische Bedeutung „helfend bewirken, dass sich jemand, etwas entwickelt" (vgl. z.B. Bundschuh u.a. 1999, 83; Speck 1998, 337), umstritten, weil damit angedeutet wird, dass Veränderungen eines Menschen durch externes Einwirken bewirkt werden sollen (vgl. a.a.O.).

Andererseits ist der Begriff ‚Förderung', trotz der oben genannten Kritik, aus der Heilpädagogik nicht mehr wegzudenken. Im positiven Sinne wird der Begriff verwendet, um seiner etymologischen Bedeutung entgegengesetzt, zu verdeutlichen, dass Heilpädagogik Angebote der Erziehung (im Kontext der Arbeit mit Kindern) und Bildung macht, welche an den individuellen Bedürfnissen und Möglichkeiten eines Menschen anknüpfen. „Tendenziell zielt er stark auf das Vorhandensein von Grundkompetenzen und basalen Fähigkeiten und möchte deutlich machen, dass es hier um eine Unterstützung und Anregung der Selbstorganisation des Individuums geht" (Fröhlich 2001, 362).

Durch Förderung soll der Mensch also unterstützt werden, sich seinen individuellen Möglichkeiten entsprechend weiter zu entwickeln. Dies kann auch beinhalten, dass die individuelle Entwicklung eines Menschen in Richtungen geht, die der Pädagoge nicht intendiert oder nicht erwartet. Förderung verfolgt somit eine offene Zielstellung und lässt der individuellen Entwicklung eines Menschen breiten Raum (vgl. Fröhlich 2001, 362). In diesem an den basalen, individuellen Fähigkeiten eines Menschen orientierten Sinne wird der Begriff „Förderung" in dieser Arbeit verwendet.

In dieser Arbeit wird – im Anschluss an die obige Darstellung – eine heilpädagogisch-humanistische Grundhaltung vertreten, die einen Menschen als ganzheitliches Subjekt sieht, das nicht gemacht werden kann, sondern sich seine Mit- und Umwelt durch die ihm eigenen Möglichkeiten erwirbt (vgl. z.B. Kroppenberg 1983, 41ff; Haupt 2000, 4ff, Hansen und Stein 1994, 5; Kapitel 2.2). Damit kann die Mit- und Umwelt nur Angebote machen, die zur Entwicklung eines Menschen beitragen können, jedoch nicht bestimmen, ob dieser Mensch die Angebote überhaupt annimmt oder in dem Sinne aufnimmt, wie dies der Pädagoge intendiert hat.

3.5.1.2 Therapie

Der Begriff „Therapie" leitet sich aus dem Griechischen ab und bedeutet im ursprünglichen Sinne „dienen, aufwarten, freundlich behandeln" und erst im späteren Sinne: „Heilung", „Pflege" (vgl. Menge-Güthling 1913). Somit ist dieser

---

Ebenso findet sich der Begriff ‚Förderung' bei Franke nicht ([4]1994,183), die hier exemplarisch für die medizinisch-hilfswissenschaftlich Therapie genannt wird (vgl. Kap. 5.2.1) und auch nicht in den medizinischen Wörterbüchern.

Begriff eng mit dem der Pflege verwandt (siehe unten). Heute wird im medizinischen Kontext unter „Therapie" die Behandlung von Krankheiten und Heilverfahren verstanden (vgl. Pschyrembel [257]1994, 1525) bzw. die „Maßnahme zur Heilung einer Krankheit" (Roche Lexikon Medizin [3]1993, 1630). Darunter fallen alle invasiven Methoden der medizinischen Behandlung (z.b. Operationen, Medikamentengabe), aber auch alle nichtinvasiven Möglichkeiten der Behandlung eines erkrankten Menschen.

Im Kontext dieser Arbeit werden nichtinvasive Therapiemöglichkeiten für Menschen mit schweren neurologischen Erkrankungen aufgezeigt (vgl. Kapitel 4 und 5). Diese Möglichkeiten werden unter anderem auch von den Berufsgruppen der medizinisch-therapeutischen Hilfswissenschaften, z.B. der Ergotherapie, Logopädie und Physiotherapie ausgeführt. Diese Berufsgruppen, besonders die Ergotherapie und Logopädie, stehen in unmittelbarem Bezug zu der vorliegenden Arbeit, weil diese sich, neben der Berufsgruppe der Krankenpflege (s.u.), im klinischen Umfeld zumeist um die Förderung von Menschen mit schweren neurologischen Erkrankungen und Problemen beim Essen, Trinken und Schlucken kümmern (vgl. Kapitel 5.1.2 und Anlage 11).

Exemplarisch für die medizinisch-therapeutischen Hilfswissenschaften sei hier das Verständnis von ‚Therapie' für die Logopädie aufgeführt. Franke ([4]1994, 183) definiert ‚Therapie' wie folgt: „alle der Besserung od. Heilung einer Stör. od. Krankheit dienende Maßnahmen."

Es kann festgestellt werden, dass der Terminus ‚Therapie' in der Medizin und ihren Hilfswissenschaften auf die Behandlung, Besserung und Heilung eines kranken Menschen abzielt und damit eine klar umrissene, geschlossene Zielstellung verfolgt.

3.5.1.3 Pflege

Schon in der Definition zum Begriff ‚Therapie' wird deutlich, dass im medizinischen Kontext neben der Heilung auch immer die Pflege eines kranken Menschen im Blickfeld ist. Pflege von Menschen mit Erkrankungen oder Behinderungen spielt bei den Begriffen ‚Förderung' und ‚Therapie' auch immer eine zentrale Rolle: Sowohl die medizinisch-hilfswissenschaftliche Therapie als auch die pädagogische Förderung ist auf die gute Pflege eines Menschen mit Erkrankung/Behinderung angewiesen. Ebenso wie in der medizinisch-hilfswissenschaftlichen Therapie wird auch in der heilpädagogischen Förderung sehr viel Wissen über den Umgang mit erkrankten behinderten Menschen aus der Krankenpflege entnommen. Dies weil die Krankenpflege die älteste Berufsgruppe ist, die sich um das Wohl von Menschen mit Erkrankungen oder Behinderungen bemüht (vgl. Schäffler u.a. 1997). Das enge Zusammenspiel von Heilpädagogik und Krankenpflege wird auch durch den Terminus „Förderpflege" deutlich gemacht. Dieser von dem Ärztepaar Trogisch (vgl. 2001, 297ff) eingeführte Begriff wird vor allem im heilpädagogischen Kontext für die Betonung der Bedeutung von pflegerischen Tätigkeiten für die Förderung eines Menschen verwendet. Parallel dazu wird das enge Zusammenspiel von Krankenpflege und medizinisch-hilfswissenschaftlicher Therapie durch den Terminus „Pflegetherapie" verdeutlicht. Der Begriff „Pflegetherapie" wird in der Pflegewissenschaft auch verwendet, um die in der täglichen Pflege von Menschen mit Erkrankungen verwendeten speziellen Pflegekonzepte, die zumeist einen pädagogischen Ursprung haben (z.B. Bobath-Konzept, Basale Stimulation (vgl. Kapitel 4.1 bis 4.1.3) zu kennzeichnen (vgl. Kellnhauser u.a. [9]2000, 170ff).

Welch ein umfassendes und spezialisiertes Gebiet die Krankenpflege ist und in welcher wissenschaftlichen und historischen Tradition diese steht, lässt sich schon bei der Durchsicht der beiden großen, deutschen Standardwerke zur Krankenpflege von Schäffler u.a. 1997 und Kellnhauser u.a. [9]2000 erkennen.

In Bezug zur vorliegenden Arbeit muss betont werden, dass Essenreichen, Mund- und Zahnpflege, die Entwicklung und das Wissen um spezielle Diäten bei Problemen des Essens, Trinkens und Schluckens schon immer Bereiche sind, die zum Berufsalltag der Krankenpflege gehören. Somit hat die Berufsgruppe der Pflegenden schon in dem Bereich der Pflege bei Ess-, Trink- und Schluckstörungen Handlungsstrategien – und damit eben auch fördernd Ideen – entwickelt, lange bevor sich die Heilpädagogik und die Berufsgruppen der medizinisch-hilfswissenschaftlichen Therapien diesen Gebieten zugewendet haben. Durch die enge Verknüpfung von medizinisch-therapeutischen Hilfswissenschaften, Heilpädagogik und Pflege ist dieses Wissen in deren Förder- und Therapieangebote mit eingeflossen. Heute beschäftigt sich die Krankenpflege noch immer mit dem Bereich der Förderung des Essens, Trinkens und Schluckens und entwickelt hierzu eigene Handlungsstrategien (vgl. z.B. Kellnhauser u.a. [9]2000 oder Borker 1996 und Kapitel 4.1.3).

Somit beeinflussen sich die gewonnenen Erkenntnisse der genannten Berufsgruppen bei der Förderung, Pflege und Therapie von Menschen mit Problemen beim Essen, Trinken und Schlucken noch immer gegenseitig. Die Beziehung der einzelnen genannten Wissenschaften zueinander soll in dieser Arbeit nicht weiter vertieft werden. Die Bedeutung der Krankenpflege als älteste fördernd-therapeutische Disziplin in der Arbeit mit Menschen mit Erkrankungen und Behinderungen darf im weiteren Verlauf dieser Arbeit aber nicht vergessen werden und sollte sowohl im theoretischen als auch im praktischen Kontext der neurologisch-neurochirurgischen Frührehabilitation und der Förderung des Essens, Trinkens und Schluckens noch mehr Beachtung finden.

3.5.1.4 Förderung, Therapie, Pflege?

Es wird in den obigen Ausführungen deutlich, dass die Terminologien ‚Förderung' und ‚Therapie' immer auch pflegende Aspekte beinhalten und deshalb ‚Pflege' beide Bereiche schon immer beeinflusst. Damit haben auch die Terminologien ‚Förderung' und ‚Therapie' ähnliche Inhalte. Diese Inhalte sind jedoch, je nach professioneller Akzentsetzung einer jeden Berufsgruppe, mehr oder weniger stark gewichtet. Die bedeutende Gemeinsamkeit der drei Professionen ist, dass sich alle um die Verbesserung der Lebensumstände von Menschen mit Erkrankungen oder Behinderungen bemühen. Dies geschieht aber unter verschiedenen professionellen Gesichtspunkten. So stehen bei der Krankenpflege und bei den Berufsgruppen der medizinisch-hilfswissenschaftlichen Therapie in erster Linie die Heilung eines Menschen mit Erkrankung und Behinderung im Vordergrund (vgl. Kellnhauser u.a. [9]2000, 16). Bei der heilpädagogischen Förderung steht stärker die Unterstützung der individuellen Möglichkeiten eines Menschen zum Lernen und zur Bildung, mit einer offenen, die individuellen Entwicklungsmöglichkeiten berücksichtigenden Zielstellung im Mittelpunkt des Interesses (vgl. Kapitel 3.5.1.1). **Diese Arbeit ist vor dem Hintergrund eines heilpädagogischen Verständnisses verfasst. Um die heilpädagogische Akzentsetzung dieser Arbeit zu verdeutlichen wird immer von ‚Förderung' und nicht von ‚Therapie' oder ‚Pflege' gesprochen.** Der Begriff ‚Förderung' ist in der Medizin und ihren medizinisch-therapeutischen Hilfswissenschaften nicht verbreitet. Der Terminus ‚Therapie' wird deshalb in dieser Arbeit immer dann aufgegriffen, wenn andere Autoren ihn verwenden, also in Zitaten oder Beschreibungen.

Für diese auf einem heilpädagogischen Hintergrund basierende Arbeit ist es sinnvoll, bei der Betreuung von Menschen mit schwersten neurologischen Erkrankungen von ‚Förderung' zu sprechen, weil heilpädagogische Tätigkeit z.T. andere Akzentsetzungen verfolgt als medizinisch-hilfswissenschaftlich-therapeutische (siehe oben). Dabei sind besonders zwei Punkte, die heilpädagogische Förderung von medizinisch-hilfswissenschaftlicher Therapie unterscheiden, hervorzuheben:

1. Heilpädagogische Diagnostik und Förderung hat seit den 1960er Jahren eine Wende von der Defizitorientierung hin zur Ressourcenorientierung erfahren, was sich insbesondere im heilpädagogisch-diagnostischen Prozess und der individuellen Förderplanung sowie in einem Anspruch die Ganzheitlichkeit eines Menschen im Förderprozess zu berücksichtigen widerspiegelt (vgl. Bundschuh 1999, 51ff; Dank 2001, 65ff; Fornefeld 2000, 93; Schumacher 2003, 235ff).

2. Heilpädagogische Förderung ist in der Regel länger andauernd – oftmals auch ein lebenslanger Prozess – als medizinisch-hilfswissenschaftliche Therapie und gesetzlich nicht auf ärztliche Verordnung angewiesen, sondern eine Dienstleistung des Staates für Menschen mit Behinderungen im Rahmen des Bundessozialhilfegesetztes.

Trotz dieser Unterschiede bestehen, wie schon mehrmals erwähnt, zwischen heilpädagogischer Förderung und medizinisch-hilfswissenschaftlicher Therapie in vielen Bereichen der fachlichen Bemühungen Überschneidungsbereiche. Eine Abgrenzung beider Berufsgruppen ist deswegen vor allem im Kontext des gesetzlichen Auftrages und in der theoretischen Definition der Terminologien ‚Therapie' und ‚ Förderung' zu leisten, die sich häufig auch im institutionellen Kontext widerspiegelt (vgl. Kapitel 3.3.1).
Es wird in der Umfrage zu den Berufsgruppen in der neurogenen Dysphagietherapie für diese Arbeit (vgl. Kapitel 5.1.2 und Anlage 11) deutlich werden, dass gerade die Förderung des Essens, Trinkens und Schluckens ein Arbeitsfeld ist, in welchem alle drei genannten Berufsgruppen (Krankenpflege, medizinisch hilfswissenschaftliche Therapie und Pädagogik) arbeiten.

3.5.2 Essen, Trinken und Schlucken – zur Bedeutung im physischen und psychischen Kontext

Essen, Trinken und Schlucken sind grundlegende menschliche Bedürfnisse und dienen der unmittelbaren Erhaltung des Körpers. Essen, Trinken und Schlucken sind wegen ihrer grundlegenden physiologischen Bedeutung zur Lebenserhaltung eines Menschen untrennbar mit vielen Lebensbereichen verbunden. Das folgende Schaubild zeigt den stündlichen Kalorienbedarf eines Erwachsenen, je nach körperlicher Tätigkeit, auf:

Tätigkeit	Kcal./h
Schlaf	70
Sitzende Arbeit (leichte Tätigkeit im Büro)	100
Mittelschwere Tätigkeit (Krankenschwester)	120
Schwere Arbeit (Bauarbeiter)	500
Schwerstarbeit (Ausdauer-Leistungssport)	700

Tabelle 4:   ‚Kalorienbedarf eines Erwachsenen/Tätigkeit' (vgl. Kellnhauser u.a. [9]2000, 382)

Es wird deutlich, dass alleine, um das Überleben eines Menschen zu sichern, eine hohe, tägliche Kalorienzufuhr in Form von Nahrungsmitteln notwendig ist. Zu diesem Kalorienbedarf kommt der Bedarf einer ausgewogenen Ernährung hinzu[25].

Die Psychologin Gisela Gniech (1996, 1f). stellt die Bedeutung des *Essens* wie folgt dar:

„Essen ist nicht allein Ernährung, sondern hat im menschlichen Leben vielerlei Bedeutungen.

- Es dient der gesunden Aktivität und Leistung sowie Wachstum und Fortpflanzung.
- Es geschieht nicht reflexhaft, wie atmen oder andere physiologische Funktionen und wird trotzdem durch den Primärtrieb Hunger gesteuert.
- Es ist eine individuelle Verhaltensweise, die durch Sinnlichkeit und Motivation geprägt ist.
- Essen hat hohen sozialen Wert, da feste Rituale und Normen sowie Bedeutungen eine große Rolle spielen.
- Die Gelegenheiten zu denen gegessen wird sind breit gestreut.
- Essen ist eines der häufigsten Ereignisse des Lebens, denn bei 3 Mahlzeiten pro Tag und einer durchschnittlichen Lebenserwartung von 75 Jahren, nimmt der Mensch ca. 80 000 Mahlzeiten zu sich.

Es liegt nahe, den Begriff ‚Essen' von dem lateinischen Wort ‚esse'[26], d.h., ‚sein' abzuleiten. Essen bedeutet dann, sich einverleiben, zu dem werden, was man ist. Essen beinhaltet Sinnlichkeit, Genuss, Ästhetik, Kultur. Ernährung heißt dagegen, die Lebensfunktionen durch Zufuhr von Nahrung aufrechtzuerhalten. Nahrung ist dagegen, was gegessen wird. Die Kulturentwicklung hat die Ernährung maßgeblich zum Essen hin beeinflusst."

Es wird anhand der Ausführungen von Gniech deutlich, in wie vielen Lebensbereichen Essen eine große und grundlegende Bedeutung hat. Darüber hinaus betont das Wort ‚Essen' stärker die soziokulturelle Bedeutung dieses Vorgangs als das Wort ‚Ernährung'. Ich bin der Meinung, dass das Aufnehmen von Nahrungsmitteln zur Erhaltung der Lebensfunktion auch all das beinhaltet, was wir unter dem Begriff ‚Essen' verstehen.

Trinken hat im Grunde dieselben Funktionen wie das Essen. Allerdings trinkt ein Mensch im Laufe seines Lebens noch häufiger, als er isst. Dies ist so notwendig, weil der Körper eines erwachsenen Menschen zu ca. 55-60% aus Was-

---

25 Weitere Informationen zum Bedarf an Kalorien und zur gesunden Ernährung finden sich z.B. bei Kellnhauser u.a. [9]2000, 357ff.

26 In der Literatur rund um das Thema Essen und Ernährung wird der Begriff Essen immer wieder vom lat. ‚esse'- sein abgeleitet. Dies liegt zuerst einmal nahe, weil dies die existentielle Bedeutung der Aufnahme von Nahrung betont. Diese Herleitung ist aber etymologisch nicht haltbar: Der Begriff essen leitet sich vom Mittelhochdeutschen ezzen ab, welches verwandt ist mit dem Wort Zahn und vielmehr nur ‚beißen' und nicht ‚sein' bedeutet (vgl. Kluge [22]1989, 190).

ser besteht. Wasser ist damit der Hauptbestandteil des menschlichen Körpers (vgl. Pschyrembel [257]1994, 1655). Darum wird auch gerade dem Trinken sowohl medizinisch (ständige Hinweise über die Notwendigkeit genug zu trinken) als auch sozio-kulturell (z.B. mit vielfältigen Trinkprodukten der Industrie oder auf Feiern und Festen) viel Bedeutung zugemessen. Eine neue Formel der NASA berechnet den täglichen Bedarf eines Menschen an Flüssigkeit wie folgt: Körpergewicht x 40 ml; im Sommer oder bei Medikamentengabe + 50 ml (diese gilt auch für Kinder).

Für das Essen, Trinken und Schlucken und darüber hinaus auch für die Mundhygiene ist die Produktion und das Abschlucken von Speichel für einen Menschen von grundlegender Bedeutung:
Speichel gehört zu den Verdauungssäften[27] und wird von den Speicheldrüsen im Mund eines Menschen produziert.

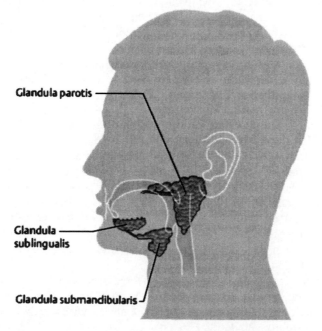

Glandula parotis

Glandula sublingualis

Glandula submandibularis

Abbildung 3:   ‚Speicheldrüsen' (Schwegler 1996, 251)[28]

---

[27] Weitere Verdauungssäfte sind: Magen- und Darmsaft und Galle (vgl. z.B. Plattig 1995, 104).
[28] Die folgenden Abbildungen dienen jeweils zur Verdeutlichung der Erklärungen im Text.

Neben den in der Abbildung eingefügten Drüsen befinden sich weitere, kleine Speicheldrüsen über den gesamten Mund verteilt. Speichel wird vom Körper selbst in Ruhestellung ständig produziert, um die Schleimhäute des Mundes feucht zu halten. Denkt ein Mensch an, riecht er leckere Speisen oder kommen Speisen in den Mund wird die Speichelproduktion angeregt. Ohne den Speichel könnten Speisen im Mund nicht gleitfähig gemacht und desinfiziert werden. Ein erwachsener Mensch produziert täglich ca. 1,0-1,5 Liter Speichel. Dieser wird entweder ohne Speisen und Getränke oder mit diesen regelmäßig abgeschluckt. Über die Häufigkeit des Schluckens pro Tag gibt es verschiedene Aussagen. Diese werden in der Literatur von einigen hundert bis einigen tausend Malen am Tag angegeben (vgl. Plattig 1995, 105ff; Schalch [5]1999, 18; Schwegler 1996, 250f).

Die aufgeführte Beschreibung wie stark essen, trinken und schlucken in all unsere Lebensbereiche hineinspielt, ließe sich noch viel weiter ausführen[29] (vgl. hierzu auch Gniech 1996 und Plattig 1995).
Sie zeigt aber, dass ein Leben ohne essen, trinken und schlucken praktisch kaum denkbar und physiologisch eigentlich nicht möglich ist und uns diese Verhaltensweisen von der Wiege bis zur Bare in den verschiedensten Formen und Kontexten, mehrmals täglich, immer wieder begegnen.
Essen und Trinken gehört zu den grundlegenden physiologischen Bedürfnissen und ist auch immer eng mit dem Überleben und dem Wohlfühlen eines Menschen verbunden.
Verdeutlicht wird dies z.B. bei der Darstellung der Bedürfnishierarchie nach Maslow (vgl. Oerter und Montada [2]1987, 645). Hier steht die Befriedigung des Bedürfnisses nach Essen und Trinken an erster Stelle. Erst wenn alle grundlegenden physiologischen Bedürfnisse wie eben auch Hunger und Durst (parallel dazu z.B. auch die Vermeidung von Schmerz z.B. durch Bewegung und Körperhygiene, Möglichkeit des freien Atmens usw.) befriedigt sind, kann sich ein Mensch anderen Dingen zuwenden.
Für die Herstellung dieses Wohlgefühls durch Essen und Trinken wurden seit Beginn der Menschheit auch immer spezielle Speisen für kranke Menschen hergestellt, die ihnen erlauben sollten, schnell wieder zu Kräften zu kommen und sich wieder anderen Dingen zuwenden zu können.
Wie stark sich der (teilweise) Verlust der Fähigkeit – entsprechend der soziokulturellen Normen – essen, trinken und schlucken zu können auf das Befinden eines Menschen mit schwerer neurologischer Erkrankung auswirken kann, wird anhand der obigen Ausführungen deutlich.

---

[29] Zu denken wäre hier z.B. auch an die zahlreichen Sprichworte in unserem Alltag, die mit dem Essen und Trinken verbunden sind. Ebenso an Feste, die, in allen mir bekannten Kulturen, nie ohne entsprechende Bewirtung der Gäste ablaufen.

Im Kontext dieser Arbeit wird aufgrund der oben verdeutlichten immensen Bedeutung des Essens, Trinkens und Schluckens für das gesamte psychosomatische Wohlbefinden eines Menschen auch nicht von ‚Ernährungsstörungen', ‚Störungen der Nahrungszufuhr' oder wie im medizinischen Kontext von ‚Dysphagie' gesprochen. All diese Terminologien beinhalten jeweils nur einen Aspekt dieses umfassenden, auch im soziokulturellen und entwicklungsphysiologischen Kontext (vgl. Kapitel 3.5.3) bedeutsamen Themas.

So beinhalten die Begrifflichkeiten ‚Ernährungsstörung' oder ‚Störung der Nahrungszufuhr' jeweils nur die Ernährung zur Erhaltung der Körperfunktion an sich, jedoch nicht die Störung, die damit auch im sozio-kulturellen Zusammenhang auftritt. ‚Dyphagie' (griech. Phagein = Essen; Dys.:= -Störung (vgl. Pschyrembel [257]1994, 316) beinhaltet laut seiner Begriffsherleitung, nur den Aspekt der Störung des Essens. In der medizinischen Literatur kommt der Aspekt des Schluckens hinzu. Trotzdem wird gerade im medizinischen Kontext dieser Begriff zumeist nicht verbunden mit der soziokulturellen Bedeutung des Essens, Trinkens und Schluckens und Entwicklungsaspekten. Alle genannten Begriffe gehen nicht auf die Bedeutung des Trinkens ein, obwohl trinken bei der Ernährung mindestens genau so bedeutsam ist wie das Essen (siehe oben). Gerade Menschen mit schweren neurologischen Erkrankungen und Störungen des Essens, Trinkens und Schluckens haben beim Trinken massive Probleme. **Somit wird in dieser Arbeit die Beschreibung ‚Probleme des Essens, Trinkens und Schluckens' gewählt, um auch die sehr bedeutenden sozio-kulturellen Aspekte des Essens und Trinkens nicht zu vernachlässigen.** Zusätzlich soll betont werden, dass von Geburt eines Menschen an mit dem Essen, Trinken und Schlucken auch soziokulturelle und kommunikative Anlässe verbunden sind. Essen, trinken und schlucken stehen z.B. auch mit dem Spracherwerb in unmittelbarem Zusammenhang (vgl. Kapitel 3.5.3).

Wie komplex das Thema Essen, Trinken und Schlucken ist, versucht das folgende Schaubild noch einmal zu verdeutlichen:

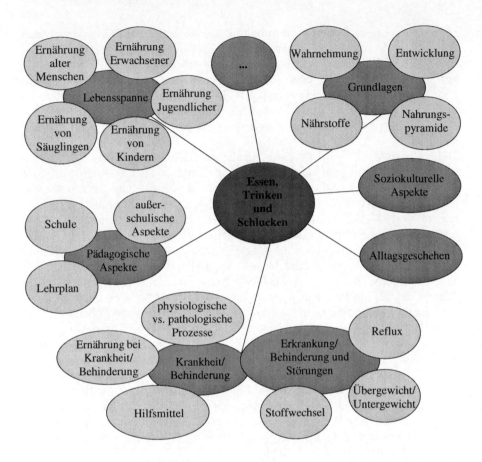

Abbildung 4:   Versuch einer Darstellung der Komplexität des Themas Essen, Trinken und Schlucken' (eigener Entwurf)

Es sollte deutlich geworden sein, dass die Förderung des Essens, Trinkens und Schluckens ein elementar wichtiger Bereich in der Rehabilitation eines neurologisch schwer erkrankten Menschen ist, um ihm sowohl das weitere Überleben als auch die Teilhabe am alltäglichen Leben wieder zu ermöglichen und zusätzlich die weitere Rehabilitation auch anderer Bereiche mit zu beeinflussen.

3.5.3 Entwicklungsaspekte des Essens, Trinkens und Schluckens

Wie oben dargestellt, sind essen, trinken und schlucken für das Überleben eines Menschen von grundlegender Bedeutung. Deshalb übt der Mensch schon intrauterin mundmotorische Aktivitäten wie trinken und schlucken.
Das Essen, Trinken und Schlucken ist physiologisch[30] ein von der Motorik und Sensorik (vgl. Kapitel 6.1.5 und 6.1.6) beeinflusster Vorgang, der in der menschlichen Entwicklung früh beginnt und somit nie isoliert von den anderen Entwicklungsbereichen eines Menschen betrachtet werden darf. Inzwischen ist man sich wissenschaftlich darüber einig, dass die Aufteilung in einzelne Entwicklungsbereiche eine künstliche, eine dem Verständnis und der Denkweise des Menschen dienende ist. In Wirklichkeit werden aber alle Eindrücke, die der Körper aufnimmt, individuell integriert und erst dadurch wird die Entwicklung eines Menschen ermöglicht.
Die folgenden Kapitel werden einen Einblick in die Bedeutung des Essens, Trinkens und Schluckens für die Entwicklung und für das gesamte Leben eines Menschen geben. Dabei werden Schwerpunkte auf einzelne Entwicklungsaspekte gelegt, die für die Förderung des Essens, Trinkens und Schluckens von Bedeutung sind. Andere, ebenso für die Gesamtentwicklung bedeutsame Entwicklungsbereiche werden vernachlässigt, weil die Beachtung der umfassenden Gesamtentwicklung im Rahmen der vorliegenden Arbeit nicht zu bewältigen ist und ein eigenständiges Thema darstellen würde [31].

3.5.3.1 Pränatale Entwicklung des Essens, Trinkens und Schluckens

Während der ersten Schwangerschaftswochen bilden sich in der fötalen Entwicklung eines Menschen aus demselben Keimblatt Hände, Füße und Mund heraus. Diese sind schon ab der 9. Schwangerschaftswoche ausgebildet.
Bereits jetzt reagiert ein Fötus auf Berührungen der Lippen mit Bewegungen seines gesamten Körpers. Die Mundregion ist damit die *erste Region am Körper* eines Menschen, die auf Berührungen reagiert und dies noch *vor* den Reaktionen der Hände und Füße auf Berührung.

---

[30] Der Terminus ‚physiologisch' wird in dieser Arbeit nach der allgemeinen Definition des Duden verwendet: „Physiologie: Wissenschaft von den Grundlagen des allgemeinen Lebensgeschehens, bes. von den normalen Lebensvorgängen u. Funktionen des menschlichen Organismus" (Duden: Das Fremdwörterbuch [4]1982, 593).

[31] Der interessierte Leser sei für umfassende Informationen zur menschlichen Entwicklung auf folgende Standardwerke verwiesen: aus der Psychologie: Oerter und Montada [5]2002; aus der Pädagogik: Baacke [2]1999, aus der Pädiatrie: Largo [15]2002; aus der Physiotherapie: Zinke-Wolter [2]1992

Ab der zwölften Schwangerschaftswoche beginnt ein Embryo an seinem Daumen zu saugen und auch Fruchtwasser zu schmecken und zu schlucken. Ebenso bewegt er jetzt bereits seine Gesichtsmuskeln – erste mimische Bewegungen entstehen. Der Saugreflex lässt sich bei Berührung der Lippen bereits jetzt auslösen. Zum Ende des dritten Schwangerschaftsmonats ist der Geschmackssinn eines Embryos bereits ausgereift (vgl. Zimmer [5]1996, 40ff).

Das bedeutet, schon intrauterin beginnt ein ungeborenes Kind das Essen, Trinken und Schlucken, verbunden mit dem Atmen zu üben, um dies dann gleich nach der Geburt zu beherrschen und damit sein Überleben zu sichern.

Es wird deutlich, dass saugen und schlucken, verbunden mit dem Bewegen der Mimik und dem Sammeln erster geschmacklicher Erfahrungen, frühe, grundlegende Fertigkeiten eines Menschen sind. Viele sensorische und motorische Fähigkeiten, die ein Mensch im Laufe seiner weiteren Entwicklung erwirbt, sind mit diesen grundlegenden Fähigkeiten unmittelbar oder mittelbar verbunden.

3.5.3.2 Die ersten Lebensmonate

Das Gesicht und der Mundbereich spielen ab der Geburt eine bedeutende Rolle für das physische Überleben, aber auch für die weitere Entwicklung der sozialen Interaktion und Kommunikation und somit für den Erwerb der Sprache eines Menschen. Hinweise darauf finden sich sowohl bei Pädiatern als auch bei Heilpädagogen: „Miteinander essen ist auch eine Art des miteinander Sprechens. Tatsächlich stehen Essentwicklung und verbale (..) und nonverbale (..) Entwicklung in einem Zusammenhang. (...) Wenn das Kind den Entwicklungsverlauf im Essen gar nicht oder in veränderter Form durchläuft, gilt dies ebenso für die sprachliche Entwicklung" (Höck 1997, 10f). Bondzio und Vater (1981, 33) weisen schon in den frühen 1980er Jahren auf folgendes hin:

„Beim Befragen der Eltern, deren behinderte Kinder Sprachstörungen aufweisen, fällt immer wieder auf, dass diese Kinder auch Schwierigkeiten beim Saugen, Schlucken und Atmen hatten. Dies ist nicht weiter verwunderlich, wenn wir bedenken, dass sich die Sprechbewegungen aus den Bewegungen während der Nahrungsaufnahme entwickeln. Die Sprechwerkzeuge und die Esswerkzeuge sind ein und dieselben Organe."

Deutlich wird, wie wichtig essen, trinken und schlucken für den Spracherwerb eines Menschen sind. Somit sind der Erwerb von Sprache und das Essen, Trinken und Schlucken untrennbar miteinander verbunden und auch alle anderen Entwicklungsbereiche sind damit verknüpft.

Die nachstehende Tabelle versucht dies noch einmal zu verdeutlichen:

Alter in Monaten	Körperbewegung	Sehen	Handgeschick	Mundfunktion	Essen	Sprache
pränatal	Gebeugte Haltung; In Streckung Rotation um eigene Körperachse	Unterscheidung Hell-Dunkel	Nimmt Daumen in Mund, greift mit der ganzen Hand	Saugt an Daumen, lutscht, schluckt	Versorgung mit Nährstoffen über Nabelschnur	Hören der Stimme der Mutter u.a. Bezugspersonen
1	Kopfdrehung in Bauchlage, Bewegung in sog. Primärreflexmustern	Pupillenreaktion	Greifreflex ohne Daumen	Nahrungsaufnahme über primäre Mundreflexe (Saugen, Schlucken)	Flüssigkeit (Muttermilch, Flasche mit Milch, Tee)	Schreien
2	Kopfhaltung in Bauchlage mit Unterarmstütze	Augenbewegung, Augenkontakt, Lächeln, Folgebewegung	Hände öffnen und schließen, Arme wechselnd gebeugt strecken	Lächeln mit Streckspannung der Gesichtsmuskulatur		Lallen
3	Kopf in Rückenlage in Mittelstellung		Hände greifen gebeugt vor Körper	Lallen, Zunge in Mund beweglich		
4	Kopf-Rumpf-Haltung in Bauchlage bei sicherer Ellbogenstütze	Beobachtet und erkennt ferne Gegenstände	Einhändiges Festhalten und loslassen	Isst Breinahrung von Löffel, Würgreflex lässt nach	Breie; Pürees	Lallen wird differenzierter

Alter in Monaten	Körper-bewegung	Sehen	Handgeschick	Mundfunktion	Essen	Sprache
5	Flieger-stellung in Bauchlage, stützt auf gestreckte Arme		Hand-Augen-Bewusstsein, steckt Gegenstände in den Mund	Mundschluss, Speichelschlucken		Selbst-/fremd-nachah-mendes Lallen
6	Drehen, Hochziehen an den Händen zum Sitzen, Kopf im Raum ausrichten		Greifen mit ganzer Hand und Daumenbe-teiligung vor Gesicht	Kauen auf seit-lichen Zahn-leisten, primäre Mund-reflexe sind verschwunden	Erste Zäh-ne	
7	Steckt Zehen in den Mund	Periphe-res Seh-vermö-gen symmet-risch, bemerkt kleinste Brösel	Gegenstände von einer Hand in andere	Steckt Dinge in den Mund-Wahrnehmung von Oberfläche und Form		Erste Lautbil-dung
8	Robben in Bauchlage, zieht sich in Vierfüßler-stand		Gibt ab, nimmt Gegenstände gezielt auf	Separation von Gesichtsmus-kulatur, lebhaf-tere Mimik, Schnute ziehen	Getränke, Breie, Pürees, geriebene und zer-drückte Nahrung	erste Dialoge auf Lautebe-ne
9	Kurze Zeit alleine sit-zen, krab-beln		Befühlen von Dingen mit Händen und Mund	Integriert Mundfunktion in Sprache, Silbenecholalie		Echola-lie
10	Stellt sich auf an Ge-genstand		Pinzettengriff mit gestreck-tem Finger		Ca. 5 Zähne	Neolo-gismen, Kopf-schütteln

Alter in Monaten	Körper-bewegung	Sehen	Handgeschick	Mundfunktion	Essen	Sprache
12	geht am Gegenstand entlang	Erkennt Menschen aus der Ferne interessiert sich für Bilder u. Bücher	Räumt aus, schlägt Dinge gegeneinander		Grob gehackte Nahrung, leicht kaubare Fleischsorten	Erste Wörter
15	Freies Laufen, gebeugtes Hüpfen		Spitzgriff mit Finger und Daumen			Wortschatz nimmt stark zu
18	Kann beim Gehen Richtung wechseln				Meiste Fleischsorten, viele rohe Gemüse- u. Obstsorten	
24	Hüpft mit Hilfe auf einem Bein, Einbeinstand, Balltreten		Beginn einer Handdominanz		Milchgebiss Vollständig	2-3 Wortsätze

Tabelle 5:   ‚Entwicklungsbereiche eines Kleinkindes' (Schramm 2003, 332f)

Die Tabelle verdeutlicht, wie eng einzelne Entwicklungsschritte in den Bereichen Körperbewegung, Sehen, Handgeschick mit den Bereichen Mundfunktion, Essen und Sprache verknüpft sind, und dass sich die genannten Bereiche nicht voneinander trennen lassen. Ebenso wird deutlich, dass bis zum regulären Essen von festen Speisen ein Mensch fast zwei Jahre seines Lebens braucht, ebenso lange wie für das adäquate Greifen und die Beherrschung der Körpermotorik zum Laufen. Erst wenn die Entwicklung des Essens, Trinkens und Schluckens, der Körpermotorik und des Greifens so weit abgeschlossen ist, dass ein Kind selbstständig seine Um- und Mitwelt explorieren kann, erwirbt es langsam die Vokabeln der Sprache seiner Sprachgemeinschaft.

Neben dem Essen, Trinken und Schlucken spielt das kommunikative Angebot während der Situationen des Stillens oder des Essens mit einem Kind eine herausragende Rolle für den späteren Spracherwerb. Während des Stillens spricht die Mutter mit ihrem Kind, es saugt und ist gleichzeitig aufmerksam und entspannt. Es wird also deutlich, dass Essen und Trinken in den ersten Lebensmonaten eines Menschen die Situation darstellt, in welcher ein Mensch zum ersten Male sehr deutlich seinem Gegenüber mitteilen kann, ob er noch essen und trinken möchte oder nicht. Diese Situationen sind beim Erlangen bzw. beim Wiedererlangen der Kommunikationsfähigkeit eines Menschen häufig Schlüsselsituationen. Hinzu kommt, dass hier auch unmittelbar der Bereich, der später für den Erwerb der verbalen Sprache – also Gesicht, Mund, Atemwege – in den Kommunikationsprozess mit einbezogen wird (vgl. Adam 1987, 26).

Aus den Ausführungen zur Entwicklungsphysiologie und -psychologie wird deutlich, dass für die Förderung des Essens, Trinkens und Schluckens bei Menschen mit schweren neurologischen Erkrankungen im Koma und in den frühen Komaremissionsphasen das Wissen um die gesamte körperliche Entwicklung auf Seiten des Heilpädagogen von besonderer Bedeutung sind. Dies insbesondere, weil bei Menschen mit diesen Erkrankungen häufig Verhaltensweisen im oralen Bereich beobachtet werden können, die wir aus dem frühsten Kindesalter kennen (vgl. dazu Bartolome [2]1999, 185 und Kapitel 3.4.4 und 3.5.3.3). Diese Reaktionsweisen werden beim Kleinkind als „Reflexe" bezeichnet. Viele dieser Reflexe verschwinden im Laufe der Kindheit, einige wenige bleiben aber über das gesamte Leben bestehen.

3.5.3.3 Die Bedeutung von Reflexen

Die Untersuchung von Reflexen wird in der Medizin vor allem zur Diagnostik genutzt. Reflexe werden in der Medizin wie folgt definiert: „Die automatische (unmittelbare und unwillkürliche), im allgemeinen regelmäßig reproduzierbare, über das Nervensystem erfolgende (>neurogene<) Antwort eines Organgewebes (Muskel, Drüse) auf einen Reiz, dessen Aufnahme (Perzeption; ...) über einen Reflexbogen zur Reflexauslösung am Erfolgsorgan (Effektor) führt, d.h. – über die motorische Endplatte – am Muskel bzw. an der Drüsenzelle. Ermöglicht eine schnelle u. optimale Einstellung des Organismus auf die Umwelt u. ein reibungsloses Zusammenspiel der Körperteile. Die Reflexe werden unterschieden bzw. benannt z.B. nach ihrem Vorkommen im intakten bzw. kranken Organismus (physiologische bzw. pathologische Reflexe; erste eventuell anerzogen = bedingte Reflexe)" (Roche Lexikon Medizin [3]1993, 11404).

In der Medizin werden frühkindliche Reflexe noch immer als Ausdruck der angeblichen geburtlichen Unreife eines geborenen Menschen dargestellt. „Reflexe, frühkindlich (...) in der Zeit der ersten Lebenswochen und -monate physiolog. auftretende

Vielzahl v. Reflexen u. Bewegungsautomatismen, die mit zunehmender Ausreifung stammes-geschichtlich jüngerer ZNS Strukturen (...) allmählich verschwinden" (Pschyrembel [257]1994, 1305). Diese Darstellung erfolgt obwohl die erste Definition verdeutlicht, dass Reflexe für den reibungslosen Ablauf von Bewegungen und anderen Funktionen im Körper eines Menschen von immenser Bedeutung sind.

Diesen konservativen medizinischen Einschätzungen von Reflexen widersprechen neuere neurowissenschaftliche Erkenntnisse: „Früher wurde allgemein angenommen und auch noch heute kann man in vielen Büchern lesen, dass der Mensch als ein Reflexwesen entsteht. (...) Durch die in den letzten Jahrzehnten entwickelte Ultraschalldiagnostik sind wir heute in der Lage, das Verhalten und die Entwicklung des Embryos im Mutterleib (...) zu verfolgen. Dadurch wissen wir, dass schon die ersten elementaren Bewegungen des reifen Embryos spontan auftreten und in wiederholter Ausführung eine immer kompliziertere und besser aufeinander abgestimmte Form annehmen" (Pickenhain 1998, 59).

Das pränatale Wiederholen von Ausführungen unterstützt die Überlebensfähigkeit des Säuglings. „Die Reflexmuster stellen ein Lernmodell für neue Bewegungen dar. Aus alten Mustern entstehen neue, indem Teile eines vertrauten Musters zu Kernelementen neu zu lernender Muster werden. (...) Reflexe sind Bausteine zur Entwicklung ähnlicher motorischer Reizantworten auf willentlicher Ebene. Das Automatisierte geht langsam und schrittweise ins Willkürliche und Kontrollierbare über" (Morris und Klein [2]2001, 28).

Damit wird deutlich, dass Reflexe mehr sind als einfache primitive Muster: Sie sind Grundlagen zum Lernen und zum Überleben eines Menschen [32].

Es wird in der vorliegenden Arbeit die Hypothese vertreten, dass ein Mensch bei schweren (neurologischen) Erkrankungen wieder in Verhaltensmuster zurückfällt, die in den tiefen Regionen seines Nervensystems gespeichert sind und auf die er alle anderen Lernprozesse aufgebaut hat. Dies können dann auch Reflexe sein, die in frühester Kindheit ausgebildet und erlernt wurden.

Die für einen Menschen mit schwerer neurologischer Erkrankung und Problemen beim Essen, Trinken und Schlucken in den meisten Veröffentlichungen zur Dysphagietherapie[33] pathologisierten Reflexe sollen im Folgenden erwähnt werden. Darüber hinaus soll kritisch hinterfragt werden, ob diese Reflexe wirklich so genannte pathologische Muster sind oder ob sie für das Überleben eines neugeborenen Menschen von elementarer Bedeutung sind und erst durch diese schon vorhandenen Fähigkeiten neue Lernmuster hinzu erworben werden können.

---

[32] Viele der sog. physiologischen Reflexe sind auch noch im Erwachsenenalter von immenser Bedeutung; z.B. der Hustenreflex zum Schutz der Atemwege.

[33] Unter ‚Literatur zur Dysphagietherapie' werden hier die in Kapitel 4.2.1 genannten Konzepte für *Erwachsene* mit neurologischen Erkrankungen zusammengefasst.

Reflexe zum Hand-Mund-Kontakt
Die Hand und der Mund sind, wie oben beschrieben, schon bei der Entwicklung des Embryos eng miteinander verbunden. Auch nach der Geburt spielt bei der Entwicklung eines Menschen der Hand-Mund-Kontakt eine herausragende Rolle. Gerade auch, wenn es um die Versorgung mit Getränken und Speisen geht. In frühester Kindheit greift das Kind mit der Hand an die Flasche oder an die Brust der Mutter, später, sobald es Breie oder festere Nahrung zu sich nimmt, werden die Speisen mit den Händen erkundet, bevor sie in den Mund wandern (s.o.). Ebenso werden in der gesamten Kindheit viele primäre Tasterfahrungen sowohl über die Hände als auch über den Mund gemacht.

„Obwohl sie [die Reflexe] wenig Bedeutung für das Überleben eines Säuglings haben, werden sie wichtig, wenn das Baby anfängt, selbst zu essen. Beim gesunden Kind unterstützen sie die Koordination zwischen Hand und Mund" (Morris und Klein [2]2001, 27).

Palmomental-Reflex
Bei der Berührung der Handflächen durch eine andere Hand oder einen Gegenstand wird eine Faltung des Kinns hervorgerufen.
Der Palmomental-Reflex wird im medizinischen Wörterbuch Pschyrembel ([257]1994, 1301) den pathologischer Fremdreflexen bei diffusen Hirnschädigungen zugeordnet.

Babkin-Reflex
Bei Druck auf die Handfläche öffnet sich der Mund, die Augen werden geschlossen und der Kopf vorgeschoben.
Sowohl der Palmomentale-Reflex als auch der Babkin-Reflex bestätigen die enge physiologische Verbindung zwischen Hand und Mund (vgl. Morris und Klein [2]2001, 27f ; Largo [15]2002, 367ff). Sie geben damit Hinweise, wie wichtig der Hand-Mund-Kontakt für das Überleben eines Menschen ist und sollten nicht pathologisiert werden.

3.5.4 Orale Beweglichkeit

In der Literatur zur Dysphagietherapie wird darauf verwiesen, dass Menschen mit schweren neurologischen Erkrankungen und Problemen des Essens, Trinkens und Schluckens verschiedene so genannte Pathomechanismen im Bereich der oralen Beweglichkeit haben. „In vielen Fällen behindern orale Primitivschablonen

wie Saugen, Schmatzen, Lippenlecken, Zähneknirschen[34], Zungestoß und Beißreflex die höheren integrativen Funktionen des Kauens und des oralen Nahrungstransportes. (...) In der Regel ist dieses Symptom mit unvollständigem Lippen und Kieferschluss kombiniert. In anderen Fällen hingegen kann ein Hypertonus der Kieferschließer (Kieferklemme) die Mundöffnung behindern" (Bartolome [2]1999, 288).
Viele der genannten Problematiken beim Menschen mit schweren neurologischen Erkrankungen lassen sich auch wieder in den ersten Lebensmonaten eines Menschen als Reflexe finden.

Saug-Schluck-Reflex

Bei Berührung schon der Lippenränder öffnet sich der Mund leicht und der Säugling macht Saugbewegungen.

„Das Saugen wird bei voll ausgetragenen Säuglingen kurz nach der Geburt durch verschiedenste Stimuli (...) ausgelöst. Auch ein Berührung an der Stirn kann bei Neugeborenen einen Saugreflex auslösen" (Morris und Klein [2]2001, 27).

Im medizinischen Wörterbuch Pschyrembel ([257]1994, 1301) wird der Saugreflex als pathologischer Fremdreflex bei diffusen Hirnschädigungen zugeordnet. Dieser dient aber eindeutig dem Überleben eines Menschen in früher Kindheit.

Beißreflex

Auf die Problematik des Beißreflexes wird in der Literatur zur neurogenen Dysphagietherapie hingewiesen. Hier wird einerseits zwar verdeutlicht, dass starke Parallelen zwischen dem frühkindlichen Beißreflex und dem von erkrankten Erwachsenen zu erkennen sind. „Ausgelöst wird der Beißreflex durch Berühren von Lippen, Zähnen oder Zahnfleisch. (...) Auch bei Erwachsenen mit schweren Hirnschädigungen ist dieses orofaziale Muster häufig zu beobachten. In der Literatur gibt es keine einheitliche Meinung darüber, ob es sich hier um ein Wiederauftreten des primitiven Säuglingsmusters handelt. Die pathologischen Merkmale ähneln sich" (Bartolome [2]1999, 209).
Andererseits werden diese Hinweise bisher in der Literatur und der Forschung nicht verfolgt.

„Obwohl der Beißreflex bei Erwachsenen mit schweren neurologischen Beeinträchtigungen in Fachkreisen oft Gegenstand heftiger Diskussion ist, wird er noch nicht richtig verstanden und in wissenschaftlichen Publikationen kaum erwähnt. Die Vermutung dass es sich, wenn auch in übersteigerter Form, um ein Wiederauftreten des primitiven Beißreflexes des Säuglings handelt, wird nicht allgemein anerkannt. Den Beißreflex als Muskelspasmen, die für die Kieferbewegung verantwortlichen sind, zu erklären wird dadurch widersprochen, dass Muskelrelaxien keinerlei Wirkung zeigen" (Davies 1995, 246).

---

[34] Hinweise zu Förderansätzen bei einem vorliegenden starken Zähneknirschen finden sich in Kapitel 5.3.3.

Ein Mensch erwirbt im Laufe seiner Entwicklung verschiedene Möglichkeiten zu beißen:

„Phasisches Beißen (ab 6. LM): ein Muster von Zubeißen und Loslassen im Sinne von rhythmischen Kieferöffnungen und –schließen, ausgelöst durch Berührung von Zähnen oder Zahnfleisch.

Ungleichmäßiges Abbeißen (ab 9. LM): Zähne umschließen Nahrung, gefolgt von einem Zögern und einem erneuten Zubeißen. Kein weiches abgestuftes Durchbeißen der Nahrung.

Gleichmäßig kontrolliertes Abbeißen (ab 12. LM): Zähne umschließen die Nahrung und beißen ganz hindurch, gefolgt von einem lockeren Loslassen des Kiefers und Übergang zum Kauen" (Morris und Klein 22001, 47).

Das Beißen ist also ein Prozess, der beim Säugling erst ab dem 6. Lebensmonat beginnt (vgl. Tabelle 5). Das Saugen geht dem Beißen voraus und das Erlernen des Abbeißens ist erst im zweiten Lebensjahr abgeschlossen, dann wenn das Kind dieselben Speisen und Getränke zu sich nimmt wie der Erwachsene (vgl. Largo [15]2002, 427).

Beißen ist also einerseits zum Überleben und zur adäquaten Ernährung wichtig, andererseits wird das Beißen im Vergleich zu anderen mit dem Essen, Trinken und Schlucken eng verknüpften Verhaltensweisen erst relativ spät erworben.

Es kann aus den obigen Darstellungen die Hypothese abgeleitet werden, dass wegen der Bedeutsamkeit zur adäquaten Nahrungsversorgung eines heranwachsenden und erwachsenen Menschen das Beißen eine wichtige Bedeutung hat und dadurch der Beißreflex bei Menschen mit schweren neurologischen Erkrankungen zum Teil so massiv auftritt.

Zungenstoß

Viele Menschen mit schweren neurologischen Erkrankungen im Koma und den frühen Komaremissionsphasen können ihre Zunge kaum oder gar nicht bewegen (vgl. Davies 1995, 280). Andere haben einen Zungestoß, bei welchem die Zunge zwischen den Schneidezähnen und den Lippen nach vorne stößt. Dadurch können z.B. orale Angebote wieder aus dem Mund heraus befördert werden, ohne dass sie in den hinteren Bereich der Mundhöhle gelangen und der Schluckreflex ausgelöst wird.

Der Zungestoß findet sich in der Entwicklung eines Menschen schon beim Neugeborenen und wird besonders deutlich beim Übergang der Ernährung des Kleinkindes von flüssiger zur halbflüssigen Nahrung (etwa ab dem 5. Lebensmonat). „Den Sequenzen folgend beginnt die Mutter nach dem vierten Lebensmonat den Löffel einzuführen. Die mit dem Löffel angebotene Flüssigkeit wird zu Beginn eingesaugt, wobei die Zunge die wichtigste Rolle spielt. Der Säugling benutzt auch die Lippen; häufig ist zu beobachten, dass die Flüssigkeit in den Mund gelangt und sofort mit dem Zungestoß nach vorne wieder herauskommt" (Morales 1991, 63).

Folgende Aufstellung zeigt, dass sich der Zungestoß im Laufe der Entwicklung erst verliert, wenn das Kind ohne Schwierigkeiten aus einer Tasse trinken kann.

Ungefähres Alter	Fähigkeit
1 Monat	Schlucken dünner Flüssigkeit mit Vor-Zurück-Saugmuster. Zunge stößt eventuell leicht zwischen den Lippen vor.
6 bis 8 Monate	Schluckt Flüssigkeiten aus dem Becher ohne sichtbares Anheben der Zungespitze. Während des Schluckens Extension-Retraktionsmuster beobachtbar. Dies kann mit einem einfachen Zungestoß zwischen den Zähnen abwechseln. Lippen können beim Schlucken offen sein. Flüssigkeitsverlust möglich.
12 Monate	Schluckt Flüssigkeit aus dem Becher mit intermittierend angehobener Zungespitze. Dies kann mit Extension – Retraktion oder mit Zungenstoß abwechseln. Lippen können beim Schlucken geöffnet sein.
24 Monate	Schluckt Flüssigkeit aus der Tasse mit leichtem Lippenschluss. Kein Flüssigkeitsverlust beim Trinken oder Wegnehmen der Tasse. Die Zunge wird zum Schlucken beständig angehoben.

Tabelle 6:   ‚Entwicklung des Zungenstoßes' (vgl. Morris und Klein [2]2001, 40)

Der bei Menschen mit schweren neurologischen Erkrankungen pathologisierte Zungenstoß stellt somit eine frühe Fähigkeit des Menschen dar. Auch dies wird in den meisten Veröffentlichungen zur Dysphagietherapie so gut wie nicht beachtet.

Die vorliegende Beschreibung verdeutlicht, dass viele von der Medizin und in Veröffentlichungen zur Dysphagietherapie pathologisierte Verhaltensweisen eines Menschen mit schweren neurologischen Erkrankungen im Koma und den frühen Komaremissionsphasen Verhaltensweisen sind, die ein Mensch sich schon im Mutterleib erwirbt und übt, so dass diese direkt nach der Geburt sein Überleben sichern. Diese Fähigkeiten sind somit im Nervensystem tief verwurzelt. Auf diese werden alle weiteren Fähigkeiten, die ein Mensch im Laufe seines Lebens erwirbt aufgebaut oder variiert.
Dies bedeutet nicht, dass sich entwicklungsphysiologische und -psychologische Prozesse auf einen erwachsenen Menschen 1:1 übertragen lassen, denn die Möglichkeiten des Essens, Trinkens und Schluckens verändern sich im Laufe des

Lebens auch anatomisch (vgl. z.B. Morris und Klein [2]2001, 9). Trotzdem sollten die Bedeutungen der früh erworbenen Fähigkeiten eines Menschen auch bei Erwachsenen nicht vernachlässigt oder pathologisiert werden.

3.6 Organische Voraussetzungen für das Essen, Trinken und Schlucken bei Erwachsenen

Nach der Erläuterung der entwicklungsphysiologischen und -psychologischen Aspekte des Essens, Trinkens und Schluckens soll nun auf die organischen Voraussetzungen für ein so genanntes physiologisches Essen, Trinken und Schlucken *bei Erwachsenen* eingegangen werden.

3.6.1 Beschreibung wichtiger Körperteile und Organe für das Essen, Trinken und Schlucken

Für das Essen, Trinken und Schlucken spielen viele Organe und Körperteile zusammen. Bevor nun die einzelnen Phasen der physiologischen Nahrungsaufnahme erläutert werden, sollen zuerst die für das Essen, Trinken und Schlucken wichtigsten Organe und Körperteile dargestellt und deren für die Aufnahme von Speisen und Getränken und das Schlucken von Speichel, Getränken und Speisen wichtigen Funktionen genannt werden[35].

3.6.1.1 Gehirn und Nervensystem

„Das Nervensystem steuert alle Funktionen, die schnell erfolgen, scharf abgegrenzte Körperteile erfassen (z. B. einzelne Muskeln) und als Reaktionen auf Umwelteinflüsse auftreten. Diese Reaktionen des Nervensystems können erlernt, also durch Erfahrungen verändert werden" (Schwegler 1996, 369).

---

35 Es soll an dieser Stelle darauf hingewiesen werden, dass dieses Kapitel KEINEN Anspruch auf Vollständigkeit erhebt. Die Darstellung anatomischer und physiologischer Zusammenhänge ist so komplex, dass in dieser Arbeit dieses Gebiet nur angerissen werden kann. Zur Vertiefung der anatomischen und physiologischen Kenntnisse der am Schluckvorgang beteiligten Organe bietet sich z.b. an: Schwegler: ‚Der Mensch- Anatomie und Physiologie'. Stuttgart, New York 1996.

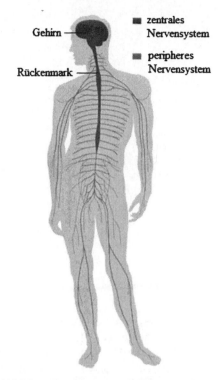

Abbildung 5:   ‚Das zentrale und periphere Nervensystem' (Schwegler 1996, 386)

Das Nervensystem des Menschen kann eingeteilt werden in das periphere und zentrale Nervensystem:

Peripheres Nervensystem
Zum Peripheren Nervensystem werden die Anteile des Nervensystems gerechnet, die hauptsächlich der Weiterleitung von Informationen dienen. Im Peripheren Nervensystem nimmt also das Nervensystem Informationen, die es durch ein Organ von der Oberfläche eines Körpers erhält auf und leitet diese weiter bzw. gibt Befehle aus dem Zentralen Nervensystem an Organe ab[36].

---

36 Zur Vertiefung dieser Materie bieten sich z.B. folgende Literaturhinweise an: Schwegler: ‚Der Mensch- Anatomie und Physiologie' Stuttgart, New York 1996 oder dtv-Atlas Anatomie, Band I-III. Im Internet: www.g-netz.de/Der_Mensch/

Zentrales Nervensystem

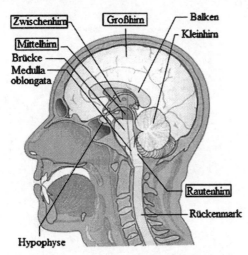

Abbildung 6:   'Gehirn' (Schwegler 1996, 389)

Das Gehirn und das Rückenmark gehören zum Zentralen Nervensystem. Jedes einzelne Rückenmarkssegment hat die Fähigkeit, einen Teil der motorischen Funktionen selbst zu steuern (Reflexe). Das Gesicht, der Magen-Darm-Trakt und Teile der Halsmuskulatur werden als einzige Teile des Körpers **zu einem sehr großen Teil** direkt vom Gehirn aus gesteuert und den von den ersten drei Halswirbel ausgehenden Cervicalnerven Impulsen.

„Verantwortlich für die Organisation und den reibungslosen Ablauf des Schluckvorgangs ist die Medulla oblongata (Hirnstamm). In den beidseitig angelegten Zentren der Formatio reticularis (innerer Teil des Hirnstamms) finden komplizierte Vorgänge statt. Man kann sie in drei Teile gliedern:

1. Die aufgenommenen Sinnesreize müssen differenziert werden, das heißt, dass Wichtiges von Unwichtigem zu trennen ist. (...)
2. Ist die Entscheidung zum Schlucken gefallen, werden alle unnötigen und behindernden Bewegungen ausgeschaltet (oder blockiert) und falls nötig, auch Reflexe und/ oder höhere Gehirnfunktionen eingeschaltet.
3. Sind Details für den Schluckvorgang vorbereitet, so läuft dieser fest programmiert, automatisch, d.h. ohne eine willentliche Steuerung ab" (Schalch [5]1999, 8f).

Für das Gesicht und das Essen, Trinken, Kauen und Schlucken sind die im Schaubild aufgezeigten Hirnnerven von besonderer Bedeutung. Deren Lage im Gehirn wird durch das folgende Schaubild noch einmal verdeutlicht:

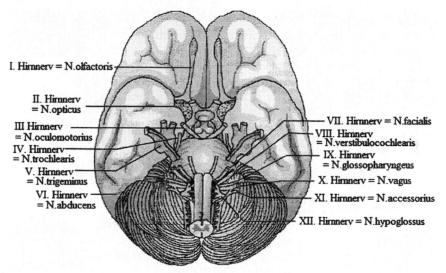

Abbildung 7:   ‚Gehirn und Hirnnerven' (Schwegler 1996, 395)[37]

Die Betrachtung des Zentralen Nervensystems zeigt, dass die für das Essen, Trinken und Schlucken zuständigen Nerven direkt mit dem Gehirn in Verbindung stehen. Es wird damit deutlich, wie schon kleinere Verletzungen des Gehirns die Fähigkeit des Essens, Trinkens und Schluckens beeinträchtigen können.

3.6.1.2 Gesichtsmuskulatur

Die beiden folgenden Abbildungen verdeutlichen, dass der Schädel mit einer Vielzahl von Muskelpaaren überzogen ist. Diese beeinflussen die Beweglichkeit der Tätigkeiten während des Ess-, Trink- und Schluckvorgangs und sind durch das zentrale Nervensystem und den Aufbau des menschlichen Bewegungsapparates direkt oder indirekt untereinander und mit allen anderen Muskeln des

---

37 Zur Vertiefung dieser Materie bieten sich folgende Literaturhinweise an: Schwegler: ‚Der Mensch-Anatomie und Physiologie' Stuttgart, New York 1996.
Oder im Internet.www.g-netz.de/Der_Mensch/

menschlichen Körpers verbunden. Die Gesichtsmuskulatur ist die *einzige* am menschlichen Körper, die *direkt am Knochen und an der Haut* ansetzt und so die Haut des Gesichts bewegt. Man geht heute davon aus, dass am direkten Schluckvorgang etwa 26 Muskelpaare beteiligt sind. Da die einzelnen Teile der Gesichtsmuskulatur sehr eng untereinander verbunden sind und für motorische Aktivitäten im Gesicht häufig mehrere Muskeln zur gleichen Zeit aktiv sind, können beim Ausfall schon eines Muskelpaares im Gesicht durch ein neurologisches Ereignis, Störungen des Essens, Trinkens und Schluckens entstehen (vgl. Bartolome [2]1999, 214; Morales 1991, 26ff, Schalch [5]1999, 17ff).

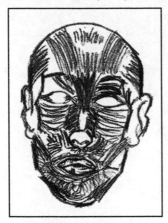

Abbildung 8:   ‚Gesichtsmuskulatur Frontalansicht' (eigener Entwurf)

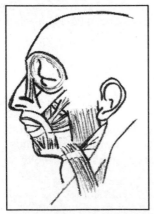

Abbildung 9:   ‚Gesichtsmuskulatur Seitenansicht' (eigener Entwurf)

3.6.1.3 Mund-, Nasen- und Rachenraum

Die folgende Abbildung zeigt, dass die Funktionen Essen, Trinken, Schlucken und Atmen besonders im Bereich der Mundhöhle und des Rachens unmittelbar miteinander verknüpft sind. Durch die Mundhöhle und die Nase atmet ein Mensch. Gleichzeitig nimmt er durch die Mundhöhle aber auch Speisen und Getränke auf und schluckt seinen Speichel ab. Im Körper liegen auf sehr engem Raum lebenswichtige Körperteile, z.b. Zunge, Kehldeckel, Luft- und Speisröhre zusammen und diese müssen für die Aufnahme von Speisen und Getränken sowie für die Atmung interagieren. Es ist erkennbar, dass bei einer vorliegenden neurologischen Erkrankung mit Problemen des Essens, Trinkens und Schluckens nicht nur dieses, sondern auch die Atmung behindert werden kann.

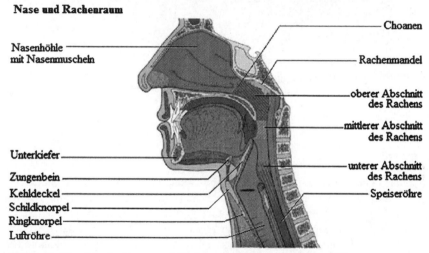

Abbildung 10:   ‚Mund-, Nasen- und Rachenraum' (Schwegler 1996, 204)

a) Mundhöhle

Die folgende Abbildung der Mundhöhle zeigt, wie komplex der Körper gebaut ist, damit die Speisen und Getränke mühelos so vorbereitet werden können, dass sie vom Mund in den Magen gelangen können. Alle in der Abbildung befindlichen Körperteile können direkt und indirekt von einer neurologischen Erkrankung betroffen sein und somit das Essen, Trinken und Schlucken verändern.

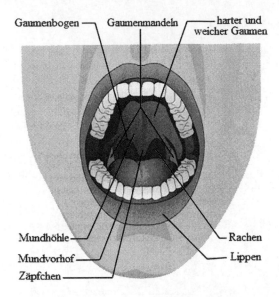

Gaumenbogen — Gaumenmandeln — harter und weicher Gaumen

Mundhöhle — Rachen
Mundvorhof — Lippen
Zäpfchen —

Abbildung 11:   ‚Mundhöhle' (Schwegler 1996, 244)

b) Zunge

Die Zunge ist, neben den Zähnen und der Wangenmuskulatur, das wichtigste Organ bei der Formung der Speisen zum Bolus. Sie ist auch das Organ, das für die sensorische Beschaffenheit und den Geschmack von Speisen und Getränken am sensibelsten ist. Die Zunge ist das einzige menschliche Organ, das fast dreidimensional beweglich ist. Der Ausfall der Motorik und Sensorik der Zunge bei einer neurologischen Erkrankung beeinträchtigt den gesamten Ess- und Schluckvorgang immens und beeinflusst auch besonders die Wahrnehmung des Geschmacks und die Beschaffenheit der angebotenen Speisen und Getränke (vgl. Schwegler 1996, 248f und Plattig 1995, 21ff).

c) Kehlkopf, Luftröhre, Bronchien

Der Kehlkopf bildet, in Verbindung mit dem letzten Teil der Zunge und dem weichen Gaumen, den wichtigsten Schutz der Atemwege beim Abschlucken des geformten Speisebreies (Bolus) in den Magen. Beim Abschlucken des Bolus klappt sich der Kehldeckel über die Atemwege, die Stimmbänder schließen sich und der weiche Gaumen senkt sich. Somit sind die Atemwege, die Lunge und die Bronchien vor Fremdkörpern geschützt. Dies ist von großer Bedeutung, da sich die Lunge vor dem Eindringen von Fremdkörpern selbst nur sehr gering durch das in der Luftröhre und den Bronchien sitzende Flimmerepitel und dem Abhusten von Schmutzpartikeln schützen kann (vgl. Schwegler 1996, 210).

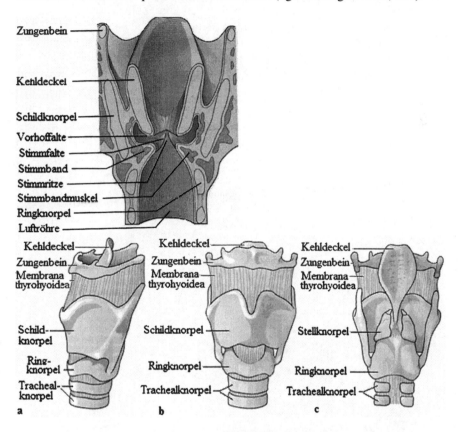

Abbildung 12:   ‚Kehlkopf Innenansicht und Außenansichten' (Schwegler 1996, 205)

Durch eine neurologische Erkrankung können sowohl die Funktionen des weichen Gaumens und des Kehlkopfes verändert sein als auch die reflektorischen Möglichkeiten des schützenden Abhustens verhindert werden.

Es ist für die Förderung des Essens, Trinkens und Schluckens wichtig zu wissen, dass alle bisher genannten Organe und Körperteile neben dem Essen, Trinken

und Schlucken in Verbindung mit dem Atmen auch für das Lautieren und Sprechen zuständig sind. Beim Sprechen sind die Möglichkeiten der Sensorik und
Motorik genauso unmittelbar miteinander verbunden wie beim Essen, Trinken
und Schlucken. Es sollte den in der neurologisch-neurochirurgischen Frührehabilitation tätigen Berufsgruppen bewusst sein, dass Sprechen nur dann möglich
ist, wenn alle Organe, die für das Essen, Trinken und Schlucken und für die Atmung zuständig sind, weitestgehend intakt sind (vgl. Bondzio und Vater 1981,
33 und Adam 1987, 26). Hinzu kommen gerade für das Sprechen natürlich auch
alle anderen motorischen und sensorischen Fähigkeiten sowie die Notwendigkeit, Eindrücke aus der Um- und Mitwelt zu verarbeiten und zu integrieren (vgl.
Kroppenberg 1983, 67ff).

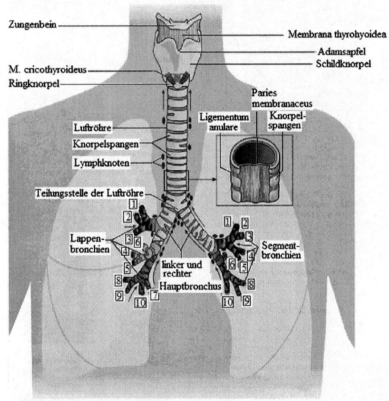

Abbildung 13:   ‚Luftröhre und Bronchien' (Schwegler 1996, 209)

d) Speiseröhre

Die Speiseröhre (Ösophagus) liegt im Hals- und Brustbereich eines Menschen zwischen der Luftröhre und der Wirbelsäule. Sie ist ein ca. 30 cm langer, flexibler Schlauch, der sich ab dem 6. Halswirbel (C_6) durch den gesamten Brustraum zieht und in der Nähe des ersten Lendenwirbels (C_{10}) in den Magen mündet. In der Speiseröhre selbst finden keine Verdauungsvorgänge statt. Die Nahrung wird hier innerhalb von 2 bis 20 Sekunden vom Rachen in den Magen transportiert. Der Unterdruck im Brustraum, ausgelöst durch die Lungenflügel und die Längsmuskulatur der Speiseröhre, die unter ständiger Zugbelastung zwischen dem Kehlkopf und dem Magen steht, erhält den röhrenartigen Hohlraum (Lumen) der Speiseröhre. Die Speiseröhre gelangt durch eine Lücke im Zwerchfell (Hiatus oesophagus), die mit einer bindegewebsartigen Membran abschließt an den Magen (vgl. folgende Abbildung).

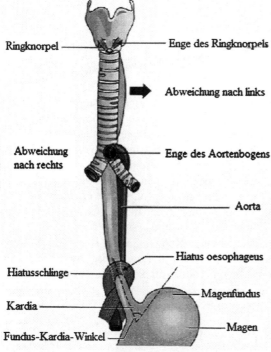

Abbildung 14:   ‚Speiseröhre' (Schwegler 1996, 255)

„Die Speiseröhre hat drei physiologische Engstellen, die unter ungünstigen Umständen den Schluckakt verhindern können:

1. Unmittelbar am Beginn der Speiseröhre (unterhalb des Ringknorpels am Kehlkopf-ausgang) ist die Spannung der zirkulären Wandmuskulatur am größten. Außerdem ist dieser Bereich durch Bindegewebe verstärkt, so dass der Ösophagus sich hier nur auf maximal 1,5 cm Durchmesser aufdehnen lässt. Diese erste physiologische Enge ist ein häufiger Sitz von sog. Divertikeln, also sackartigen Ausstülpungen der Speiseröhren-wandung. Häufig tritt dies bei alten Menschen auf, deren Bindegewebe und Muskula-tur geschwächt sind. Hierbei führt bereits der physiologische Druck in der Speiseröhre beim Schlucken (70-100 mm Hg) zu einer Überdehnung der Speiseröhrenwand, die an der schwächsten Stelle nachgibt.

2. Im Mittelteil wird der Ösophagus zwischen Wirbelsäule und Aortenbogen „einge-klemmt". Diese Engstelle spielt bei normalen anatomischen Situationen nur eine ge-ringe Rolle. Anatomische Variationen (z.B. doppelter Aortenbogen) können jedoch hier zu einer deutlichen Schluckbehinderung führen.

3. Die dritte physiologische Enge liegt am Durchtritt der Speiseröhre durch das Zwerch-fell. Hier ist durch anatomische und funktionelle Verschlussmechanismen ein Ventil zwischen Speiseröhre und Magen angelegt (Kardia), welches den Rückfluss des sehr aggressiven sauren Magensaftes in die Speiseröhre verhindert" (Schwegler 1996, 254f).

Da gerade die dritte beschriebene physiologische Enge häufig in Zusammen-hang mit dem Phänomen des Refluxes (Rückfluss des Mageninhaltes/ -saftes vom Magen in die Speiseröhre) bei Menschen mit schweren neurologischen Er-krankungen auftritt, soll hier noch auf den **Verschlussmechanismus des Ventils zwischen Speiseröhre und Magen** eingegangen werden:
Ähnlich wie beim Speiseröhreneingang ist auch beim Mageneingang die Ring-muskulatur verstärkt. Sie geht zusammen mit der Längsmuskelschicht in einen spiralartigen Verlauf (muskulärer Sphinkter) über. Im Normalfall steht diese Ringmuskulatur über und verschließt die Speisröhre.
In der letzten Phase des Schluckaktes (vgl. Kapitel 3.6.2), wenn die Nahrung kurz vor der Kardia ist, erschlafft die Muskulatur reflektorisch und erlaubt die Austreibung der Nahrung in den Magen. Diese reflektorische Öffnung der Kar-dia steht unter dem Einfluss von parasympathischen[38] und peptidergen[39] Ner-venfasern.

---

[38] Den Parasympatikus betreffend. Parasympathikus: „Vom Sympathikus abgrenzbare Teile des vege-tativen Nervensystems; (...); im Ggs. zum Sympathikus keine morpholog. Einheit, da sich die para-sympath. Fasern mit wenigen Ausnahmen stets anderen Nervenstämmen anlagern" (Pschyrembel [257]1994, 1151).

Gleichzeitig verläuft ein kurzer Anteil der Speiseröhre innerhalb des Bauchraumes. Kardia und der Magenfundus bilden zusammen einen spitzen Winkel. Somit presst jede Druckerhöhung im Bauchraum (z.b. durch Liegen oder Pressen) auch den unteren Teil der Speisröhre zusammen und verstärkt deren Verschluss (vgl. Schwegler 1996, 255).

Durch neurologische Erkrankungen kann eine Störung der parasympathischen und peptidergen Nervenfasern ausgelöst werden, die die reflektorische Öffnung der Kardia verändert. Es kann zu einem Rückfluss des Mageninhaltes in die Speiseröhre kommen, der Sodbrennen und Entzündungen hervorrufen kann. Weiter ist auch eine Störung, die in der oberen Speiseröhre durch neurologische Erkrankungen hervorgerufen wird, möglich.

Es wird nach den obigen Ausführungen deutlich, dass – hervorgerufen durch eine neurologische Erkrankung – eine Vielzahl von Störungen der am Essen, Trinken und Schlucken beteiligten Organe hervorgerufen werden können.

Folgende Aspekte müssen noch hinzugefügt, können jedoch aufgrund des begrenzten Umfangs der vorliegenden Arbeit nur angerissen werden:

* Die Bedeutung der Verdauung, die für das Wohlbefinden eines Menschen eine immense Rolle spielt und die natürlich auch das Ess- und Trinkverhalten eines Menschen stark beeinflusst[40].

* Weitere, durch eine neurologische Erkrankung auftretende Störungen können ebenfalls das Essen, Trinken und Schlucken als überlebensnotwendige Tätigkeit beeinträchtigen, wie z.B. Paresen[41] verschiedener Körperteile, Neglecte[42], Apraxien[43] sowie Störungen des vegetativen Nervensystems, die den Appetit und die Vigilanz so beeinflussen können, dass der Mensch mit schwerer neurologischer Erkrankung entweder ständig Hunger hat oder keinen Hunger mehr verspürt. Auch diese neurologischen Beeinträchtigungen müssen bei der Förderung des Essens, Trinkens und Schluckens unbedingt berücksichtigt werden[44].

---

[39] Peptidergen: aus Aminosäureketten bestehend (vgl. Roche Lexikon Medizin [3]1993, 1279).

[40] Der interessierte Leser sei zur Erklärung der Verdauung auf Schwegler 1996, 242f und zu Verdauungstörungen auf Kellnhauser u.a. [9]2000, 425f verwiesen.

[41] Parese: Lähmung (vgl. Roche Medizinsches Lexikon [3]1993, 1267).

[42] Neglect: Vernachlässigung z.B. einer Körperhälfte aufgrund einer neurologischen Erkrankung (vgl. a.a.O.).

[43] Apraxie: Unfähigkeit zur Ausführung erlernter zweckmäßiger Bewegungen oder Handlungen trotz erhaltener Wahrnehmungs- und Bewegungsfähigkeit (vgl. a.a.O., 96).

[44] Literaturhinweise zu diesen Problematiken finden sich in diesem Teil der Arbeit, Kap. 6.3

Neben den organischen Voraussetzungen für eine ungestörte Aufnahme von Getränken und Speisen und dem Schlucken von Speichel spielen für das Essen, Trinken und Schlucken auch Sensorik und Motorik sowie psychische Faktoren[45] eine wichtige Rolle (vgl. Kapitel 3.6.1.5 und 3.6.1.6 und Abbildung 24).

3.6.1.4 Körperhaltung

In der Diskussion der Förderung des Essens, Trinkens und Schluckens findet sich immer wieder der Hinweis, dass für diese Aktivitäten eine Position im Sitzen mit gerader Aufrichtung des Rückens und einer Abknickung der Hüfte von 90° zu bevorzugen ist (vgl. z.B. Bartolome [2]1999, 200ff; Davies, Yossem 1999,42ff, Schalch [5]1999, 84ff). Diese Forderung ist physikalisch und physiologisch richtig, weil der Kiefer in Verbindung mit Zunge und Muskeln optimal arbeitet und durch die Schwerkraft für den Transport des Bolus im Mund und der Speiseröhre in den Magen am besten erfolgen kann (vgl. Morales 1991, 24). Weiter sorgt eine aufgerichtete Haltung auch für eine erhöhte Aufmerksamkeit von Seiten eines erkrankten Menschen, weil die Körperaufrichtung die Vigilanz fördert (Bienstein und Fröhlich 1991, 76ff).

Jedoch können Menschen mit schwersten neurologischen Erkrankungen und Problemen des Essens, Trinkens und Schluckens vielfach, z.B. aufgrund vegetativer Probleme, Spastiken sowie Neglect verbunden mit Pusher-Syndrom nicht vollständig aufgerichtet werden. Häufig kann auch, trotz Hilfen zur Positionierung (z.B. Kissen oder zusätzliche Personen) eine aufgerichtete Sitzposition trotz sehr guter Betten oder Rollstühle nicht durchgehalten werden.

Aufgrund entwicklungsphysiologischer Erkenntnisse lassen sich auch andere, für den Menschen mit schweren neurologischen Erkrankungen mögliche Positionen beim Essen, Trinken und Schlucken finden. Morris und Klein ([2]2001, 24) beschreiben die Entwicklung der Position des Kindes beim Essen, Trinken und Schlucken wie folgt:

Ungefähres Alter	Fähigkeit
1 Monat	Rückenlage mit leicht angehobenem Kopf
	ODER Bauchlage
	ODER Liegend in einem Winkel unter 45 Grad
	ODER Seitenlage

---

[45] Es wird im weiteren Verlauf der Arbeit nicht spezifisch auf die psychischen Faktoren, die das Essen, Trinken und Schlucken beeinflussen können eingegangen. Diese Faktoren ,schwingen' jedoch in vielen Ausführungen mit. Zur Vertiefung dieses Gebietes sei auf Gniech (1996, 219ff) verwiesen.

Ungefähres Alter	Fähigkeit
3 Monate	Unterstützte halbsitzende Position zwischen 45 und 90 Grad zurückgeneigt
7 Monate	Sitzen mit einer Rückenlehne im 90 Grad-Winkel. Externe Unterstützung zum Sitzen nötig (Gurte, Kissen, Tablett, Erwachsener)
9 Monate	Sitzen mit einer Rückenlehne im 90 Grad-Winkel ohne externe Unterstützung. (...)
18 Monate	Nicht unterstütztes Sitzen am Familientisch

Tabelle 7:   ‚Entwicklung der Position des Kindes beim Essen und Trinken' (vgl. Morris und Klein [2]2001, 24f)

Es wird deutlich, dass ein Mensch, lange bevor er aufrecht sitzen kann, Speisen in einer halbaufrechten Position mit einer Mittelstellung des Kopfes zu sich nimmt. Als Säugling ist es aus physikalischen und anatomischen Gründen sogar möglich auf dem Bauch liegend zu essen.

Für Menschen mit schweren neurologischen Erkrankungen und Problemen des Essens, Trinkens und Schluckens sollte deshalb beachtet werden, dass auch eine nicht voll aufgerichtete Position bei Angeboten des Essens, Trinkens und Schluckens möglich ist. Folgende Grundprinzipien sollten hier – in Anlehnung an die Förderung von Menschen mit schwersten Behinderungen – beachtet werden: „Eine symmetrische Körperposition, insbesondere die Mittelstellung des Kopfes, ist für eine weniger gestörte Nahrungsaufnahme von entscheidender Bedeutung. Wir müssen also dafür Sorge tragen, dass durch eine stabile Grundposition die Motorik des Mundes und des Schlundes weitestgehend frei wird. Nach unseren Erfahrungen hängt dies im Wesentlichen davon ab, dass Kopf, Nacken und Rücken eine Linie bilden, ohne dass es zu deutlichem Abknicken in einer Ebene kommt.
Die absolute Lage im Raum hingegen kann variiert werden. Es zeigt sich, dass eine deutliche Rückenlage die Nahrungsaufnahme durchaus erleichtern kann. (...) die Abstützung des Kopfes ist hierbei besonders wichtig, da hier gerade beim Essen Streckungen eingeleitet werden" (Fröhlich 1998, 131).

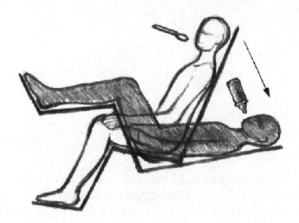

Abbildung 15:   ‚Position beim Essen und Trinken' (Fröhlich 1998, S. 131)

3.6.1.5 Sensorik

Für das Sehen, Riechen, Schmecken und Tasten der Beschaffenheit von Speisen und Getränken in der Hand und im Mund, aber auch für das Erspüren des Speichels im Mund ist eine intakte Aufnahme der Empfindungen der Sinnesorgane und deren Weiterleitung ins Zentrale Nervensystem notwendig. Eine Tabelle bei Plattig 1995, 4f macht deutlich, über welche Sinne der Mensch verfügt und durch welche physiologischen Vorgänge diese auf Wahrnehmungsangebote reagieren können.

Allen Sinnen eines Menschen ist gemeinsam, dass sie in der Kindheit und frühen Jugend besonders gut ausgeprägt sind und im Erwachsenenalter nachlassen. In der Regel werden die Sinne eines Menschen in Fern- und Nahsinne unterteilt. Zu den Fernsinnen gehören: Sehen, Hören und Riechen; zu den Nahsinnen Schmerzempfinden, Gleichgewicht, alle Empfindungen der Haut sowie das Schmecken.

Exemplarisch am Beispiel Schmecken und Riechen soll die Bedeutung der Sensorik für das Essen, Trinken und Schlucken deutlich gemacht werden.

Riechen und Schmecken sind zwei Sinnesbereiche, die nicht voneinander zu trennen sind. Im Bereich des Essens und Trinkens spielt das Riechen eine vorbereitende Rolle für diese Tätigkeit. Wie in der oben genannten Tabelle deutlich wird, nehmen sowohl die Riech- als auch die Geschmackszellen chemische Stoffe auf, die entweder durch die Atemluft oder aber durch den Speichel gelöst werden (vgl. Kapitel 3.6.1.3, Abbildung 10).

Nicht nur vor der Einnahme von Speisen und Getränken sondern auch während des Essen und Trinkens sind Schmecken und Riechen eng verbunden. „Nahrungsmoleküle mit ihren Geruchseigenschaften gelangen nämlich stets vom Schlund aus durch die hintere Nasenöffnung auch an die Riechsensoren (...) in der Nasenkuppel" (Plattig 1995, 8). Der Gesamteindruck von Geruch und Geschmack wird als ‚Aroma' einer Speise oder eines Getränks bezeichnet.
Der Mensch wird mit ca. 10.000 Geschmackszellen geboren. Diese verringern sich bis ins hohe Erwachsenenalter.
Auf der Zunge finden sich etwa die Hälfte der Geschmacksknospen, die je nach Spezialisierung für eine Geschmacksqualität (süß, sauer, bitter, salzig) auf einem bestimmten Teil der Zunge angeordnet sind[46].

Zusätzlich zu den Geschmackszellen auf der Zunge finden sich noch solche Zellen in der Schleimhaut der Wangen, des Gaumens, des Kehlkopfes, in der Speiseröhre hinunter bis zum Mageneingang. Neben dem Geschmack werden im Mund auch noch die Beschaffenheit der Speisen und Getränke, also Gewicht, Temperatur und Druck der Speisen und Getränke über die Schleimhautzellen geprüft. Diese Eindrücke werden über Nervenbahnen direkt an das Gehirn weitergeleitet. Erst in Verbindung aller sensorischen Eindrücke entsteht der Geschmack einer Speise oder eines Getränks. Geschmack ist somit auch von der sensorischen Beschaffenheit einer Speise abhängig. Dies macht sich die Lebensmittelindustrie z.B. bei der Herstellung von Süßstoffen zu Nutze.

---

[46] In Asien wird noch einen fünfte Geschmacksqualität hinzugefügt: ‚uami'. Damit wurde ursprünglich die geschmacksverstärkende Wirkung des Seetangs bezeichnet. Heute wird der im Seetang vorhandene geschmacksverstärkende Stoff chemisch isoliert und ist als ‚Glutamat' bekannt. Glutamat bildet der menschliche Körper auch selbst und dient hier als Botenstoff zur Informationsübertragung zwischen den Nervenzellen (vgl. Plattig 1995, 36).

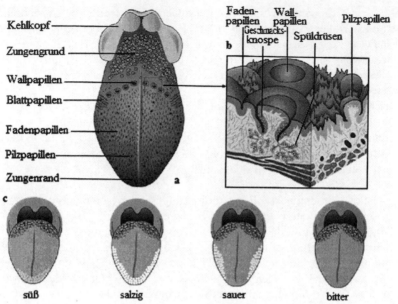

Abbildung 16: ,Repräsentation von Geschmacksqualitäten' (Schwegler 1996, 249)

Die Erforschung des Geruchs ist aufgrund der physiologischen und physika-
lisch-chemischen Voraussetzungen ungleich schwerer als die des Geschmacks
und deshalb noch nicht ganz so gut erforscht wie das Schmecken (vgl. Plattig
1995, 8ff).
Für das Essen, Trinken und Schlucken ist von Bedeutung, dass Speisen und Getränke zuerst errochen und damit auf ihre Verträglichkeit für den Körper überprüft werden, bevor sich Geschmack und Geruch über die Verbindung von
Mund- und Nasenhöhle zu einem Aroma verbinden.
Insgesamt ist darauf hinzuweisen, dass gerade das Riechen und Schmecken, sowie der gesamte sensorische Eindruck – besonders verbunden mit ästhetischer
Präsentation von Speisen und Getränken und dem Hand-Mund-Kontakt – bei der
Förderung von Menschen mit schweren neurologischen Erkrankungen häufig
vernachlässigt werden.

Selbstverständlich können auch beim Riechen, Schmecken und Ertasten wie bei allen anderen Sinneseindrücken Störungen bei einer neurologischen Erkrankung vorliegen[47].

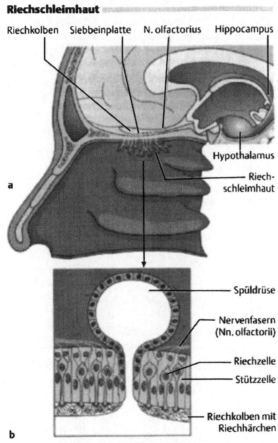

Abbildung 17: ‚Geruch' (Schwegler 1996, 460)

---

[47] Zur Vertiefung des Wissens über Riechen und Schmecken bietet sich an: Plattig: ‚Spürnasen und Feinschmecker' 1995. Zur Vertiefung des Wissens über Sensorische Vorgänge und Integrationsprozesse im Zentralen Nervensystem: Ayres: Bausteine der kindlichen Entwicklung. [3]1998

Sensorik des Gesichts und des Mundes

Wie schon im vorangegangen Kapitel (3.5.3) erwähnt, bilden sich aus dem selben embryonalen Keimblatt Hände und Füße heraus und der Embryo bewegt seine Hände und Füße schon im Mutterleib intensiv.

Für die Förderung des Essens, Trinkens und Schluckens ist von besonderer Bedeutung, dass das Gesicht und der Mundbereich neben den Händen und Füßen besonders sensorisch aufnahmefähige und damit empfindliche Bereiche darstellen. „Die Mund-/ Nasenzone gehört zu den wahrnehmungsstärksten Körperzonen. Im Vergleich zum Rücken finden wir im Mund- und Nasendreieck mehr als die 100fache Anzahl von Tastkörperchen" (Bienstein und Fröhlich1991, 84).

Die Bedeutung dieser Körperbereiche wird auch in der folgenden Darstellung des ‚Homunculus', der die Repräsentation der einzelnen Körperbereiche in der motorischen und sensorischen Hirnrinde darzustellen versucht, deutlich.

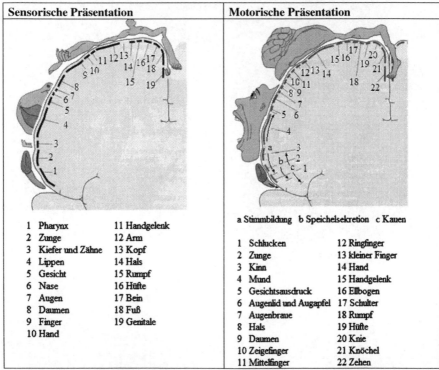

Sensorische Präsentation		Motorische Präsentation	
1 Pharynx	11 Handgelenk	a Stimmbildung b Speichelsekretion c Kauen	
2 Zunge	12 Arm	1 Schlucken	12 Ringfinger
3 Kiefer und Zähne	13 Kopf	2 Zunge	13 kleiner Finger
4 Lippen	14 Hals	3 Kinn	14 Hand
5 Gesicht	15 Rumpf	4 Mund	15 Handgelenk
6 Nase	16 Hüfte	5 Gesichtsausdruck	16 Ellbogen
7 Augen	17 Bein	6 Augenlid und Augapfel	17 Schulter
8 Daumen	18 Fuß	7 Augenbraue	18 Rumpf
9 Finger	19 Genitale	8 Hals	19 Hüfte
10 Hand		9 Daumen	20 Knie
		10 Zeigefinger	21 Knöchel
		11 Mittelfinger	22 Zehen

Abbildung 18: ‚Sensorische und motorische Repräsentation in der Hirnrinde' (Schwegler 199, 399)

In einer Befragung meiner Seminarteilnehmer gaben über 95% das Gesicht und insbesondere die Mundregion als besonders empfindliche Bereiche an (vgl. Anlage 1).

Es sollte deutlich werden, dass der Gesichts- und insbesondere der Mundbereich sensorisch sehr empfindliche Körperregionen sind. Dieses ist bei der Förderung des Essens, Trinken und Schluckens unbedingt zu berücksichtigen.

3.6.1.6 Motorik

Abschließend zu den Ausführungen dieses Kapitels soll noch die Bedeutung der Motorik für das Essen, Trinken und Schlucken angerissen werden.
Bewegungsabläufe werden über verschiedene, zusammenspielende Gehirnareale gesteuert.

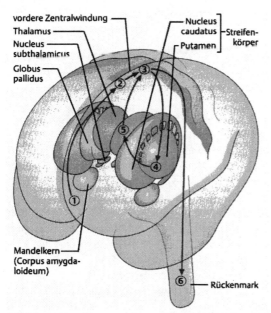

Abbildung 19:   ,Vorwegnahme des wahrscheinlichen Bewegungsablaufs durch das Gehirn' (Schwegler 1996, 401)

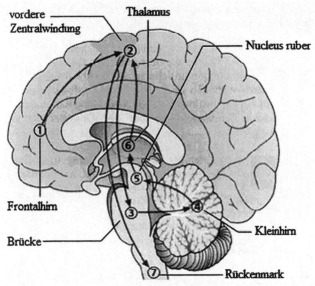

Abbildung 20:   ,Planung von Bewegung durch Einbezug des Kleinhirns' (Schwegler 1996, 403)

Wie schon erwähnt (vgl. Kapitel 3.5.3.2 und 3.5.3.3) werden viele Bewegungs-abläufe in frühester Kindheit auf reflektorische Bewegungen aufgebaut. Gleich-zeitig sind motorische und sensorische Entwicklung nicht voneinander zu tren-nen. Es wird an dieser Stelle deutlich, dass die Bewegungen beim Essen, Trin-ken und Schlucken eng mit den Bewegungen des gesamten Körpers verbunden sind. Die Bewegungen beim Essen, Trinken und Schlucken sind feinmotorische Bewegungen, die entwicklungsphysiologisch erst dann ausgeführt werden kön-nen, wenn diese Bewegung im Körper schon grobmotorisch vorhanden ist (z.B. die mahlende Kieferbewegung kann erst vollständig stattfinden, wenn das Kind den gesamten Körper um seine eigene Achse drehen kann (vgl. Tabelle 5). Da-bei beschreibt das Konzept zur Bewegungsförderung nach Bobath (Bobath-Konzept) folgende Grundvoraussetzungen für einen so genannten ,normalen' Bewegungsablauf:

- „ ,*Normale' Bewegungsmuster*, die teils angeboren und vom zentralen Nervensystem vorgegeben sind, teils den persönlichen Bewegungsdrang aus innerem Antrieb zum Ausdruck bringen;
- eine angemessene Muskelspannung, auch *Muskeltonus*[48] genannt;
- ein gut aufeinander abgestimmtes Zusammenspiel der Muskulatur, die *Koordination;*
- eine deutliche Empfindsamkeit für Bewegungen und Körperhaltungen, die *sensorische Rückmeldung"* (Stemme und v. Eickstedt 1998, 20).

Im Erwachsenenalter sind die Bewegungen des Essens, Trinkens und Schluckens automatisiert, d.h. sie laufen häufig unbewusst ab. Menschen essen und trinken ohne nachzudenken die Speisen und Getränke auf die sie gerade Lust haben oder die ihnen zur Verfügung stehen.

Bei einer schweren neurologischen Erkrankung können alle der vier aufgezeigten Bewegungsmodalitäten gestört sein:

- Die so genannten ,normalen Bewegungsmuster' können durch die Verletzungen des zentralen und peripheren Nervensystems unterbrochen werden und zwar so, dass selbst automatisierte Bewegungen nicht mehr möglich sind.
- Der Muskeltonus kann noch einmal unterteilt werden in Ruhetonus (bei entspannter Lage z.B. auf dem Rücken oder Bauch) und Aktivitätstonus (Haltungs-/ Bewegungstonus). Tonusveränderungen können aufgrund neurologischer Erkrankungen auftreten. Bewegungen sind dann sowohl bei zu hoher als auch bei zu niedriger Muskelspannung für den betroffenen Menschen sehr erschwert oder unter Umständen nicht möglich.
- Die Koordination von Bewegungen wird im Zentralen Nervensystem gesteuert, das bei einer schweren neurologischen Erkrankung in der Regel verletzt ist.

---

[48] Der Muskeltonus ist mit dem gesamten Haltungs- und Bewegungsapparat verbunden und es findet aufgrund der Bewegungen des Körpers eines Menschen ein ständiges austarieren der Körperspannung in einzelnen Muskelsegmenten statt. Dieser Prozess läuft über das Zentrale Nervensystem ab.

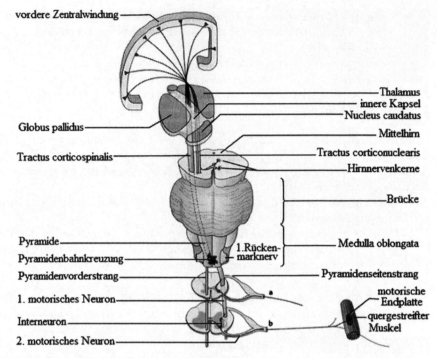

vordere Zentralwindung

Thalamus
innere Kapsel
Nucleus caudatus

Globus pallidus

Mittelhirn

Tractus corticospinalis

Tractus corticonuclearis
Hirnnervenkerne

Brücke

Pyramide
Pyramidenbahnkreuzung
Pyramidenvorderstrang
1. motorisches Neuron
Interneuron
2. motorisches Neuron

1.Rücken-
marknerv

Medulla oblongata

Pyramidenseitenstrang

motorische
Endplatte
quergestreifter
Muskel

Abbildung 21:   ‚Ablauf des Befehls zur Muskelspannung' (von der vorderen Zentralwindung
zum Muskel) (vgl. Schwegler 1996, 405)

Eine gelungene Bewegungskoordination ist zusätzlich davon abhängig, dass das
jeweilig verbundene Muskelpaar gegenseitig entspannen und anspannen kann.
Durch eine neurologische Erkrankung kann die Koordination der Bewegungen
im zentralen Nervensystem gestört sein. Dadurch kann die Koordination von
Bewegungen für das Essen, Trinken und Schlucken (z.B. Zungenbewegungen,
Lippenbewegungen, Kieferbewegungen) sehr erschwert sein.

- Die sensorische Rückmeldung gelingt dann, wenn im zentralen Nervensystem das Empfinden für Bewegung und Veränderung verarbeitet werden kann. Dabei sind Bewegungen und Empfindungen untrennbar miteinander verbunden und bedingen sich gegenseitig.

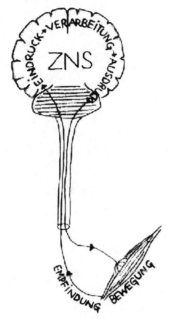

Abbildung 22: ‚Bewegung und Empfindung' (Stemme und v. Eickstedt 1998, 39)

Sind im Zentralen Nervensystem durch eine neurologische Erkrankung die Möglichkeiten der Verarbeitung des Zusammenspiels von Empfindungen und Bewegungen in den Körperbereichen, die für das Essens, Trinken und Schlucken zuständig sind, gestört, kann der betroffene Mensch nicht mehr adäquat Speisen und Getränke zu sich nehmen oder seinen Speichel erspüren und schlucken.

Abschließend versucht das nachfolgende Schaubild noch einmal zu verdeutlichen, welch ein komplexer organischer Prozess das Essen, Trinken und Schlucken darstellt:

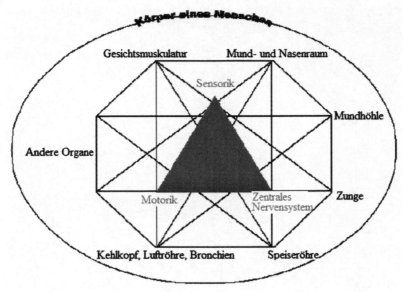

Abbildung 23:   ‚Komplexität von Essen, Trinken und Schlucken' (eigener Entwurf)

3.6.2 Phasen beim Essen, Trinken und Schlucken

Schlucken ist in der medizinischen Literatur wie folgt definiert: „Der teils willkürliche, teils unwillkürliche Vorgang (...) zur Beförderung der Nahrung (und des Speichels) aus
der Mundhöhle in den Magen" (Roche Lexikon Medizin [3]1993, 1485f). Der
Schluckvorgang wird zur Systematisierung in drei Kernphasen unterteilt: die
orale, pharyngeale und ösophageale Phasen (vgl. z.B. Schalch [5]1999, 19ff;
Neumann [2]1999, 14ff).

Essen, Trinken und Schlucken ist jedoch mehr als nur der physiologische Vorgang des Schluckens von Nahrung oder Speichel vom Mund in den Magen. Dies
wird jedoch in der Literatur zur neurogenen Dysphagietherapie nur von Coombes (1996, 138ff) berücksichtigt. Alle anderen Autoren verwenden die klassischen Einteilungen (vgl. z.B. Schalch [5] 1999; Bartolome [2]1999, 181ff). Nach
dem Schluckvorgang ablaufende Prozesse, die mit diesem aber unmittelbar verbunden sind, wie die Verdauung oder die Zahnpflege nach den Mahlzeiten, werden in der Literatur zur neurogenen Dysphagietherapie und der Einteilung der
Phasen des Schluckens gar nicht berücksichtigt.

Aus den genannten Gründen wird im Rahmen der vorliegenden Arbeit die klassische Einteilung zur Beschreibung des physiologischen Vorgangs des Essens, Trinkens und Schluckens von mir wie folgt erweitert:

Phase	Geschehnisse	Bild/ Foto
I) Bedürfnis zum Essen, Trinken und Schlucken entsteht	Jedem Essen und Trinken geht diese Phase voraus. Das Bedürfnis zum Essen, Trinken und Schlucken wird z.B. durch: a) Physiologische Vorgänge: Hunger, Durst, Speichelansammlung im Mund b) soziokulturelle Vorgänge: (z.B. eine bestimmte Situation weckt Assoziation zu bestimmten Speisen und Getränken und Appetit/ Hunger) geweckt; Speisen oder Getränke werden visuell oder olfaktorisch wahrgenommen und das Bedürfnis danach geweckt. Beim Anblick und Geruch von oder bei der Erinnerung an Speisen und Getränke, bereitet sich der Körper auf die Speise vor. Dies geschieht durch Ausrichtung des gesamten Körpers zur Speise hin. Die sensorische und motorische Vorbereitung zur Nahrungsaufnahme wird z.B. deutlich in der Vermehrung des Speichels und der Verdauungssäfte. Dies kann auch geschehen, ohne dass die Speisen und Getränke schon vorbereitet oder vorhanden sind (vgl. Schwegler 1996, 261; Plattig 1995, 105).	
II) Präorale Vorbereitungsphase	Stellt den Beginn der eigentlichen motorischen und sensorischen Aktivität für das Schlucken dar. Der Körper wird für die Aufnahme von Speisen genau ausgerichtet. Die Speisen werden visuell und olfaktorisch wahrgenommen, mit der Hand oder mit dem Essgeschirr aufgenommen und in Richtung Mund geführt. Im Mund beginnt eine noch stärkere Speichelproduktion.	

Phase	Geschehnisse	Bild/ Foto
III) Orale Vorbereitungsphase	Die Speise wird an den Mund gebracht, dieser öffnet sich. Dann wird die Speise auf den vorderen bis mittleren Teil der Zungenoberfläche gelegt. „Dort wird sie über verschiedene Rezeptoren in Bezug auf Beschaffenheit, Geruch, Geschmack und Volumen analysiert. Die Lippen werden geschlossen und verhindern damit, dass die Speisen aus dem Mund rutschen. Die Zunge schiebt die Speise zwischen die Zahnreihe der präferierten Seite, die individuell verschieden ist (...). Nun setzen die Kaubewegungen ein, d.h. die Speise wird zerkleinert. Beim Kauen führt der Kiefer asymmetrische, halb reflektorische, halb bewusste, teils öffnende, teils schließende und teils rotatorische Bewegungen aus. Die Zunge begleitet diese, indem sie a) die Speise mit dem Speichel vermischt und b) sie bald zwischen die linke und bald zwischen die rechte Zahnreihe schiebt. Mit ihren seitlichen Rändern verhindert sie das Hinuntergleiten der Speiseteile in die seitlichen Mundtaschen. Die Lippen- und Wangemuskulatur begleitet mit koordinierten Kontraktionen dieses Bemühen" (Schalch [5]1999, 20). Bei diesen Bewegungen formen die Bewegungen des Kiefers, der Zunge und der Wangentaschen einen Bolus, der langsam auf das hintere Drittel der Zunge und damit in den Rachen geschoben wird.	
IV) Orale Phase	"Die Zungenränder und der Mundboden kontrahieren sich. Wellenförmige, sich von vorn nach hinten zum Zungenrücken fortsetzende Bewegungsimpulse setzen ein. Dabei wird der Speisebolus immer weiter in Richtung des weichen Gaumens transportiert. In diesem Moment schließt das gehobene Gaumensegel an den hinteren Teil der Pharyngealwand an (Verschluss des Durchgangs vom Mund zu den Nasenräumen) und die Zunge wird zu einer Art Gleitwanne. Bis zu diesem Punkt kann der Bolus noch willkürlich manipuliert werden" (Schlach [5]1999, 22).	

Phase	Geschehnisse	Bild/ Foto
V) Pharyngeale Phase	Dies ist die komplexeste und für die Vermeidung von Schluckstörung wichtigste Phase beim Schlucken, die ausschließlich durch körpereigene Reflexe gesteuert wird. "Wie beschrieben wird der Schluckreflex ausgelöst, sobald der Bolus die vorderen Gaumenbogen passiert. (...) Hier sei auch festgehalten, dass (..) die vorderen Gaumenbögen im unteren Drittel als die sensibelsten Stellen zur Auslösung des Schluckreflexes gelten, dass es aber daneben weitere Areale dafür gibt, z.B. am Zungengrund, an der hinteren Pharynxwand, auf der Epiglottis, in den Vallecularräumen, im Larynx usw. Das Gleiten [des Bolus] durch den Pharynx, der gleichzeitig Durchgangspassage für Luft und Nahrung ist, geschieht sehr rasch und wird durch ruckartige Aufwärts-Rückwärtsbewegungen der Zunge eingeleitet. In diesem Moment wird auch der Larynx von oben vorne unter die Zunge geschoben, das Hyoideum (Zungenbein) bewegt sich nach vorne oben, und der Kehldeckel schließt sich. (...) Dieser Vorgang kann von außen ertastet werden (...) Dabei strecken sich die Pharynxmuskeln (deren Zwischenräume mit lockerem Bindegewebe ausgefüllt sind, und die von einer Schleimhaut überdeckt ist, sich leicht in Breite und Länge auszudehnen vermögen) und bewegen sich gleichzeitig peristaltisch nach unten. Der Speisebrei rutscht beidseitig über (und in) die Vallecularräume (Hauttaschen an der Zungenwurzel), weiter über die Rille der Epiglottis (Kehldeckel), die sich aufgrund folgender drei Faktoren schließen: a) infolge des Gewichts des fallenden Bolus, b) durch abwärts ziehende Muskelkraft (z.B. des Aryepiglottis-Muskels) und c) durch die Kombination des Druckes, der sich aus der Kraftwirkung des sich hebenden Larynx und des sich gleichzeitig nach hinten bewegenden Zungenbodens ergibt. Unter der Epiglottis schießen sich ebenfalls die falschen und echten Stimmlippen. Die letzteren bilden den Haupt-	

Phase	Geschehnisse	Bild/ Foto
	verschluss gegen das Eindringen von Nahrung in die Trachea (Luftröhre). Die Speisebolusteile gleiten über die geschlossene Epiglottis weiter über (und in) die Sinus piriformes (Hauttasche am Eingang zum Ösophagus) und vereinigen sich wieder. Der obere Sphinktermuskel des Oesophagus öffnet sich, sobald die Speise durch den Hypopharynx gleitet und damit die ösophageale Phase (...) ein. Der Atmungsvorgang ist dabei für fast eine Sekunde unterbrochen" (Schalch 51999, 22ff).	
VI) Ösophageale Phase	„Der Speisbrei tritt nun durch den geöffneten und entspannten Cricopharyngeus Muskel (oberer Sphinkter der Speiseröhre) in den Ösophagus (...) und wird durch dessen (sich im oberen Drittel befindliche) quergestreiften-Muskulatur mittels peristaltischer Bewegungen durch den zweiten Sphinkter in den Magen befördert. Normalerweise bleibt beim Schluckvorgang kaum etwas oder nur wenig vom hinuntergleitenden Nahrungsbrei an den pharyngealen Wänden hängen. Oft folgen eine, zwei weitere Schluckbewegungen dem Schlucken mit der Speise nach, was man als so genanntes „Nachschlucken zum Reinigen der Kehle" bezeichnet. (....) Eine Speise braucht etwa drei bis neun Sekunden für die Streckung vom Ösophagusmund bis zum Eingang des Magens" (Schalch ^{5}1999, 25).	
VII) Beendigung des Essens, Trinkens und Schluckens	Im Magen setzt bei Eintreffen des Bolus dann mit Hilfe der Verdauungssäfte die Verdauung (siehe Tabelle Punkt I) ein. Die in der Tabelle beschriebenen Phasen I bis VI werden dann beendet, wenn das Bedürfnis zum Essen, Trinken und Schlucken nicht mehr besteht. Dies kann verschiedene Gründe haben: a) es besteht kein Hunger/Durst/Appetit mehr, b) die Speisen werden aus verschiedenen Gründen nicht als angemessen empfunden, c) andere Faktoren Bei den täglichen Hauptmahlzeiten schließt sich an die Beendigung des Essens und Trinkens, je nach soziokulturellem Kontext, die Zahnpflege an.	

Tabelle 8:   ‚Erweiterung der Phasen des Essens, Trinkens und Schluckens' (eigener Entwurf)

Es wird deutlich, dass der physiologische Vorgang des Essens, Trinkens und Schluckens immens komplex ist und, dass „der Schluckvorgang selbst (..) von außen nicht beobachtet werden [kann]; er spielt sich (...) im Verborgenen ab. Das einzige, was wir sehen, ist die Auf- und Ab-Bewegung des Kehlkopfes, (...). Ertasten können wir unter dem Unterkiefer die Anspannung der Muskulatur, und wir hören manchmal schlucktypische Geräusche, wenn Luftblasen oder Schaum durch enge Spalten gedrückt werden" (Diesener 1998, 13).

In **jeder** der in der Tabelle beschriebenen Phasen kann es zu Störungen des Essens, Trinkens und Schluckens, z.B. ausgelöst durch neurologische Erkrankungen, kommen. Man spricht dann von einer Schluckstörung bzw. in der medizinischen Fachterminologie von einer ‚Dysphagie'. Diese ist in der medizinischen Literatur wie folgt definiert: „Unter einer Dysphagie versteht man eine Störung des Schluckens von fester und/ oder flüssiger Nahrung vom Mund in den Magen" (Böhme [3]1997, 262). Diese Definition ist aufgrund der aufgezeigten Erkenntnisse zum Essen, Trinken und Schlucken für die vorliegende Arbeit nicht ausreichend. Eine Definition von Störungen des Essens, Trinkens und Schluckens sollte meines Erachtens Folgendes berücksichtigen:

- Essen, Trinken und Schlucken sind *aktive* Prozesse eines Menschen, die mehr beinhalten als das Abschlucken von Nahrung in den Magen (vgl. Tabelle 8).
- Essen, Trinken und Schlucken kann auch schon *vor* dem eigentlichen Prozess des Schluckens in verschiedenen Bereichen beeinträchtigt sein.

Im Rahmen dieser Arbeit wird eine Störung des Essens, Trinkens und Schluckens wie folgt definiert:

Essen, Trinken und Schlucken ist dann gestört, wenn ein Mensch Speisen, Getränke nicht oder nicht problemlos wahrnehmen und/oder in den Mund führen kann oder wenn er Speisen und Getränke sowie seinen Speichel nicht oder nicht problemlos vom Mund in den Magen abschlucken kann.

Wichtige Hinweise auf eine durch neurologische Erkrankungen bedingte Schluckstörung können sein:

- Probleme mit der Körperhaltung
- Probleme mit der Kontrolle der peripheren Körperteile (besonders der Arme, der Hände und des Kopfes).
- Probleme mit der Wahrnehmung der Speisen und Getränke mit Hilfe der Fernsinne (besonders Sehen und Riechen).
- Speichelfluss aus dem Mund.
- Ansammlung von Speiseresten im Mund.

- Würgen und Husten (bei Menschen mit schweren neurologischen Erkrankungen und Kooperationsstörungen meist nicht vorhanden).
- Lähmungen und Sensibilitätsstörungen.
- Kein oder sehr verzögertes Schlucken.
- Drooling (Austritt von Nahrung aus dem Mund).
- ...

(vgl. Eifert 2003, 21 und Böhme [3]1997, 262).

Anhand dieser Aufzählung wird deutlich, dass mit Problemen des Essens, Trinkens und Schluckens auch die Beeinträchtigung der soziokulturellen Teilhabe beim Essen und Trinken verbunden sein kann.

3.6.3 Zusätzlich mögliche Problematiken bei Störungen des Essens, Trinkens und Schluckens bei Menschen mit schweren neurologischen Erkrankungen im Koma und in den frühen Komaremissionsphasen

Verursacht durch eine neurologische Erkrankung kommen zu den genannten Problematiken des Essens, Trinkens und Schluckens noch einige weitere zentrale Probleme hinzu, die direkt die Förderung des Essens, Trinkens und Schluckens betreffen und mit welchen der Pädagoge unbedingt vertraut sein muss.

3.6.3.1 Aspiration

Allgemein wird ,Aspiration' im medizinischen Kontext als die Einatmung von Fremdstoffen definiert (vgl. Roche Medizinisches Lexikon [3]1993, 121 und Pschyrembel [257]1994, 126). „Ein zusätzliches klinisches Symptom einer Dysphagie ist die **Aspiration,** wobei es zu einem Eindringen von Nahrung und Speichel in das tracheobronchiale System unterhalb der Glottisebene[49] kommt" (Böhme [3]1997, 263). Menschen mit schweren neurologischen Erkrankungen aspirieren z.B. wegen der in Kapitel 3.2.4 vorliegenden Problematiken, sowie der damit einhergehenden motorischen und sensorischen Probleme in den Phasen, die in Kapitel 3.6.2, Tabelle 8 beschrieben sind.

Eine Aspiration wird für einen erkrankten Menschen dann zur Gefahr, wenn diese unbemerkt bleibt (stille Aspiration; vgl. Tabelle 9). Dann wird die Funktion der Lunge durch eindringende Fremdpartikel (z.B. Speisereste) gefährdet (vgl.

---

[49] Glottis: Der aus beiden Stimmbändern bestehende Stimmapparat oder nur die von ihnen gebildete Stimmritze (vgl. Pschyrembel [257]1994, 233).

Schröter-Morasch [2]1997, 159f). Es kann durch diese eindringenden Fremdpartikel zu mechanischen Verletzungen und bakteriellen Entzündungen kommen. Als von außen beobachtbare Anzeichen der Aspiration werden genannt:

„Direkte Symptome (während des Speichelschluckens, beim Essen und Trinken beobachtbar):
- Aspiration kleiner Partikel/Mengen
  o Gurgelnde Atemgeräusche, (...).
  o Bei ausreichend weitem Tracheostomea; Partikel im abgesaugten Trachealsekret.
- Aspiration größerer Partikel/ Mengen:
  o Dyspnoe, (..) Keuchen.
  o Zyanose, Tachykardie.
  o Bei ausreichend weitem Tracheostomea; Partikel im abgesaugten Trachealsekret.

Indirekte Symptome (nicht in unmittelbaren Zusammenhang mit dem Schlucken auftretend):
- Verstärkte Verschleimung, (...).
- Unklare Temperaturerhöhung.
- Stimmveränderung.
- Kurzatmigkeit.
- Bronchitis, Pneumonie, Lungenabszess
- Chronisch obstruktive Lungenveränderungen" (Schröter-Morasch [2]1999, 158)

Im Kontext der klinischen Dysphagietherapie wird die Aspiration in fünf Schweregrade unterteilt:

Schweregrad	Aspiration
0	Keine Aspiration
I	Gelegentliche Aspiration bei erhaltenem Hustenreflex
II	Permanente Aspiration bei erhaltenem Hustenreflex Oder: gelegentliche Aspiration ohne Hustenreflex bei gutem willkürlichen Abhusten
III	Permanente Aspiration ohne Hustenreflex mit gutem willkürlichen Abhusten
IV	Permanente Aspiration ohne Hustenreflex, ohne willkürliches Abhusten (so genannte ‚Stille Aspiration')

Tabelle 9: ‚Schweregrade der Aspiration' (vgl. Schröter-Morasch 1996 in Bartolome [2]1999, 132, einf. in Klammern A.D.)

Bei der Förderung des Essens, Trinkens und Schluckens von Menschen mit schweren neurologischen Erkrankungen im Koma und den frühen Komaremissionsphasen ist die Aspiration mit dem Schweregrad IV besonders hervorzuheben, weil lange Zeit die lebensgefährdende Bedeutung der so genannten ‚Stillen Aspiration' nicht bekannt war und diese noch immer relativ häufig übersehen wird und weil diese Art der Aspiration nur durch invasive Diagnostik (endoskopische Dysphagiediagnostik[50]) abgeklärt werden kann. Die stille Aspiration bedeutet in zweifacher Hinsicht eine Gefährdung des erkrankten Menschen:

- „Die Aspiration kann übersehen werden.
- Das eingedrungene Material wird nicht wieder hinausbefördert und kann in tiefere Atemwege gelangen" (Schröter-Morasch [2]1999, 158).

„Häufiger und wegen meist geringer Initialsymptome bedrohlicher sind stille Aspiration von Speichel und Mageninhalten" (v. Wedel-Parlow und Kutzner 1999, 70). Auf eine stille Aspiration weisen vor allem immer wiederkehrende Fieberschübe und Lungenentzündungen hin (vgl. Eifert 2003, 20). „Die relativ unspezifischen Zeichen pulmonaler Komplikationen werden häufig nicht als aspirationsbedingt erkannt" (Schröter-Morasch [2]1997, 158).

Im klinischen Bereich wird die Aspiration zusätzlich in drei Formen unterteilt:

„1. Die „**prädeglutitive**" Aspiration, das heisst, eine Aspiration **vor** Triggerung des Schluckreflexes.

2. Die „**intradeglutitive**" Aspiration, die **während** der Triggerung des Schluckreflexes auftritt.

3. Die „**postdeglutitive**" Aspiration **nach** Triggerung des Schluckreflexes" (Hannig und Wuttge-Hannig [2]1999, 65-110).

---

[50] Zur endoskopischen Dysphagiediagnostik findet sich ein erklärender Artikel von Schleep in der Zeitschrift Not 5/1998, 60-62.

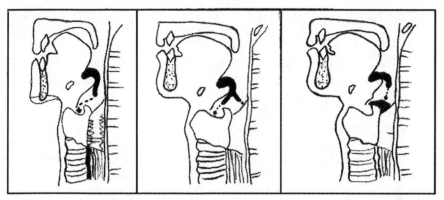

Abbildung 24:   ‚Aspirationsmöglichkeiten' (eigener Entwurf)

Bei Menschen mit schweren neurologischen Erkrankungen sind in den in Kapitel 3.6.2, Tabelle 9 genannten Phasen III bis VII Aspirationen möglich. Es ist denkbar, dass ein erkrankter Mensch sowohl vor dem Schlucken als auch während des Schluckens und nach dem Schlucken aspiriert oder bei allen Möglichkeiten. Deshalb ist eine Tracheotomie für neurologisch schwer erkrankte Menschen häufig unumgänglich.

„Schluckstörungen und Aspirationsgefahr erfordern in der Frühphase meist Tracheotomie und Anlage einer PEG-Sonde. Ziel der weiteren Rehabilitation ist, beides wieder rückgängig zu machen" (v. Wedel-Parlow und Kutzner 1999, 71).

3.6.3.2   Tracheotomie

Die Tracheotomie wird im medizinischen Kontext wie folgt definiert:

„Eröffnung der Luftröhrenvorderwand (...) im oberen Drittel zwecks Einführung einer Kanüle (>>Tracheotomiekanüle<<) bei Atemnotgefahr" (Roche Medizinisches Lexikon [3]1993, 1655). Zumeist kommen Menschen mit schweren neurologischen Erkrankungen schon tracheotomiert in eine Klinik für neurologisch-neurochirurgische Frührehabilitation.

Die Tracheotomie wird bei Menschen mit schweren neurologischen Erkrankungen aus verschiedenen Gründen (immer von einem Arzt) durchgeführt. Gründe können z.b. sein:

- Probleme mit der Atmung (z.B. zentrale Ateminsuffizienz, Schwäche der Atemmuskulatur, Lungeninsuffizienz, ...)
- Dysphagie und Aspiration
- ...

(vgl. Schröter-Morasch [2]1997, 161f)

Die Tracheotomie hat bei Menschen mit Problemen beim Essen, Trinken und Schlucken die Aufgabe „den gestörten Kehlkopfverschluss durch den Einsatz einer blockbaren Kanüle zu kompensieren sowie das Entfernen eventuell aspirierter Materialien durch Absaugen zu ermöglichen" (vgl. Schröter-Morasch [2]1997, 162).

„Auf internistischem Gebiet sind die genannten Probleme der Luftwege vorrangig (...). Viele tracheotomierte Patienten haben eine leicht chronische Tracheobronchitis, die zu Pneumonien und Atelektasen[51] führen kann. Hygiene beim Absaugen, Sekretverflüssigung mit Mukolytika, Vernebelung und Einsatz von Filtern (sog. feuchte Nasen) sind obligatorisch" (von Wedel-Parlow und Kutzner 1999, 70).

Die Tracheotomie wird mit einer Trachealkanüle versorgt. Dabei sind für die Förderung des Essens, Trinkens und Schluckens bei Menschen mit schweren neurologischen Erkrankungen im Koma und den frühen Komaremissionsphasen besonders blockbare Trachealkanülen[52] (eine Kanüle mit Manschette) von Bedeutung.

---

[51] Atelektase: Zustand verminderten bis fehlenden Luftgehaltes der Lungenalveolen (vgl. Roche Medizinisches Lexikon [3]1993, 125).

[52] Trachealkanülen werden von verschiedenen Herstellern angeboten und es liegt in der Entscheidung des zuständigen Arztes, welche Kanüle verwendet wird.

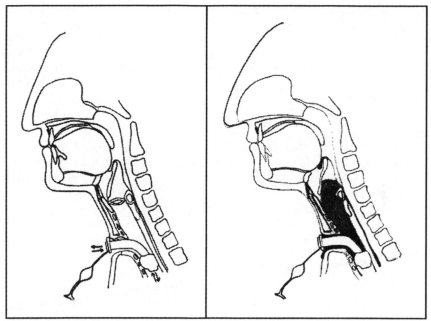

Abbildung 25: ‚Funktion der geblockten Trachealkanüle' (eigener Entwurf)

Durch die blockbare Kanüle wird der Raum zwischen Kanüle und Trachealwand abgedichtet und somit eine lebensbedrohliche Aspiration aber auch die Möglichkeiten der Stimmbildung verhindert. Das in die Luftröhre eingedrungene Material bleibt oberhalb der Blockungsstelle liegen und läuft zum Teil spontan aus dem Tracheostoma heraus. Zusätzlich müssen die meisten Menschen mit schweren neurologischen Erkrankungen abgesaugt werden. Dazu wird die Kanüle entblockt und mit Hilfe eines mechanischen Absaugegerätes das aufgestaute Material entfernt.

Ein Tracheostoma bzw. eine Trachealkanüle beeinträchtigt die oralgustatorische und die olfaktorische Wahrnehmung, sowie auch die Sensibilität des Kehlkopfes. „Die letzten Phasen des Schluckaktes werden durch den gestörten Trachealtubus beeinträchtigt" (v. Wedel-Parlow und Kutzner 1999, 71)[53].

---

[53] Eine ausführliche Beschreibung über den Umgang mit dem Tracheostoma und verschiedene Tracheostomen findet sich bei Schröter-Morasch [2]1997, 161ff. Schalch ([5]1999, 104ff) bietet zu diesem Thema sehr anschauliche Erklärungen.

3.6.3.3 Erbrechen

In der für diese Arbeit durchgesehenen Literatur zur Dysphagietherapie finden sich kaum Hinweise auf das Erbrechen von Menschen mit neurologisch schweren Erkrankungen, obwohl dies z.b. bei der Veränderung der Position häufig vorkommt. Erbrechen ist auch im Zusammenhang mit der Aspirationsgefahr nicht zu unterschätzen, weil durch diese neben angestauten Speisepartikeln auch Magensäure in die Lunge gelangen und diese zusätzlich schädigen kann (vgl. Kapitel 3.6.3.1).

„Ein häufiges Ereignis ist das Erbrechen. Eine Klärung ist manchmal schwierig, Ursachen können Hirndruck oder Störungen des Vestibulärapparates sowie des autonomen Nervensystems sein, aber auch Reflux und andere gastrointestinalen Störungen" (v. Wedel-Parlow und Kutzner 1999, 70).

Davies erklärt die Neigung zum Brechen ebenfalls durch mögliche Verletzungen des vestibulären Systems und Veränderungen in der Integration des Sehens sowie der körperlichen Wahrnehmung in den Gleichgewichtssinn (vgl. Davies 1995, 17).

Nach meinen Erfahrungen kann es gerade bei der Veränderung der Körperposition, z.B. um eine angemessenere Position für die Förderung des Essens, Trinkens und Schluckens vorzubereiten, bei zu schnellem Bewegen eines Menschen mit schweren neurologischen Erkrankungen zum Erbrechen kommen. Dies deutet ebenfalls auf die von den Autoren genannte Irritation des vestibulären Systems hin.

3.6.3.4 Reflux und Regurgation

Reflux ist allgemein definiert als ‚Rückfluss' (vgl. Pschyrembel [257]1994, 1307 und Roche Medizinisches Lexikon [3]1993, 1405).

Für Menschen mit schweren neurologischen Erkrankungen und Problemen des Essens, Trinkens und Schluckens spielt Reflux besonders im Zusammenhang mit Regurgation (Zurückströmen von Speisen in die Mundhöhle (vgl. Pschyrembel [257]1994, 1309) eine bedeutende Rolle, da hierdurch wiederum postdeglutitive Aspirationen mit Magensaft ausgelöst werden können. Diese Aspiration des Magensaftes ist für die menschlichen Atemwege eine besondere Bedrohung, die leicht zum Tode führen kann, weil hierdurch Säure in die Lunge gelangt, aber auch Bakterien, die sich in der Lunge besonders gut vermehren können, weil in der Lunge keine Möglichkeiten zur Abwehr derselben bestehen. Deshalb sollte auf die Möglichkeit eines bestehenden bzw. auf die Verhinderung des Refluxes besonders geachtet werden (vgl. Schröter-Morasch [2]1997, 160).

Grundsätzlich sollte bei einem bestehenden Reflux oder bei Verdacht auf Reflux der betroffene Mensch stets mit mindestens 30° erhöhtem Oberkörper gelagert werden.

3.6.3.5 Perkutane endoskopische Gastrostomie (PEG)

Die Perkutane (durch die Haut) endoskopische (mit Hilfe der Endoskopie) Gastrostomie (in den Magen führende) ist eine Weiterentwicklung der Nasensonde, die es nun mit Hilfe eines endoskopischen Eingriffs ermöglicht, die Nahrungssonde je nach Bedürfnis eines erkrankten Menschen direkt in den Magen, in den Zwölffingerdarm (duodenal) oder in den Dünndarm (jejunal) zu legen und deren Ende nicht, wie bei der nasogastralen Sonde im Gesicht aus der Nase herausragt, sondern an der Bauchdecke.

Die Anlage einer PEG-Sonde ist heute unproblematisch und erfolgt in der Regel durch einen kurzen endoskopischen Eingriff. Sobald abzusehen ist, dass ein erkrankter Mensch längere Zeit über Sonde ernährt werden muss, sollte eine PEG-Sonde angeboten werden, da diese viele Vorteile gegenüber der nasogastralen Sonde bietet.

„Die Anlage einer perkutanen endoskopischen Gastostomiesonde (PEG-Sonde) soll frühzeitig erfolgen, da nasogastrale Sonden im Rachen Brechreiz erzeugen können und ein Schlucktraining stören. Selten muss bei hartnäckigem Erbrechen eine jejunale Sonde gelegt werden. Oft dislozieren deren Sondenspitzen bei längerer Verwendung. Die heute verfügbare Sondenkost ist gut verträglich, Probleme sind meist durch Präparatewechsel zu beseitigen. Häufig ist bei Brechreiz Besserung durch Höherlagerung von Kopf und Oberkörper zu erreichen, was aber bei kontinuierlicher Sondengabe für den Patienten lästig wird (...). Überwiegend wird die Sondenkost heute kontinuierlich über eine Pumpe verabreicht. (...) Eine Medikamentengabe per Sonde ist in den meisten Fällen problemlos. Ausnahmen sind aber immer noch zu wenig bekannt und wohl auch wenig erforscht" (v. Wedel-Parlow und Kutzner 1999, 70f)[54].

---

[54] Ein ausführliches Kapitel zu Vor- und Nachteilen verschiedener Sonden findet sich bei Schröter-Morasch [2]1997, 171ff. Kellnhauser u.a. [9]2000, 405ff bietet ebenso vielfältig Informationen zum Thema Sonde. Weiter bieten die Hersteller von Sondennahrung (z.B. die Firmen Fresenius und Pfrimmer-Nutricia) kostenloses, anschauliches und auch für den Laien verständliches Informationsmaterial zu verschiedenen Arten von Sonden und auch Filme zur Parenteralen Endoskopischen Gastrostomie und zur enteralen Ernährung an.

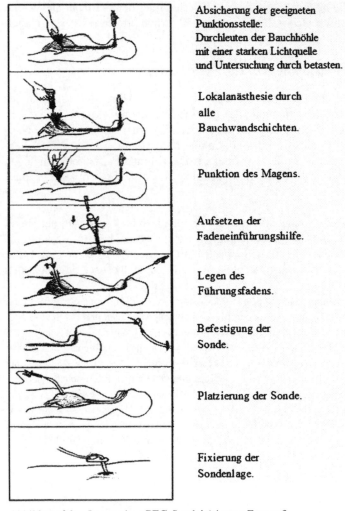

Absicherung der geeigneten
Punktionsstelle:
Durchleuten der Bauchhöhle
mit einer starken Lichtquelle
und Untersuchung durch betasten.

Lokalanästhesie durch
alle
Bauchwandschichten.

Punktion des Magens.

Aufsetzen der
Fadeneinführungshilfe.

Legen des
Führungsfadens.

Befestigung der
Sonde.

Platzierung der Sonde.

Fixierung der
Sondenlage.

Abbildung 26:   ‚Legen einer PEG-Sonde' (eigener Entwurf)

3.6.3.6 Andere mögliche Komplikationen

„Auf neurologischem Gebiet sind die weitaus häufigsten Komplikationen in der Frührehabilitation die Epilepsie und der Hydrozephalus, meist durch eine Malresorption bedingt. (...) Epi-

leptische Anfälle treten in der Frührehabilitation häufig erstmals auf" (von Wedel-Parlow und Kutzner 1999, 70). Hinzu kommen andere Problematiken wie Spastiken, Hemiplegien, Aphasien usw. auf die im Rahmen dieser Arbeit nicht weiter eingegangen werden kann. Pädagogen, die in diesem Feld arbeiten, sollten sich jedoch über diese Problematiken unbedingt informieren[55].

3.7 Förderung des Essens, Trinkens und Schluckens statt Dysphagietherapie

Es ist im Rahmen dieses einführenden Kapitels deutlich geworden, mit welchem speziellen, aber auch umfassenden Feld und mit welcher Zielgruppe sich die vorliegende Arbeit befasst. Weiter wurde deutlich, warum ich von der „Förderung des Essens, Trinkens und Schluckens von Menschen im Koma und den frühen Komaremissionsphasen" sprechen möchte und im Titel nicht die medizinischen Terminologien „Dysphagietherapie" und „komatöser Patient" aufgenommen habe. Für mich beinhaltet die Bezeichnung ‚Förderung des Essens, Trinkens und Schluckens' mehr die Bedeutung dieser Tätigkeit im gesamten Lebenskontext, auch im Bezug zum Überleben eines Menschen, als der Terminus ‚Dysphagietherapie', der lediglich den Aspekt der Schluckstörung in den Fordergrund stellt. Der heilpädagogische Terminus ‚Förderung' beinhaltet sowohl pädagogisch-interaktive Aspekte als auch entwicklungsphysiologische Aspekte. Durch die Terminologie ‚Essen, Trinken und Schlucken' wird verdeutlicht, was das eigentliche Ziel der Förderung ist, nämlich, dass ein Mensch wieder selbstständig essen, trinken und schlucken kann und ihm somit sowohl Genuss als auch vollständige sozio-kulturelle Teilhabe an seiner Mit- und Umwelt wieder ermöglicht wird. Im Zentrum dieser Arbeit steht somit Möglichkeiten zu finden einem Menschen das Wiedererlangen seiner Selbstständigkeit im Bereich des Essens, Trinkens und Schluckens aufgrund seiner vorhandenen Fähigkeiten zu ermöglichen und nicht eine Erkrankung, die geheilt werden muss (vgl. Kapitel 3.4.5; 3.5.1.4 und 3.5.2).

---

[55] **Zur Aphasie**: z.B. L. Lutz: Das Schweigen verstehen. Berlin, Heidelberg, New York [2]1996 oder M Grohnfeldt: Zentrale Sprach- und Sprechstörungen. Berlin 1993; **zur Spastik**: z.B. P. M. Davies: Wieder Aufstehen. Berlin, Heidelberg, New York 1995; **zur Hemiplegie:** z. B. P.M. Davies: Hemiplegie. Berlin, Heidelberg, New York [2]2002 oder L. Urbas: Pflege eines Menschen mit Hemiplegie nach dem Bobath-Konzept. Stuttgart 1996

Teil III

4 Zusammenschau der im deutschsprachigen Raum bekannten Konzepte zur Förderung des Essens, Trinkens und Schluckens und Analyse zweier Konzepte

4.1 Exkurs zur Einführung: Vorstellung des Bobath-Konzeptes[56] und des Ansatzes zur Förderung des Essens nach Helen Müller sowie der Bedeutung der Krankenpflege

In der medizinischen Literatur zur Dysphagietherapie findet sich folgendes Zitat: „Ausgehend von Nordamerika finden zusätzlich die Dysphagie-Lehre und ihre umfangreichen Behandlungsmöglichkeiten zunehmend an Verbreitung" (Böhme [3]1997, 7). Dieser Behauptung von Böhme muss dringend widersprochen werden, weil alle für diese Arbeit durchgesehenen Konzepte auf zwei Grundlagen zurückgreifen:
a) Das Bobath-Konzept
b) Das Konzept zur Förderung des Essens bei cerebralparetischen Kindern der Schweizer Logopädin[57] Helen Müller.

Müller baut auf dem Bobath-Konzept auf und wird sowohl in der deutschsprachigen als auch in der englischsprachigen Literatur (ausgehend von der Veröffentlichung Müllers in Finnie 1974) zum Thema erwähnt. Müller sollte somit als eine „Pionierin" der Förderung des Essens und der Dysphagietherapie für den deutsch- und englischsprachigen Raum berücksichtigt werden. Somit wurde nicht nur in Nordamerika wichtige Pionierarbeit für dieses Thema geleistet, sondern auch in Nordeuropa, besonders in England und der Schweiz (s.u.).

Zusätzlich sollte die Bedeutung der Krankenpflege für die Förderung des Essens, Trinkens und Schluckens nicht unberücksichtigt gelassen werden (vgl. Kapitel 4.1.3 und Kapitel 3.5.1.3).

---

[56] ,Konzepte' werden für die vorliegende Arbeit wie folgt definiert: Konzepte sind, in Anlehnung an den Begriff Konzeption ein Plan bzw. ein Entwurf (vgl. Kluge [22]1989, 403 und Duden [5]1982, 423) zur Vorgehensweise in der Therapie bzw. Förderung des Essens, Trinkens und Schluckens.

[57] Die Logopäden in der Schweiz sind universitär an heilpädagogischen Fakultäten ausgebildet, haben also, wie die deutschen Sprachheilpädagogen, einen pädagogisch-akademischen Hintergrund.

4.1.1 Die Bedeutung des Bobath-Konzepts

Helen Müller greift in ihren Ausführungen auf Erkenntnisse des in Berlin geborenen Ehepaares Bobath zurück. Karel Bobath war Neurologe und seine Frau Berta Bobath war Gymnastiklehrerin. Berta Bobath wurde bei C. Speads ausgebildet. Die Ansätze von Speads gingen auf die „harmonische Gymnastik" von Gindler zurück. Die Gymnastik von Gindler versucht, in Abgrenzung zu mechanischen Turnübungen, das Körperbewusstsein über Spüren und Experimentieren mit der Schwerkraft in Raum, Zeit und Bewegungsfluss zu vermitteln. Diese Überlegungen sind u.a. auch von reformpädagogischen Gedanken des ausklingenden 19. Jahrhunderts und beginnenden 20. Jahrhunderts beeinflusst.

Das Ehepaar Bobath emigrierte Ende der 1930er Jahre aus politischen Gründen nach England. Dort arbeitete Berta Bobath in einem Krankenhaus als Gymnastiklehrerin. Im Rahmen der Betreuung eines Mannes mit Halbseitenlähmung in Folge eines Schlaganfalls entwickelte sie ein Förderkonzept für neurologisch erkrankte Menschen. Dabei gelang es ihr als erste eine Behandlungsmöglichkeit zu entwickeln, die den Muskeltonus bei neurologisch erkrankten Menschen herabsetzt. Dies geschieht durch die Technik der Fazilitation, die genau auf die Reaktionen eines Menschen achtet und auf diese entsprechend eingeht. Dabei wird die Physiotherapie nicht als Übungsreihe betrachtet, sondern als individuelle Angebote, die für den Alltag des betroffenen Menschen von Bedeutung sein müssen. Mit Hilfe ihres Mannes gelang es Berta Bobath ihren Förderansatz auch medizinisch zu untermauern. Heute ist das Bobath-Konzept ein anerkanntes Konzept zur Förderung von Kindern und Erwachsenen mit neurologischen Erkrankungen/Behinderungen (vgl. Ritter 2001, 265ff).

4.1.2 „Das Essen" nach Helen Müller

Eingebettet in die Veröffentlichung von Finnie (1974) „Hilfen für das cerebral gelähmte Kind. Eine Anleitung zur Förderung des Kindes zu Hause nach der Methode Bobath", in welcher umfassende Hinweise von der Beachtung der Probleme der Eltern über die Entwicklung des Kindes bis hin zu Grundprinzipien des Umgangs mit dem Kind und Hilfsmittel zur Förderung von Kindern mit cerebralen Bewegungsstörungen gegeben werden, hat Müller differenzierte Grundprinzipen des Umgangs mit dem Kind in den Kapiteln „Essen" und „Sprechen" veröffentlicht (vgl. Finnie 1974, 150-194).

Müller schreibt zu Beginn der Ausführungen: „Es muß wohl kaum betont werden, wie wichtig eine korrekte Nahrungsaufnahme für die physische, seelische und soziale Entwicklung sowie für die Entwicklung der Zähne ist. Ein gutes Eßmuster ist Voraussetzung für das

Sprechen" (Müller 1974, 150). Als ersten Schritt in ihrem Konzept umreißt sie die Entwicklungsstadien des Essens beim gesunden Kind und vergleicht diese mit denen eines cerebralparetischen Kindes. Dann geht sie auf das „Füttern und das cerebralparetische Kind" ein. Hier beschreibt sie Haltungsmöglichkeiten beim Füttern (z.B. auf dem Schoß eines Erwachsenen, mit Hilfe eines Keils), Möglichkeiten der Kontrolle der Mundfunktion durch Kieferkontrollgriffe, Übersensibilität, Hypersalivation und aufstehender Mund, Trinken aus der Flasche, Füttern mit dem Löffel. Danach nennt sie Möglichkeiten der Anbahnung des Kauens und des Trinkens, richtige Positionen und Hilfsmittel wie Becher und Plastikröhrchen. Anschließend schildert sie die „ersten Schritte in Richtung auf ein selbständiges Essen". Dies geschieht wieder im Vergleich zwischen einem gesunden und einem cerebralparetischen Kind. Sie macht Vorschläge zur personellen Unterstützung eines Kindes und für Hilfen zum Sitzen. Abschließend gibt sie Hinweise zur Zahnpflege eines Kindes.

Es schließt sich dann das Kapitel zur Sprachentwicklung eines cerebralparetischen Kindes an.

Diese Veröffentlichung erschien im Original in Englisch unter dem Titel „Handling the Young Cerebral Palsied Child at Home". Hier ist Helen Müller unter dem Namen ‚Helen Mueller' zu finden. Ausgehend von der Originalveröffentlichung wird Müller in der englischsprachigen Literatur zitiert.

4.1.3 Die Bedeutung der Krankenpflege

In der Krankenpflege findet die Förderung des Essens im Rahmen verschiedener Aspekte Berücksichtigung:

a) Zum Thema Ernährung: Möglichkeiten der Unterstützung und mögliche Probleme von kranken Menschen.

b) Zum Thema Möglichkeiten des Essensreichens von der Pflegekraft zum kranken Menschen.

c) Unter Berücksichtigung der Unterstützung des kranken Menschen im Rahmen der Aktivitäten des täglichen Lebens.

Hinzu kommen Fragen der Mundpflege und Fragen spezieller Probleme bei neurologisch erkrankten Menschen wie:

• Möglichkeiten u. Probleme bei Tracheotomie; Pflege des Tracheostomas

• Dysphagien

• orales Absaugen

• ...

Damit findet sich in der Literatur und im Berufsalltag der Krankenpflege viel Wissen zu Unterstützungsmöglichkeiten im Bereich der Ernährung, des Essens, des Trinkens usw. Es gibt jedoch keine spezifischen Konzepte, die sich ausschließlich mit diesem Aspekt befassen. Es finden sich aber Ideen und Sammlungen, in welchen Essen immer auch eine zentrale Rolle in der Pflege spielt, in verschiedenen Werken wie z.B. in „Thiemes Pflege" (Kellnhauser u.a. 2000) oder „Handbuch Pflege" (Bienstein und Zegelin 1995) (vgl. Kapitel 3.5.1.3).

4.2 Zusammenschau der im deutschsprachigen Raum bekannten Konzepte zur Förderung des Essens, Trinkens und Schluckens in der neurologischen Therapie

Es werden im weiteren Verlauf die in deutscher Sprache veröffentlichten Konzepte zur Förderung des Essens, Trinkens und Schluckens bei Menschen mit neurologischen Erkrankungen aufgezeigt. Zeitschriftenartikel werden nicht berücksichtigt.

Folgende Konzepte sind im deutschsprachigen Raum bekannt:
- „Diagnostik und Therapie neurologisch bedingter Schluckstörungen – FDT (Funktionelle Dysphagie Therapie)" *(Bartolome 1999)*
- „Therapie des Facio-oralen Traktes – FOTT" *(Coombes 1996)*
- „Wiederbelebung von Gesicht und Mund" *(Davies 1995)*
- „Orofaziale Regulationstherapie- ORFT" *(Morales 1991)*
- „Mund- und Esstherapie bei Kindern" *(Morris und Klein 1995)*
- „Schluckstörungen und Gesichtslähmungen" *(Schalch [5]1999)*
- „Funktionelle Behandlung von Eß- und Schluckstörungen" *(Yossem 1999)*[58]

Die Begriffsvielfalt spiegelt schon hier wider, dass jeder Autor, ein eigenes Konzept mit eigenen Schwerpunkten für die Förderung des Essens, Trinkens und Schluckens entwickelt hat.

Um eine Übersicht über die im deutschsprachigen Raum bekannten Konzepte zu bekommen, werden diese nun anhand von Leitfragen beschrieben.

---

[58] Die Konzepte sind in alphabetischer Reihenfolge nach dem Nachnamen des Verfassers geordnet. Es ist damit keine Wertung verbunden.

4.2.1 Beschreibung der Inhalte der einzelnen Konzepte aus dem medizinisch-neurologischen Bereich

Die Herangehensweise zur Analyse der einzelnen Konzepte findet sich in Kapitel 2.3.3.

4.2.1.1 Funktionelle Dysphagietherapie (FDT)

a) Professioneller Hintergrund des Begründers
Gudrun Bartolome ist Sonderschullehrerin mit dem Ausbildungsschwerpunkt Hör- und Sprachbehindertenpädagogik. Sie arbeitete von 1974-1978 an einer Sprachheilschule. Seit 1978 ist sie im klinischen Bereich als Sprachheilpädagogin mit dem Schwerpunkt Neurologie tätig. Zum jetzigen Zeitpunkt arbeitet sie zusammen mit einem Team von Ärzten verschiedener Fachrichtungen (Neurologie, Chirurgie, Radiologie, Hals-Nasen-Ohrenheilkunde), Linguisten und Logopäden aus Deutschland und den USA im städtischen Krankenhaus München-Bogenhausen in den Abteilungen Neuropsychologie, Physikalische Medizin und Rehabilitation[59].

b) Entstehungsort des Therapiekonzepts
München

c) Zielgruppe
In der 1993 erschienenen ersten Auflage des Buches von Bartolome u.a. wurde schon im Titel ausdrücklich auf „neurologisch bedingte Schluckstörungen" verwiesen. Damals waren die Zielgruppe des Konzepts Erwachsene mit erworbenen neurologischen Störungen. Dabei gibt Bartolome in ihrem Konzept Empfehlungen zur Arbeit mit weniger schwer neurologisch geschädigten bis zu schwer neurologisch geschädigten Erwachsenen.
In einem 1998 erschienen Artikel weist Bartholome darauf hin, dass „Schluckstörungen bei einer Vielzahl von Erkrankungen auftreten. Die Ätiologie lässt sich in drei Bereiche unterteilen: 1. neurogene Ursachen (z.B. nach Schlaganfall), 2. Strukturelle Läsionen (z.B. nach chirurgischer Behandlung von Kopf-Hals-Tumoren) und 3. psychogene Faktoren" (Bartolome 1998, 311). Die zweite Auflage von 1999 des oben genannten Buches von Bartolome u.a. hat den Titel „Schluckstörungen. Diagnostik und Rehabilitation". Im Inhaltsverzeichnis ist zu erkennen, dass sich die Autorin nun nicht mehr ausschließlich auf neurologisch bedingte Schluckstörungen sondern auch auf onkologisch bedingte Schluckstörungen spezialisiert hat. Das Konzept ist für Erwachsene entwickelt.

---

[59] vgl. http://nt1.chir.med.tu-muenchen.de/dysphagie/lebenslaeufe/ll_bartolome.htm

d) Zusammenfassung der Inhalte des Konzepts

Das Konzept der Funktionellen Dysphagietherapie umfasst in dem 1999 erschienenen Buch die enge interdisziplinäre Zusammenarbeit mit vor allem Ärzten der oben genannten Spezialisierungen. Dabei werden in dem von Bartolome u.a. herausgegebenen Buch von der Anatomie des Schluckvorgangs über die Physiologie und Diagnostik des Schluckens bis hin zu speziellen Störungsbildern alle Bereiche, die das Schlucken unmittelbar betreffen, abgedeckt. Bartolome selbst setzt sich in ihrem Konzept vorwiegend mit der „klinischen Eingangsuntersuchung", „Schluckstörungen", „Grundlagen der Funktionellen Dysphagietherapie", „Funktionelle Dysphagietherapie bei speziellen neurologischen Erkrankungen" und „Funktionellen Dysphagietherapie bei onkologischen Kopf-Hals-Erkrankungen" auseinander.

In der Beschreibung des Therapiekonzepts geht sie zuerst auf die Grundlagen der Behandlung, wie die neurologische Plastizität und die sensomotorische Entwicklungsfolge des Schluckens ein. Anschließend stellt sie die Abfolge der Behandlungsmöglichkeiten untergliedert nach „Restituierenden Therapieverfahren, kompensatorischen Therapieverfahren und Adaptiven Verfahren"[60] (vgl. Bartolome 1999, 179ff) vor. Dabei beschreibt sie im Kapitel „Restituierende Therapieverfahren (Bartolome 1999, 180-251) verschiedene klassische Behandlungstechniken, wie „Die entwicklungsneurologische Behandlung nach Bobath" (Bartolome 1999, 182), „Propriozeptive neuromuskuläre Fazilitation (PNF) nach Kabat" (Bartolome 1999, 182) und die „Behandlung neuromuskulärer Dysfunktionen nach Margaret S. Rood" (Bartolome 1999, 183). Bartolome betont ausdrücklich: „Wünschenswert ist (...) eine Therapie, die sich nicht blind an das Dogma eines Konzeptes hält, sondern die individuelle Pathophysiologie des einzelnen Patienten in den Mittelpunkt stellt. Ziel ist eine ausschließlich problemorientierte Verfahrenswahl und keine so genannte „Schubladentherapie" (Bartolome 1999, 183). Die restituierenden Therapieverfahren teilt Bartolome in vier Stufenfolgen:

---

[60] Restituierend: ersetzend
Kompensatorisch: Schwäche eines Organs ausgleichend
Adaptiv: anpassend (vgl. Duden Fremdwörterbuch 1982)

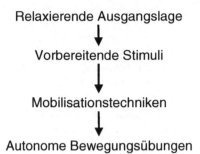

(Entnommen aus: Bartolome 1999, 187)

Zu diesen dargestellten Stufen werden dann im nachfolgenden Text Techniken mit Fotobeispielen, Fallbeispielen und Indikationen anschaulich dargestellt. Die kompensatorischen Verfahren werden als Techniken beschrieben und mögliche weitere Hilfen aufgeführt. Als letztes führt Bartolome adaptive Verfahren auf, die von der Veränderung der Nahrungskonsistenz bis zu bestimmten Esshilfen reichen.

Zusammenfassend lässt sich festhalten:
Bartolome legt mit der Funktionellen Dysphagie Therapie (FDT) ein Therapiekonzept vor, das sich ausschließlich mit dem Bereich der Förderung bei Schluckstörungen und deren Grundlagen befasst. Zu diesem Therapiekonzept gehört der interdisziplinäre Austausch mit Medizinern und Psychopathologen aus Deutschland und den USA. Diese ergänzen das Wissen um die Therapie von Dysphagie in den Feldern Anatomie, Physiologie, Diagnostik und Chirurgie.
Damit weist dieses Therapiekonzept zwar auf die Zusammenhänge von Dysphagie und allen anderen Bereichen der Rehabilitation hin, stellt aber ausschließlich die Problematik der Dysphagie in den Mittelpunkt.
Die Zielgruppe des Konzepts sind im Schwerpunkt Erwachsene mit erworbenen Schluckstörungen aufgrund neurologischer und onkologischer Erkrankungen.

4.2.1.2   Therapie des Fazio-oralen Traktes (FOTT)

a) Professioneller Hintergrund des Begründers
Kay Coombes ist Sprachtherapeutin (MCSP Dip.CST) (vgl. Coombes 1996, 349).

b) Entstehungsort des Konzepts
England

c) Zielgruppe
Erwachsene und Kinder mit neurologischen Schädigungen.

d) Zusammenfassung der Inhalte des Konzepts
Die von Coombes entworfene Therapie basiert auf den Grundlagen des Bobath-Konzeptes und versteht sich als ganzheitlicher Ansatz. Sensomotorische Störungen von Gesicht und oralem Trakt werden analysiert und entsprechend behandelt. Coombes weist in der Beschreibung ihrer Therapieform ausdrücklich auf die soziale und rehabilitative Bedeutung von gemeinsamen Mahlzeiten hin.

Sie beschreibt „typische Symptome bei Patienten mit facio-oralen Problemen" (Coombes 1996, 139) und geht anschließend auf die Möglichkeiten der Therapie ein:

„Die Therapie umfasst vier Bereiche: Ernährung, Mundhygiene, nonverbale Kommunikation und Sprechen.

Dazu bedarf es:

• Detaillierter Kenntnisse der Schlucksequenzen beim normalen Essen und Trinken (...), die beim hirngeschädigten Patienten beeinträchtigt sein können.

• Ein klares Verständnis, in welcher Art und Weise normale Bewegungsmuster beim hirngeschädigten Menschen gestört sind.

• Hemmung unerwünschter und Facilitierung erwünschter Bewegungsmuster (sensorisches Lernen).

• Erkennen der spezifischen facio-oralen Probleme.

• Verständnis für psychologische Gesichtspunkte.

Alle Teammitglieder sollten nach demselben Konzept arbeiten. Ein frühzeitiger Therapiebeginn schafft die Grundlage für eine möglichst erfolgreiche Rehabilitation. Hierfür ist es nicht notwendig, dass der Patient bei vollem Bewusstsein ist oder verbalen Aufforderungen Folge leisten kann." (Coombes 1996, 141).

Die Therapiemethoden und -techniken macht sie anhand von Bildern anschaulich. Abschließend weist sie auf die Bedeutung der Verbesserung der Atmung hin.

Das von Coombes beschriebene therapeutische Vorgehen ist eingebettet in ein von Ärzten, Krankenschwestern und Ergotherapeuten beschriebenes Konzept, das Diagnostik, Enterale Ernährung, Mundhygiene und Essen und Trinken als geführtes Alltagsgeschehen umfasst.

Zusammenfassend lässt sich festhalten:
Leider findet sich bisher nur ein 15-seitiger Artikel von Coombes in Lipp und Schlaegel 1996. Zu diesem Konzept gibt bisher keine umfassende Darstellung von Coombes selbst[61].

Coombes' Therapiekonzept geht jedoch in aller Knappheit auf die soziale Bedeutung des Essens, auf den Zusammenhang von Motorik, Essen, Mundhygiene und Kommunikation ein. Sie beschäftigt sich mit neurologisch geschädigten Menschen und weist auf die Bedeutung des möglichst frühen Einsatzes der Therapie hin.

4.2.1.3 Wiederbelebung von Gesicht und Mund

a) Der professionelle Hintergrund des Begründers
Pat Davies ist eine englische Physiotherapeutin und beschäftigt sich auf Grundlage des Bobath-Konzepts mit Menschen mit schweren Schädel-Hirn-Verletzungen. Sie begann ihre Arbeit in einem Zentrum für paraplegische Patienten mit Rückenmarkverletzungen und chronisch kranke, hirnverletzte Patienten. Im Laufe ihrer Arbeit traf sie auf andere Physiotherapeuten, Ärzte und Heilpädagogen, die sich mit der Rehabilitation und Kommunikation mit Patienten mit Schädigungen des ZNS auseinander setzten. Zu nennen sind z.B. Maggie Knott (PNF), Sir Ludwig Gutmann (Wirbelsäulenforscher), Susanne Vogelbach, Felicie Affolter, Kay Coombes, Samy Molcho (Kommunikationsforscher), Susanne Naville (Psychomotorik) u.a. (vgl. Davies 1995, XVIII ff.)

b) Entstehung des Therapiekonzepts
Das Therapiekonzept von Davies entstand aufgrund ihrer praktischen Arbeit mit Patienten mit Schädigungen des Zentralen Nervensystems.
Im Bereich der Therapie des Essens arbeitete sie eng mit Kay Coombes zusammen. „Die Informationen (...) basieren auf Vorträgen und Demonstrationen, die von Kay Coombes in Kursen über die Rehabilitation des Gesichts und des oralen Trakts (...) (1977-1990) angeboten wurden" (Davies 1995, 321).

c) Zielgruppe
Das Konzept beschäftigt sich ausschließlich mit der Therapie von Erwachsenen mit Schädigungen des Zentralen Nervensystems.

---

[61] Es liegt seit 2004 ein Buch von Nusser-Müller-Busch über das Konzept von Coombes vor. Dieses wird in dieser Arbeit aufgrund der aufgezeigten Einschränkung (vgl. Kap. 2.3.3) jedoch nicht mehr berücksichtigt.

d) Zusammenfassung der Inhalte des Konzepts

‚Wiederbelebung von Gesicht und Mund' ist eingebettet in eine umfassende Therapiebeschreibung im Rahmen der Veröffentlichung „Wieder aufstehen" (1995). In diesem Konzept wird zuerst auf die Bedeutung von Berührung, Lagerung, legen, sitzen und stehen eingegangen. Es schließt sich die Beschreibung der „Wiederbelebung von Gesicht und Mund" an. Anschließend geht Davies auf die Möglichkeiten der Überwindung von Bewegungseinschränkungen, Kontrakturen und Fehlstellungen sowie die Anbahnung des Gehens ein.

In der Beschreibung der Therapie geht Davies zuerst grundlegend auf die Bedeutung des Berührens eines kranken Menschen und auf die Möglichkeiten einer adäquaten Positionierung ein. Erst dann schließt sie ein Kapitel über die spezifische Problematik und Möglichkeiten des Essens an. Damit umfasst die Bedeutung und Behandlung des Gesichts, Essens und Trinkens und der Kommunikation etwa 1/7 ihres Konzepts. Die Beschreibung der „Wiederbelebung von Gesicht und Mund" unterteilt Davies in die emotionale und physiologische Bedeutung von Gesicht und Mund:

Sie verweist darauf, dass „dem Gesicht und dem Mund des Patienten nach einer Hirnschädigung oft viel zu wenig Aufmerksamkeit geschenkt wird" (Davies 1995, 231).Weiter betont sie die Wichtigkeit „Gesicht und Mund von Anfang an mit in die Behandlung einzubeziehen und weiter bestehende Probleme im gesamten Rehabilitationsverlauf stets weiterzubehandeln, weil sie nämlich für den Patienten selbst und für ihm nahe stehende Personen qualvoll belastend und äußerst behindernd sind. (...) Nur so kann der Patient wieder „er selbst" werden" (Davies 1995, 232).

Damit verweist Davies auf die äußerst wichtige Bedeutung von Mund und Gesicht im gesamten Rehabilitationsverlauf und im Widererlangen des Selbstkonzepts eines Patienten.

Anschließend geht sie auf mögliche Probleme der Patienten mit neurologischen Schädigungen ein.

Des Weiteren kommt sie zur Beschreibung von Grundlagetechniken, wie z.B. die Mobilisation, die Griffe zur Unterstützung der Mundöffnung.

Es erfolgt eine umfassende und detaillierte Beschreibung der möglichen therapeutischen Maßnahmen, welche von der Nackenmobilisation über die passive Bewegung des Gesichts, genaue Erläuterung der Problematik des Beißreflexes, die Untersuchung und Behandlung des Mundes und der Zunge bis hin zur Bedeutung und Durchführung der Mundhygiene reichen.

Erst dann kommt Davies zur eigentlichen neurogenen Dysphagie und Möglichkeiten der Förderung des Essens und Trinkens.

Hiernach geht sie auf die Bedeutung der PEG (vgl. Kapitel 3.6.3.5) ein.

Abschließend folgt ein Kapitel über das Wiedererlernen des Sprechens und die Möglichkeiten alternativer Kommunikationsmittel.

Das gesamte Kapitel wird unterstützt durch Bilder und Beschreibungen, was die einzelnen Einschränkungen emotional und funktionell für den Patienten bedeuten.

Zusammenfassend lässt sich festhalten:
Das Konzept ,Wiederbeleben von Gesicht und Mund' wurde von einer Physiotherapeutin in Anlehnung an das Bobath-Konzept und in Zusammenarbeit mit Fachleuten anderer Konzepte entwickelt. Das Konzept ist Teil einer umfassenden Therapie von Menschen mit Schädel-Hirn-Traumen. In seinem Mittelpunkt steht der Patient mit Schädel-Hirn-Trauma. Dabei wird nicht nur die Bedeutung des Essens und Trinkens betont, sondern dies einleuchtend in einen Gesamtzusammenhang mit allen anderen Funktionen des menschlichen Körpers und der Befindlichkeit des erkrankten Menschen gestellt.

Davies ist stark vom Bobath-Konzept beeinflusst und arbeitete eng mit Coombes zusammen.

4.2.1.4 Die Orofaziale Regulationstherapie (ORFT)

a) Professioneller Hintergrund des Begründers
Rodolfo Castillo Morales ist Arzt. Er arbeitet zusammen mit einem Team von verschiedenen therapeutischen Berufsgruppen, Pädagogen, Psychologen, Ärzten u.a. (vgl. Morales 1991, 19). Morales ist beeinflusst von der Arbeit des Ehepaars Bobath, von Vojta und von seiner Arbeit am Kinderzentrum München (vgl. Morales und Türk 1997, 128ff).

b) Entstehungsort des Therapiekonzepts
Die Orofaziale Regulationstherapie (ORFT) ist Teil der Neuromotorischen Entwicklungstherapie. Diese entstand in den 1970er Jahren zuerst im Centro Modelo de Reeducación in Argentinien und wurde weiterentwickelt im Kinderzentrum München.

c) Zielgruppe
Die Zielgruppe des Konzepts sind Menschen ab dem Säuglingsalter mit verschiedenen angeborenen oder später erworbenen Behinderungen. Viele dieser angeborenen oder erworbenen Behinderungen gehen einher mit mundmotorischen Störungen (vgl. Morales 1991, 19). Exemplarisch werden z.B. genannt: Menschen mit Down-Syndrom, Menschen mit Zerebralparesen und Menschen mit Fazialisparesen (vgl. Morales 1991, 64-94).

d) Zusammenfassung der Inhalte des Konzepts

Die ORFT sieht die orofazialen Probleme im Zusammenhang mit einer Gesamtstörung. Die ORFT ist damit spezifischer Teil der Behandlung dieser Gesamtstörung. Diese ist eingebunden in folgende Behandlungskonzepte:

- *„Die neuromotorische Entwicklungstherapie*
  für die Behandlung von Kindern mit statomotorischen Retadierungen, Meningomyelozelen und peripheren Paresen;
- *Die Orofaziale Regulationstherapie*
  für Patienten mit sensomotorischen Störungen im Bereich des Gesichtes, Mundes und Rachens, besonders für Behandlungen von Saug-, Kau-, Schluck- und Sprechstörungen;
- *Gegebenenfalls die Versorgung mit speziellen Gaumenplatten* (in Verbindung mit der Orofazialen Regulationstherapie)" (Morales 1991, 18).

Die Grundidee des Konzepts basiert auf der Betonung der Bedeutung der Zusammenarbeit im Team: „Das Zusammenwirken von Fachleuten, deren spezifische Kenntnisse auf den gleichen wissenschaftlichen Grundlagen beruhen. Um andere zu verstehen, muß jeder auch die weiteren Bereiche kennen, müssen alle die gleiche Sprache sprechen. (...) Teamarbeit soll jedoch nicht heißen, dass alle Fachleute direkt >>am Kind<< tätig werden – sie bedeutet viel mehr, dass gemeinsam Prioritäten gesetzt werden und die Behandlung individuell auf den Patienten und sein Umfeld abgestimmt wird. Dabei wird die Zusammenarbeit von der Erkenntnis bestimmt, dass der eigentliche Chef des Teams der Patient ist" (Morales 1991, 19).

In seinem Standardwerk „Die Orofaziale Regulationstherapie" beschreibt Morales (1991) zunächst die Funktionen der verschiedenen Muskulaturen, die auf die Organe, die am Essen unmittelbar beteiligt sind, einwirken. Weiter beschreibt er die physiologischen Vorgänge von Saugen, Kauen und Schlucken und geht auf mögliche Pathologien der Organe, die am Essen unmittelbar beteiligt sind, ein. Es folgen Möglichkeiten der Befundaufnahme und die Beschreibung funktioneller und technischer Grundlagen der Anwendung seiner Therapie sowie die Möglichkeiten der Ausführung, die durch Zeichnungen und Bilder unterstützt werden.

Zusammenfassend lässt sich festhalten:

Die OFRT ist ein Konzept, das von einem Arzt, der sich mit der Rehabilitation von Kindern mit Behinderungen und Erwachsenen mit neurologischen Schädigungen beschäftigt im Rahmen einer umfassenden Entwicklungstherapie entwickelt wurde. Im Mittelpunkt des Konzeptes steht der individuelle, behinderte/kranke Mensch mit seinen eigenen Bedürfnissen. Ein multiprofessionelles Team versucht, diesen individuellen Bedürfnissen durch Absprache untereinander und mit dem behinderten/kranken Menschen und dessen Familie gerecht zu werden. Stark beeinflusst ist das Konzept von den Arbeiten des Ehepaars Bobath. In der Literatur steht vor allem der methodische und funktionelle Aspekt der Arbeit im Mittelpunkt.

4.2.1.5 Mund- und Esstherapie bei Kindern

a) Professioneller Hintergrund der Konzeptbegründer

„Suzanna Evans Morris, Ph.D. ist Logopädin mit Bobathausbildung in privater Praxis. (...) Marsha Dunn Klein, M.Ed, O. T. R., ist Ergotherapeutin mit Bobathausbildung und Sonderpädagogin in privater Praxis" (Morris und Klein [2]2001, IV).

b) Entstehungsort des Konzepts
Das Konzept entstand in den Vereinigten Staaten von Amerika.

„Beide Autorinnen sind klinisch tätig und arbeiten mit einer Vielzahl von ess- und bewegungsgestörten Kindern und Jugendlichen und geben ihr Wissen im Rahmen von Fortbildungsveranstaltungen weiter" (Morris und Klein, [2]2002, 1).

c) Zielgruppe
Kinder und Jugendliche mit Ess- und Bewegungsstörungen.

d) Zusammenfassung der Inhalte des Konzepts
Morris und Klein legen eine ausführliche Beschreibung ihres Konzeptes vor. Sie untergliedern das Konzept in 15 Teilbereiche:
In den ersten 6 Teilbereichen werden die Anatomie und Physiologie des Mund- und Rachenraumes und die normale orofaziale Entwicklung beschrieben. Dabei werden die Veränderungen vom Neugeborenen bis hin zum Erwachsenen berücksichtigt. Es schließen sich daran Beschreibungen der einschränkenden Faktoren der normalen orofazialen Entwicklung und Vorschläge zur Befunderhebung an. Danach werden Möglichkeiten des Übergangs zur Behandlung, wie z.B. die Erstellung eines Behandlungsplans und die Rolle des Teams in der Behandlung und Behandlungsprinzipien genannt. Den Möglichkeiten der Lern- und Kommunikationssituation bei den Mahlzeiten wird ein Kapitel gewidmet und es werden Überlegungen zur Gestaltung der Umgebung, der Lagerung und des Handlings angestellt.
Teil 7 beschäftigt sich mit Fragen der Ernährung, wie z.B. Möglichkeiten der Gewichtszunahme, Nahrungsmittelunverträglichkeiten und Allergien.
Anschließend gehen Morris und Klein auf die Möglichkeiten der mund-motorischen Behandlung in den verschiedenen Bereichen des Gesichts und Mundes ein. Dabei werden Probleme wie z.B. die sensorische Abwehr, Schwierigkeiten beim Saugen, der Koordination von Saugen, Schlucken und Atmen erläutert und es wird auch die Rolle der entsprechenden Nahrungsmittel berücksichtigt. Im

Weiteren beschäftigen sie sich mit Möglichkeiten der Anbahnung des selbstständigen Essens und es wird die Verbindung zwischen der Förderung des Essens und dem Erwerb der Sprache erläutert.

Im nächsten Teil werden Probleme der Nahrungsaufnahme bei frühgeborenen Kindern aufgezeigt.

Es schließt sich eine Diskussion über die Versorgung mit Sonden und Sondennahrung an.

Zusätzlich werden Lösungsansätze der Problematiken bei Kindern mit Gaumenspalten, blinden Kindern oder Kindern mit minimalen Beeinträchtigungen vorgestellt.

Als Vorletztes wird ein Überblick über Materialien zur Befunderhebung und Behandlung von Essstörungen gegeben.

Abschließend finden sich Vorschläge für einen individuellen Therapieplan.

Zusammenfassend lässt sich festhalten:
Morris und Klein legen ein sehr umfassendes Konzept zur Förderung von Kindern und Jugendlichen mit Ess- und Bewegungsstörungen vor. Dabei werden auch Besonderheiten wie Gaumenspalten oder Blindheit berücksichtigt. Zusätzlich sind sie die einzigen Autoren, die direkt auch auf den Zusammenhang von Essen und Sprachentwicklung Bezug nehmen.

4.2.1.6 Schluckstörungen und Gesichtslähmungen – Therapeutische Hilfen

a) Professioneller Hintergrund des Begründers
Friedel Schalch ist Schweizer Logopäde (vgl. Anlage 7 und 8).

b) Entstehungsort des Konzeptes
Schweiz (vgl. Anlage 8).

c) Zielgruppe
Die Zielgruppe des Konzepts sind vor allem Erwachsene mit Schädigungen des Zentralen Nervensystems, Tumorerkrankungen, Entzündungen (vgl. Schalch [5]1999, 54ff), wobei Schalch als einziger der bisher genannten Autoren auch mit der Dysphagie einhergehende andere Problematiken wie z.B. Dysarthrie, Atmung und Apraxie beachtet. Schalch gibt aber auch immer wieder kurze Hinweise zur Therapie mit Kindern (vgl. Schalch [5]1999, 32-34 und 83).

d) Zusammenfassung der Inhalte des Konzepts
Das Konzept von Schalch gliedert sich in fünf große Blöcke:
Als erstes beschreibt er die Physiologie und Anatomie des Gesichts- und Mundbereiches. Anschließend geht er auf die Bedeutung des Kauens und Schluckens sowie auf die verschiedenen Phasen des Essvorgangs (vgl. Schalch [5]1999, 19ff)

ein. Er nimmt Bezug auf die Besonderheiten desselben im Kindesalter (vgl. Schalch [5]1999, 32ff) und im hohen Alter (vlg. Schalch [5]1999, 34ff). Dann werden die Störungsursachen und Anzeichen für Ess- und Schluckstörungen genannt. Es schließt sich die Beachtung von mit Schluckstörungen einhergehenden Problematiken wie Dehydrierung, Dysarthrien, Veränderungen der Sprechproduktion in zunehmendem Alter, Apraxie und Atmung (vgl. Schalch [5]1999, 36ff) mit einer abschließenden tabellarischen Übersicht von verschiedenen Schluck und Essstörungen an (vgl. Schalch [5]1999, 54ff). Es folgt eine Beschreibung der Aspirationsproblematik und deren unterschiedlicher Diagnosemöglichkeiten (vgl. Schlach [5]1999, 58ff). Daraufhin werden Möglichkeiten der Therapie beschrieben: Schalch zählt zunächst grundlegendes Therapiematerial auf. Er erwähnt Entscheidungskriterien für die Wahl des therapeutischen Vorgehens und macht Vorschläge zur grundlegenden Therapieorganisation, welche z.b. Fragen über das Team und den Status des Patienten beinhalten. Anschließend kommt er zu Vorschlägen für die Therapie. Dabei geht er auf die Körperhaltung ein, macht Vorschläge bei der Problematik des offenen Mundsymptoms und für die Therapie von Patienten im Koma und Aphasiepatienten, sowie für das Schlucktraining bei Patienten mit einer Trachcalkanüle. Weiter beschreibt er Möglichkeiten der Nahrungsaufnahme mittels einer Spritze und Möglichkeiten der Einnahme von Medikamenten. Es schließen sich dann verschiedene Übungsvorschläge für den Mundbereich, das Gesicht, die Mundöffnung, die Zunge, den Gaumen, zur Stimulation der Reflexe und Schluckmanöver zur Therapie und/ oder Kompensation an. Außerdem werden Hilfsmittel zum Essen und Trinken beschrieben und Vorschläge zur Mundhygiene gemacht. Dazu finden sich zahlreiche Abbildungen. Im Anhang finden sich Diät- und Menüvorschläge.

Zusammenfassend lässt sich festhalten:
Schalch legt mit seinem Konzept ein Übersichtswerk für therapeutische Hilfen bei Schluckstörungen und Gesichtslähmungen vor. Im Mittelpunkt des Konzeptes stehen die Schluckstörung und Gesichtslähmungen, damit einhergehende andere Störungen und Vorschläge zur Therapie. Dabei beachtet Schalch als einziger Autor ausdrücklich auch die mit der Dysphagie einhergehenden Probleme der Dysarthrie, Aphasie, Apraxie und Atmung und geht auch in den Therapievorschlägen immer wieder auf die Überschneidungsbereiche ein. Sein Konzept umfasst Vorschläge für die Arbeit mit Kindern bis hin zur Arbeit mit Menschen im Koma und Menschen höheren Alters.
Schalch Ausführungen sind beeinflusst von der Therapie des Facio-oralen Traktes nach Coombes (vgl. Kapitel 4.2.1.2).

4.2.1.7 Funktionelle Behandlung von Ess- und Schluckstörungen

a) Professioneller Hintergrund des Begründers

Florence Yossem ist Psychologin und arbeitete unter anderem in Kindergärten mit behinderten Kindern (vgl. Yossem 1999, 3) und seit den 1970er Jahren in der Therapie und Beratung für Menschen mit Ess- und Schluckstörungen in pädagogischen und klinischen Einrichtungen (vgl. Yossem 1999, VII).

b) Entstehungsort des Konzeptes

Vereinigte Staaten von Amerika, Westküste, Kalifornien. Sie arbeitete mit interdisziplinären Teams in eigenen Workshops und tauschte sich mit Ärzten, Therapeuten, Diätassistenten usw. aus (vgl. Yossem 1999, 3f). Ihr Konzept entstand ab 1968, als Yossem auf Helen Müller traf. „Frau Müllers Theorien bildeten das Fundament einer neuen Behandlungsrichtung, der ich meine Erfahrungen hinzufügen konnte. (...) Als ich 1965 meine Praxis eröffnete, gab es nur wenig Veröffentlichungen über die Therapie von Ess- und Schluckstörungen. Daher waren Helen Müller, Nancie R. F. Finnie , F.C., S. P. und A. Jean Ayres, Ph. D. die Autoren, von denen ich meine Ideen und Informationen bezog" (Yossem 1999, 4f).

c) Zielgruppe

„Die Alterstruktur der Patienten reicht von ganz jungen bis zu älteren Menschen" (Yossem 1999, IX).

d) Zusammenfassung der Inhalte des Konzepts

Die Beschreibung des Therapiekonzepts von Yossem besteht aus drei Teilen:
In Teil I beschreibt Yossem den Hintergrund ihres Konzeptes. Darin handelt sie die Grundlagen zu ihrem Konzept über Überlegungen zum Verhältnis von Patient und Therapeut, zur Diagnostik (Anamnese, Bewertung der Nahrungsaufnahme und Videofluoroskopie) sowie zur Behandlung mit Zielüberlegungen, Hausaufgaben für den Patienten, Auftreten von Schwierigkeiten und zum Einsatz von Techniken ab. Anschließend werden Anzeichen oraler Dysfunktion beschrieben und man findet Vorschläge zur Befunderhebung, wobei sowohl der betroffene Patient beobachtet wird als auch die Erfahrungen der Eltern bzw. Betreuer berücksichtigt werden. Folgend wird auf die Bedeutung sensorischer Prozesse bei Essstörungen eingegangen. Weiter werden Möglichkeiten der Haltungskorrektur unter Berücksichtigung der Bewegungsentwicklung erläutert. Der letzte Teil der Grundlagen geht auf die Bedeutung der Nahrungsmittel in Verbindung mit Verbesserung der Kaufähigkeit und des Trinkens ein (vgl. Yossem 1999, 11ff).
In Teil 2 beschreibt sie verschiedene Fallbeispiele aus ihrer privaten Praxis und aus Heimen und Schulen. Hier werden mögliche unterschiedliche individuelle

Probleme von Patienten aufgezeigt und für den Leser besprochen (vgl. Yossem 1999, 55ff).
In Teil 3 erläutert Yossem Behandlungstechniken. Sie geht zuerst auf Möglichkeiten zur sensorischen Desensibilisierung des gesamten Körpers ein. Es schließen sich Möglichkeiten zur Kopf- und Kieferkontrolle bei guter Körperhaltung und Kontrolle der Kopfhaltung für den Schluckvorgang an. Anschließend werden Wege zur Unterstützung des Lippenschlusses und Techniken zum Abbau oder zur Modifizierung des Zungenstoßes genannt. Zusätzlich wird auf Möglichkeiten zum Abbau des tonischen Beißreflexes eingegangen und es werden Vorschläge zum besseren Trinken aus der Tasse gemacht. Danach geht Yossem auf Möglichkeiten zur Förderung des Kauens mit Zungen und Kieferbewegungen ein und es werden Hilfen zum Abbau des Speichelflusses und zur Verhinderung des nasalen Refluxes beschrieben. Abschließend werden verschiedene Techniken zur Verbesserung des Schluckens als solches vorgestellt.

Zusammenfassend lässt sich festhalten:
Yossem legt ein Konzept zur funktionellen Behandlung von Ess- und Schluckstörungen für Menschen jeden Alters und Menschen mit Behinderung vor. Sie macht transparent, woher sie viele ihrer Kenntnisse gewonnen hat. Außerdem betont sie die Wichtigkeit der am Individuum orientierten Vorgehensweise. Dabei verdeutlicht sie diese durch anschaulich beschriebene Fallbeispiele. Die Erkenntnisse aus den Fallbeispielen werden dann noch einmal durch die Beschreibung verschiedener Techniken verdeutlicht.

4.2.1.8 Abschließende Bewertung der Konzepte aus dem medizinisch-neurologischen Bereich

In den Darstellungen wird deutlich, dass im medizinisch-neurologisch-rehabilitativen Bereich die neurogene Dysphagie schon seit über 10 Jahren als Problem erkannt wurde und von unterschiedlichen in der neurologischen Rehabilitation tätigen Berufsgruppen entsprechend Konzepte entwickelt wurden, um diese zu behandeln. Diese Konzepte weisen viele Gemeinsamkeiten auf (z.B. Rückgriff auf Bobath, Vorgehensweisen in der Förderung), haben aber je nach Profession des Autors, nach dessen Zielgruppe und Arbeitsfeld usw. auch unterschiedliche Schwerpunkte.
Die jeweilige Zielgruppe der Therapie ist, je nach professionellem Erfahrungshintergrund des einzelnen Autors, verschieden und es werden in einzelnen Konzepten sowohl behinderte Kinder als auch neurologisch erkrankte Erwachsene berücksichtigt.

Die einzigen Konzepte, die sich (auch) mit Menschen mit schweren neurologischen Erkrankungen beschäftigen sind die von Castillo Morales, von Kay Coombes und mit ihr Pat Davies und von Friedel Schalch (vgl. Kapitel 4.2.2.5, Tabelle 11). Somit gehen die meisten Konzepte, die auch die Therapie von Menschen mit schweren neurologischen Erkrankungen berücksichtigen, auf die Überlegungen von Coombes zurück.

Alle anderen Autoren gehen bei der Förderung davon aus, dass die betroffenen Menschen kooperieren können, also keine sehr schweren neurologischen Erkrankungen haben (vgl. Kapitel 4 bis 4.2.1.8).

Es stehen in allen neurologisch-rehabilitativen Konzepten funktionelle Aspekte und die Bedrohung des Lebens des erkrankten Menschen im Vordergrund. Dabei geht es vor allem um die Rehabilitation des richtigen Schluckens, weniger um den Genuss am Essen, Trinken und Schlucken. Dies spiegelt sich auch in den meisten Benennungen z.b. „Fazio-orale Therapie"; „Orofaziale Regulationstherapie"; „Schluckstörungen und Gesichtslähmungen" usw. wider. Diese Titel stellen das Gesicht und den oralen Bereich in den Vordergrund und nicht das Essen, Trinken und Schlucken als entwicklungsphysiologisches, genussvolles, kulturelles Geschehen.

Eine Sonderstellung innerhalb der genannten Konzepte stellen die Konzepte von Morales, Morris und Klein, Schalch und Yossem dar. Morris und Klein beschäftigen sich als Ergotherapeuten ausschließlich mit der Förderung von Kindern und könnten somit auch den pädagogischen Konzepten zugeordnet werden. Beide Autoren haben jedoch einen medizinisch geprägten Hintergrund und finden sich deshalb hier.

Morales und Yossem beschäftigen sich, ebenso wie Schalch auch mit Kindern. Morales hat einen medizinischen Hintergrund. Yossem ist Psychologin, Schalch ist Schweizer Heilpädagoge, jedoch mit klinischem Schwerpunkt (vgl. Anlage 8) und wird deswegen hier den klinischen Konzepten zugeordnet.

Es ist von Bedeutung, dass im neurologisch-rehabilitativen Bereich die Probleme beim Essen, Trinken und Schlucken von betroffenen Menschen erkannt wurden und dass durch die Veröffentlichungen in den letzten Jahren eine Sensibilisierung der entsprechenden Berufsgruppen dahingehend erfolgte.

Dies spiegelt sich auch in hier weiter zu nennenden Publikationen[62] zu diesem Bereich wider:

---

[62] All diese Veröffentlichungen greifen entweder auf die o.g. Konzepte zurück und werden deshalb nicht einzeln aufgeführt oder stellen lediglich (kurze) Ergänzungen zu den genannten Konzepten dar.

- Böhme (^{3}1997) beschreibt in der Neuauflage seines Lehrbuchs zu Sprach-, Sprech-, Stimmstörungen jetzt auch die Schluckstörungen und nimmt sie mit in den Titel des Buches auf. Im zweiten Band seines Werkes (Böhme ^{2}1998) werden im letzten Kapitel von verschiedenen Autoren therapeutische Ansätze zur Dysphagie im Kindes-, Jugend- und Erwachsenenalter vorgestellt. Auch hier gehen die Autoren wieder auf die oben vorgestellten bekannten Konzepte ein (vgl. Böhme ^{2}1998, 302ff).
- Herbst (2000) legt ein Werk zu „Neurogene Dysphagien und ihre Therapie bei Patienten mit Trachealkanülen" vor. Darin geht sie vor allem auf die Besonderheiten der Trachealkanüle und den Umgang mit dieser im Rahmen der Therapie ein.
- Das Deutsche Institut für Ernährungsmedizin und Diätetik (D.I.E.T.) beschäftigt sich mit Schluckstörungen und veröffentlicht darüber (vgl. z.b. Müller und Pütz 2001, 182-191).
- Kuhlmann und Töbeck (1994, 17-19) geben Informationen zur geeigneten Ernährung von Menschen mit Kau- und Schluckstörungen.
- Die Zeitschrift Sprache – Stimme – Gehör (1/1999) widmet 1999 eine gesamte Ausgabe dem Schwerpunktthema Dysphagie mit dem Autorenteam um Bartolome.
- Ebenso rücken Schluckstörungen auch im geriatrischen Bereich immer mehr ins Bewusstsein (vgl. z.B. Müller 2000, 32-35).

Für den klinischen Bereich ist festzuhalten, dass sich neben den Berufsgruppen der Krankenpflege, Ergotherapie, Physiotherapie und Sprachtherapie auch die Diätassistenten und die Altenpflege immer stärker mit dem Problem der Dysphagie beschäftigen.

Aus den obigen Ausführungen wird deutlich, dass Überschneidungsbereiche der einzelnen Konzepte mit dem pädagogischen Bereich vorhanden sind und die im Rahmen dieser Arbeit zur Systematisierung vollzogene Trennung hätte auch nach anderen Kriterien (z.B. Zielgruppe der Konzepte) erfolgen können.

Abschließend seien hier noch die, im Rahmen der Fragebogenuntersuchung (vgl. Anlage 9 und10) vom September/Oktober 2002 genannten besuchten Fortbildungen der Mitarbeiter in Kliniken zur neurologischen Frührehabilitation aufgezeigt. Dabei wurden im gesamten Bundesgebiet 123 neurologische Rehabilitationskliniken zum Thema „In der neurogenen Dysphagietherapie tätigen Berufsgruppen" angefragt. Der Fragebogen hatte einen Rücklauf von 42%.

Es wird bei der Auswertung des Fragebogens deutlich, dass im Rahmen der Frührehabilitation die meisten Fortbildungen zu den Konzepten FOTT (Coombes) und FDT (Bartolome) besucht wurden. Unter der Rubrik andere Konzepte wurden z.B. Basale Stimulation oder Diagnostische Untersuchungsmöglichkeiten genannt.

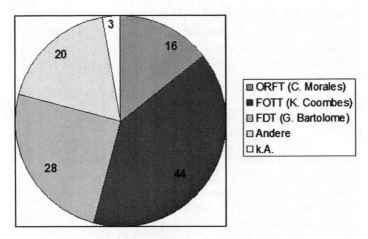

Abbildung 27:   ‚Besuchte Fortbildungen der Mitarbeiter' (Mehrfachnennungen möglich) –
(eigener Entwurf)

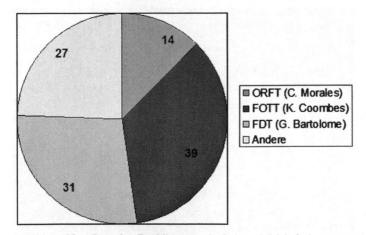

Abbildung 28:   ‚Besuchte Fortbildungen der Leitung' (Mehrfachnennungen möglich)

4.2.2 Beschreibung der Inhalte der einzelnen Konzepte aus dem pädagogischen Bereich

Es werden im Folgenden die im deutschsprachigen Raum bekannten Konzepte zur pädagogischen Förderung des Essens, Trinkens und Schluckens von schwer behinderten Menschen aufgezeigt. Zeitschriftenartikel werden nicht berücksichtigt.
Folgende Konzepte sind im deutschsprachigen Raum bekannt:

*   Basale Stimulation. Das Konzept – darin: orale und olfaktorische Stimulation (Fröhlich 1998)
*   Ansatz des Aktiven Lernens – darin: Erlernen von Mund-, Lippen- und Zungenbewegungen als Lernvoraussetzung für das Kauen, das Brabbeln und Sprechen (Nielsen 2001)
*   Sensumotorische Kooperation – darin: Saugen, orale Wahrnehmung und Essen (Praschak 2001)[63].

Die Beschreibung der Inhalte der Konzepte folgt, ebenso wie in Kapitel 4.2.1 dem Leitfaden aus Kap. 2.3.3.

4.2.2.1 Orale und Olfaktorische Stimulation im Rahmen des Konzeptes Basale Stimulation

a) Professioneller Hintergrund des Begründers
Das Förderkonzept Basale Stimulation wurde ab 1976 von dem Sonderschullehrer Andreas Fröhlich mit einem interdisziplinären Team aus Pädagogen, Krankenschwestern, Ergotherapeuten und Krankengymnasten entwickelt.
Ab 1985 arbeiteten Andreas Fröhlich und die Krankenschwester und Diplom-Pädagogin Christel Bienstein eng zusammen.

b) Entstehungsort des Konzepts
Das Konzept entstand ab 1976 im Rahmen eines Schulversuchs zur Bildungsforschung des Kultusministeriums Rheinland-Pfalz im Reha-Zentrum Landstuhl unter wissenschaftlicher Begleitung des Instituts für Sonderpädagogig der Universität Mainz.

c) Zielgruppe
In den ersten zehn Jahren wurde Basale Stimulation im Rahmen des oben genannten Schulversuchs für Kinder und Jugendliche mit schwersten Behinderungen im Schulalter entwickelt.

---

[63] Die Konzepte sind in alphabetischer Reihenfolge nach dem Nachnamen des Verfassers geordnet. Es ist damit keine Wertung verbunden

Durch die Zusammenarbeit von Fröhlich und Bienstein erweiterte sich der Personenkreis um frühgeborene Säuglinge, schwerkranke Kinder, Erwachsene mit schweren neurologischen Schäden und anderen Erkrankungen sowie für alte, demente und sterbende Menschen.

d) Zusammenfassung der Inhalte des Konzepts

Ernährung und Nahrungsaufnahme sind in dem Konzept der Basalen Stimulation schon immer von Bedeutung. Die Ideen und Erkenntnisse wurden unter dem Oberbegriff „Orale und olfaktorische Anregung" (Fröhlich 1982, 90) oder „Orale und olfaktorische Stimulation" zusammengefasst. Heute beschreibt sie Fröhlich unter dem Gesichtspunkt „Fragen der Grundversorgung – Essen und Trinken" (vgl. Fröhlich 1991, 59ff).

In der Beschreibung des Schulversuchs von 1982 finden sich von S. 90-112 Ideen zur Förderung des Erlebens von Geschmacks-, Geruchs- und Nahrungsaufnahme. Diese setzten sich fort bis zur aktuellen Beschreibung des Konzeptes von 1998. Erfahrungen mit Nahrung werden auch im unterrichtlichen Bezug aufgegriffen. Die Schüler kochen und backen zusammen und jeder erfährt von seinen Möglichkeiten in Bezug auf die Herstellung von Nahrungsmitteln mit Gerüchen und Geschmack (pers. Mitteilung von Neu und Heidingsfelder[64]). Beeinflusst wurde die Arbeit über die Ernährungssituation und Möglichkeiten im Konzept der Basalen Stimulation von dem Logopäden Goldschmidt und dem Ärztepaar Trogisch. Der Logopäde Goldschmidt trug mit seinen Kenntnissen und der Analyse von Kommunikationsprozessen zwischen Kindern mit schwersten Behinderungen und den Pädagogen und den damit zusammenhängenden Bereichen zur Entwicklung des Konzeptbereiches der oralen Anregung unmittelbar bei. Die Trogischs stellten vor allem Überlegungen zur Nahrungszusammensetzung an (vgl. Fröhlich 2001, 515).

Im Standardwerk zur Basalen Stimulation „Basale Stimulation – Das Konzept" beschreibt Fröhlich (1998) zuerst die Zielgruppe der Basalen Stimulation (Kapitel 1 „Menschen mit schwersten Beeinträchtigungen" und Kapitel 2 „Fragen des schwerstbehinderten Kindes"), dann geht er auf „Fragen des Verhaltens" ein. Im anschließenden Kapitel „Die notwendige Grundversorgung" kommt er über die Fragen zur allgemeinen Förderpflege, zur speziellen Pflege schwerbehinderter Kinder, Sitz- und Lagerungshilfen und Begleitung von Krankenhausaufenthalten zum Trinken und Essen.

Im Kapitel „Trinken und Essen" (Fröhlich 1998, 124ff) weist er darauf hin, dass die Nahrungsaufnahme für viele schwerstbehinderte Menschen eine „außerordentlich problembeladene Situation" (Fröhlich 1998, 124) darstellt. Anschließend geht er auf

---

[64] Elke Neu und Martha Heidingsfelder waren beide Projektmitarbeiterinnen im Schulversuch.

die „Therapeutische Unterstützung der Nahrungsaufnahme" (Fröhlich 1998, 125) ein. Er macht darauf aufmerksam, dass vor allem das Bobath-Konzept Techniken zur Unterstützung des Essens entwickelt hat. Diese Techniken wurden aber für Menschen entwickelt, die kooperieren können. Fröhlich weist auf folgendes hin: „Die praktischen Erfahrungen der letzten Jahre haben gezeigt, dass viele dieser klassischen Unterstützungsmethoden wenig Erfolg bringen. (...) So hat sich (...) eine neue Konzeption durchgesetzt, die ein „entwicklungsorientiertes Füttern" vorziehen. Es geht nicht mehr länger um eine defektorientierte Korrektur der Eß- und Trinkmotorik, sondern um eine Unterstützung der jeweils vorhandenen Grundfähigkeiten Nahrung aufzunehmen" (Fröhlich 1998, 125). Anschließend geht er auf die „Entwicklung der Nahrungsaufnahme" (Fröhlich 1998, 126) ein und beschreibt „Probleme der Nahrungsaufnahme" (Fröhlich 1998, 129), insbesondere:

* „Gestörte Rumpf- und Kopfkontrolle
* Fehlendes Schlucken
* Störungen der Kaukoordination
* Reflektorische Zungenbewegungen" (Fröhlich 1998, 129-130).

Danach erläutert er die „Grundpositionen der Nahrungsaufnahme" (Fröhlich 1998, 130-133) und im Folgenden Möglichkeiten des „Aufbaus des Trinken-Lernens" (Fröhlich 1998 134-139) und den „Aufbau von Essaktivität" (Fröhlich 1998, 139-149). Nachfolgend werden Bedeutung und Möglichkeiten der Oralen Anregung und der Stimulation des Mundes über verschiedene Medien von Berührung über integrierte Möglichkeiten in der Mundpflege bis hin zu Fingerspielen und Knabberspielzeug aufgezeigt.

Die Überlegungen zum Essen und Trinken umfassen im Gesamtkonzept von Fröhlich etwa 1/12 der gesamten Ausführungen und stehen dabei aber immer in unmittelbarem Bezug zu allen anderen Entwicklungs- und Förderbereichen.

Wichtig ist, dass die von Fröhlich vorgestellten Ideen in erster Linie für Kinder und Jugendliche mit schwerer Behinderung entwickelt wurden. Erst später kamen auch Erwachsene mit erworbenen Schädigungen ins Blickfeld. Deshalb müssen die von Fröhlich (1998) vorgestellten Ideen der Förderung z.T. an die Arbeit mit Erwachsenen und an deren Bedürfnisse adaptiert werden.

Zusammenfassend lässt sich festhalten:
Basale Stimulation versteht sich als umfassendes Förderkonzept. Ein Bereich dieses Förderkonzeptes ist die Förderung des Essens und Trinkens und der Wahrnehmung im oralen Bereich.

Das Konzept hat sich in zwei Äste ausgedehnt:
a) „Basale Stimulation – Das Konzept" für den pädagogischen Bereich.
b) „Basale Stimulation in der Pflege" für den pflegerischen Bereich.

Beide Äste sind nicht unabhängig voneinander zu sehen, sondern bauen unmittelbar aufeinander auf und beeinflussen sich in den theoretischen und praktischen Überlegungen zur Förderung von Menschen mit Behinderungen bzw. Erkrankungen gegenseitig.

4.2.2.2 Der Ansatz des Aktiven Lernens

a) Konzeptbegründer
Lilli Nielsen ist Dipl.-Psychologin[65] und arbeitete mit blinden, sehbehinderten und geistigbehinderten Schülern.

b) Entstehungsort des Konzeptes
Nationales Institut für blinde und sehbehinderte Kinder und Jugendliche, Dänemark

c) Zielgruppe
„Blinde Kinder mit einer Mehrfachbehinderung, wie geistige Behinderung, Spasmus, Epilepsie, Autismus, Hörschädigung" (Nielsen 1996, 141).

d) Zusammenfassung der Inhalte des Konzepts
Grundsätzlich geht Nielsen davon aus, dass jedes Kind lernen kann. „Der Grundgedanke ist, dass
   1) sowohl Schüler als auch Erwachsene profitieren und lernen können, indem sie aktiv sind und
   2) zu jeder Zeit jeder diesen Ansatz durch in seiner Praxis gesammelte Erfahrung weiterentwickeln kann und die Ergebnisse neuer Studien und Untersuchungen darin einfließen können" (Nielsen 2001, 237).

Nielsen folgt bei den Ausführungen ihrer Gedanken den Entwicklungsschritten, die ein nichtbehindertes Kind in der Regel vollzieht. „Die Philosophie des Ansatzes des Aktiven Lernens ist, dass jedes Kind, dem ausreichend Möglichkeiten geboten werden, aktiv Dinge zu erforschen und zu untersuchen, in der Lage ist, Fertigkeiten zu erlernen, die Teile seiner Persönlichkeit werden und so ganz selbstverständlich in der Interaktion mit anderen und zur Erfüllung der eigenen Bedürfnisse eingesetzt werden können" (Nielsen 2001, 242f).

---

[65] Nielsen wird hier den pädagogischen Konzepten zugeordnet, weil sie im Rahmen der Schulförderung als Beratungslehrerin mit schwer-mehrfach- behinderten Kindern arbeitete (vgl. Nielsen 2001, 235) und ihr Konzept im pädagogischen Bereich verbreitet ist.

Sie geht auch auf das Erlernen von Mund-, Lippen und Zungenbewegungen als Lernvoraussetzung für das Kauen, das Brabbeln und das Sprechen ein (vgl. Nielsen 2001). Dabei steht für sie nicht das Essen im Vordergrund, sondern das spielerische Tun mit dem Mund:

„Dieses Lernen erfolgt beim Spielen statt beim Essen oder bei der Kommunikation. Sobald das Kind in der Lage ist, zu begreifen und einen Gegenstand in der Hand zu halten, wird es Mundbewegungen einsetzen: Das Saugen, das Lecken und das Beißen von Gegenständen" (Nielsen 1996, 142).

Nielsen macht deutlich, was Essen, das Einnehmen von Mahlzeiten für ein Kind bedeutet:

„Da die Mahlzeiten so wichtig für das Wachstum und Wohlbefinden des Kindes sind, sollte das Kind die Möglichkeit haben, sie als genussvoll zu erleben. Wir sollten daher nicht versuchen, dem Kind das Kauen während der Mahlzeiten anzutrainieren oder zu vermitteln" (Nielsen a.a.O.)

Sehr anschaulich stellt Nielsen ihre Ideen im FIELA-Förderplan (Nielsen 2000) dar. Hier wird aufgrund der von ihr erstellten Förderpläne deutlich, wie die Förderung des Essens und Schluckens eingebettet in die Förderung aller anderen Entwicklungsbereiche (Sensomotorik, Kognition, lebenspraktische Fähigkeiten) aussehen kann.

Im Konzept von Nielsen ist es von großer Bedeutung, den Entwicklungsstand eines Kindes möglichst genau zu diagnostizieren und ihn dann dem Alter der so genannten „normalen Entwicklung" zuzuordnen um anschließend einen entsprechenden Förderplan zu erstellen (vgl. Nielsen 2000, 17).

Es werden einem Kind entsprechend seines Entwicklungsniveaus Spiel- und Förderangebote gemacht. Dabei spielt auch immer die Fertigkeit Essen eine Rolle.

Dies wird ab dem ersten Entwicklungsniveau, das Nielsen von 0 bis 3 Monaten (vgl. Nielsen 2001, 27) angibt, beachtet. Es werden Angebote des Spielens mit dem Mund, Gegenständen und Händen gemacht. Auf den weiteren Entwicklungsstufen werden diese Spiele immer weiter ausdifferenziert.

Dabei werden folgende Aspekte berücksichtigt:

- Mundmotorik,
- Essen (auch in Zusammenhang mit kulturellen Gegebenheiten z. B. Führen des Bestecks),
- Taktile Wahrnehmung,
- Olfaktorische Wahrnehmung,
- Gustatorische Wahrnehmung,
- Mundpflege,
- Beschäftigung mit Lebensmitteln sowie

- der Zusammenhang des Erwerbs von mundmotorischen Fähigkeiten und der Sprache, eingebettet in kommunikative Angebote.

Diese Aspekte differenzieren sich über die einzelnen Entwicklungsstufen weiter aus, bis das Kind sich auf der letzten im FIELA-Förderplan genannten Entwicklungsstufe 42 - 48 Monate im Essen von Spaghetti und im Ausrollen von Teig mit einer Teigrolle erprobt (vgl. Nielsen 2000, 130-131).
Abschließend weist Nielsen darauf hin, dass alle Fördervorschläge individuell überdacht werden müssen und man ständig versuchen sollte, neue Ideen für das einzelne Kind zu entwickeln.

Zusammenfassend lässt sich festhalten:
Nielsen entwickelte einen Förderansatz für blinde Kinder mit zusätzlichen Behinderungen.
In ihrem Ansatz steht die Förderung des eigenaktiven Lernens des Kindes im Vordergrund. Dabei beachtete sie auch die Bedeutung von Wahrnehmung der Umwelt und sich selbst mit dem Munde.
In ihrem Konzept ist die Förderung des Essens eingebettet in eine ganzheitliche Entwicklungsförderung, die dem diagnostizierten Entwicklungsniveau eines Kindes entspricht. Nielsen geht aber nicht explizit auf Probleme des Essens, Trinkens und des Schluckens ein, macht jedoch viele interessante Vorschläge zur Förderung der Mundmotorik und Mund-Hand-Koordination (vgl. z.B. Nielsen 2000).

4.2.2.3   Konzept der Sensumotorischen Kooperation

a)   Professioneller Hintergrund des Konzeptbegründers
Das Förderkonzept Sensumotorische Kooperation wurde ab Mitte der 1970er Jahre von dem Sonderschullehrer Wolfgang Praschak und seinen Mitarbeitern begründet. Sein Konzept baut sowohl auf die Erfahrungen des Schulversuchs von Fröhlich, als auch auf die Handlungsorientierte Didaktik von Jetter (1982) auf.

b)   Entstehungsort des Konzeptes
Mitte der 1970er Jahre, „am Rande der Schwäbischen Alb" (Praschak 2001, 245) in einer Klasse für schwerst-mehrfach-behinderte Kinder und Jugendliche an einer Schule für Geistigbehinderte.

c) Zielgruppe

Zu Beginn Schüler mit schwerst-mehrfach-Behinderung. In den 1990er Jahren weitet Praschak das Konzept auf Erwachsene und kleine Kinder mit schwerster Behinderung aus (vgl. Praschak 1992 a und b und 1999).

d) Zusammenfassung der Inhalte des Konzepts

Praschak beschreibt in seinem Konzept die Bedeutung der kooperativen Zusammenarbeit aller betroffenen Berufsgruppen und auch der Zusammenarbeit mit dem schwerstbehinderten Menschen. Er hebt die Bedeutung der „lebendigen und lebensnahen" (Praschak 2001, 247) Gestaltung und damit die Bedeutung des Bezugs zu Alltagsaktivitäten im gesamten Fördergeschehen im Rahmen der sensumotorischen Kooperation hervor. Diese werden von drei Prinzipien bestimmt:

* „Das Prinzip der beständigen Alltagssituation
* Das Prinzip der Mitbeteiligung und Mitverantwortung
* Das Prinzip der sprachfreien Verständigung" (Praschak 2001, 247).

Hierbei wird versucht, den Menschen mit Behinderung so zu fördern, dass er sich im Rahmen seiner Möglichkeiten aktiv am Geschehen beteiligen kann: „Sensumotorische Kooperation meint die an kulturellen Werten orientierte Ermöglichung eines geplanten, sachgemäßen und kulturellen wertorientierten Austausches zwischen einem vital abhängigen, sensumotorisch handelnden Menschen und einer sozial gestalteten, vital erfahrbaren Alltagswelt, in der neue Bedeutungen entschlüsselt und persönliche Bindungen geschaffen werden" (Praschak 2001, 256).

Da in diesem Konzept lebensbedeutsame Aktivitäten in den Mittelpunkt gerückt werden und Praschak gleichzeitig seine Argumentation auf die sensu-motorische Entwicklungstheorie und -stufen nach Piaget (vgl. Praschak 1989) aufbaut, spielen das Saugen, die orale Wahrnehmung und das Essen eine wichtige Rolle. In seinem Hauptwerk von 1989 beschreibt Praschak im Rahmen des Praxiskonzepts der „Kooperativen Pädagogik Schwerstbehinderter" (Praschak 1989, 207-296) zuerst die „Rahmenbedingungen der pädagogischen Zusammenarbeit mit Schwerstbehinderten". Zu den Rahmenbedingungen zählt er die „pädagogische Zusammenarbeit als menschenwürdige Lebensform", die „Alltagsorientierung der pädagogischen Zusammenarbeit" und die „Prinzipien der Gestaltung von Alltagshandlungen".

Schon hier wird die Bedeutung des Essens unterstrichen: „ Die Ermöglichung der Partizipation an den täglichen Mahlzeiten wird zum Hauptschwerpunkt der täglichen Mahlzeiten" (Praschak 1989, 222).

Anschließend geht er auf die „Sensumotorische Kooperation als elementare Lernform" ein, wozu die „geplante Körpererfahrung" und die „Einheit des Personen und Gegenstandsbezugs" gehören. Der dritte und umfassendste Punkt sind die „Bedingungen der Entwicklungsförderung strukturell veränderter sensumotorischer Handlungspläne".

Diese beinhaltet „die Bedeutung des Saugplans", „die kooperative Unterstützung des geschädigten Saugplans" und die „Kooperative Hilfe beim Essen". Im Rahmen des Saugplans und des Essens betont Praschak in Anlehnung an Piaget auch immer den Zusammenhang von Saugplan, Greifplan und Sehplan, „die alle so organisiert sind, dass sie sich weiterentwickeln und ineinander überführen" (Praschak 1989, 242). Praschak hebt in der Beschreibung des Saugplans die Wichtigkeit des Saugens zur Nahrungsaufnahme, die sich dahinter verbergenden psychomotorischen Erfahrungen mit sich selbst und der Mit- und Umwelt und die daraus entstehenden Möglichkeiten der Kontrolle der eigenen Tätigkeit und der Beeinflussung der Mit- und Umwelt (vgl. Praschak 1989, 244f), sowie der Veränderung der Bewegungskoordination des gesamten Körpers wie das Zusammenspiel von Motorik und Sensorik hervor. Er betont dabei die Wichtigkeit des Saugens für die weitere Entwicklung des Kindes: „Denn von Anfang an ist für das Kind die Welt in erster Linie eine zum Saugen, die darauf zustrebt auch eine zum Greifen, zum Sehen und zum Hören zu werden, vorausgesetzt, das Kind lernt diese Pläne aufeinander abzustimmen und sie mit seinen Bewegungsgrundlagen zu koordinieren" (Praschak 1989, 247). Er nennt das Saugen an den Fingern auch „erste Identitätserfahrung" (Praschak 2001, 251). In der Beschreibung der Förderung wird deutlich, dass es „eines strukturierten Aufbaus von Erkenntnissen bedarf, die auch in ihrer sozialen Bedeutung aufeinander bezogen sein müssen, wenn sie zur Persönlichkeitsentwicklung des Kindes beitragen sollen" (Praschak 1989, 248). Im Folgenden werden Möglichkeiten der Förderung mit den Aspekten der Ausgangslage, der Vermeidung von Stress und Hektik, der Gestaltung des Anreichens von Nahrung beachtet. Ebenso werden die Möglichkeiten anderer Objekte zum Saugen anzubieten dargestellt. Es wird immer wieder hervorgehoben, wie bedeutsam die aktive Beteiligung und die Berücksichtigung der Fähigkeiten des Kindes sind. Im Rahmen der „Kooperativen Hilfen beim Essen" (Praschak 1989, 252-256) geht er dann noch einmal ganz konkret darauf ein, was Essen für den Menschen mit schwerer Behinderung und die Förderung bedeutet: „Das Essen sollte ein täglich wiederkehrender Ausgangspunkt für menschenwürdige Begegnungen sein. Weil gerade beim Essen die Voraussetzungen in fast idealer Weise gegeben sind, die gemeinsame Gestaltung einer Alltagshandlung vorzunehmen" (Praschak 1989, 253). Es folgt die Berücksichtigung der individuellen Besonderheiten eines jeden Menschen mit Behinderung beim Essen. Anschließend zeigt er Bezugspunkte zur Verwirklichung der Alltagshandlung Essen, sowie besondere Hilfen auf (vgl. Praschak 1989, 254f). Praschak macht darauf aufmerksam, dass Menschen mit schwerster Behinderung die Abhängigkeit bei der Unterstützung des Essens in der Regel nicht überwinden.

Seine Ausführungen zu dem Thema unterstreicht er immer wieder mit Verweisen auf die entwicklungspsychologischen Erkenntnisse von Piaget und die pädagogischen Erkenntnisse von Jetter.

Es schließt sich die „Beschreibung der Koordination der grundlegenden Pläne" an (vgl. Praschak 1989, 257-265), wobei das Greifen in Verbindung mit Saugen und Sehen in den Mittelpunkt der Betrachtung rückt.

Anschließend werden „die intentionalen Anpassungsprozesse", in welchen das Bewusstsein über einen Vorgang oder das Ziel einer Handlung dargelegt werden, beschrieben.

Danach wird das aktive Ausprobieren und seine Möglichkeiten zur Förderung erörtert und letztlich die Herausbildung des Denkens mit Gestaltungsprinzipien der Bewegungserziehung erläutert. All diese Überlegungen bauen auf die vorangegangenen Überlegungen der Grundlegungen im Saugen, Greifen und Sehen auf, noch immer orientiert an Piaget und Jetter. Die obigen Ausführungen werden noch einmal deutlich in einer von Praschak 2001, 250f vorgelegten Tabelle zu den Stufen der Sensumotorischen Kooperation.

Zusammenfassend lässt sich festhalten:
In den Ausführungen zum Konzept „Sensumotorische Kooperation" wird deutlich, dass die Entwicklung des Saugens und Essens eine für die Gesamtentwicklung grundlegende und bedeutende Rolle spielt. Praschak vergisst nicht, neben den für die sensumotorische Kooperation wichtigen entwicklungsphysiologischen Zusammenhängen die Bedeutung der konkreten Hilfen beim Essen aufzuzeigen. Diese sind eingebettet in eine Förderung, in der die Bewältigung von notwendigen und bedeutsamen Alltagsaktivitäten in Kooperation zwischen Pädagoge und Kind und der sich daraus ergebenden Fördermöglichkeiten im Vordergrund steht.

4.2.2.4 Abschließende Bewertung der Konzepte aus dem pädagogischen Bereich

Probleme des Essens und des Schluckens werden in der heilpädagogischen Literatur vor allem unter den Aspekten der Entwicklungsförderung behandelt und sind in umfassende Überlegungen zu dieser integriert (vgl. Fröhlich 1998 und Nielsen 2000). Somit finden sich bei keinem der genannten Konzepte im Titel Hinweise auf die Förderung des Essens, Trinkens und Schluckens, sondern dieser Förderbereich ist jeweils ein Teil umfassender Überlegungen zur Förderung. Während Nielsen und Praschak vor allem Kinder mit schweren Behinderungen in ihren Konzepten berücksichtigen, zeigt Fröhlich auch Überlegungen zur Förderung von Erwachsenen mit schweren Erkrankungen auf. Das heißt Konzepte, die im Moment für die Förderung im pädagogischen Bereich zur Verfügung stehen, beinhalten vor allem Überlegungen zur umfassenden Förderung von Kindern mit schweren Behinderungen. Erwachsene mit schweren neurologischen Erkrankungen werden nur am Rande berücksichtigt.

Bei der Recherche nach Konzepten zur Förderung des Essens und des Schluckens wird deutlich, dass sich die Heilpädagogik bei Körper- und geistiger Behinderung von Ende der 1960er bis Anfang der 1980er Jahre differenziert mit dem Thema des Essens, Trinkens und Schluckens auseinandergesetzt hat. Dies geschieht in starker Kooperation mit der Logopädie. Als Pioniere in der pädagogischen Förderung von schwer geistig- und körperbehinderten Kindern im deutschsprachigen Raum können Hellen Müller (1971) und Paul Goldschmidt (^{3}1981; 1. Auflage 1970), und die Pädagogen Margarete Bondzio und Wolfgang Vater bezeichnet werden. Bondzio und Vater (1979 und 1981) gehen in ihren Büchern zur Frühförderung von behinderten Kindern auch immer auf Aspekte und Hilfen zur Förderung des Essens, Trinkens und Schluckens ein. In den späten 1980er Jahren beschäftigt sich die Psychologin und Logopädin Bensinger[66] (1986) mit dem Training von Mundschluss bei geistig behinderten Kindern. Es wird deutlich, dass außer von Bondzio und Vater, Fröhlich, Nielsen und Praschak von pädagogischer Seite aus wenig auf Probleme der Förderung des Essens, Trinkens und Schluckens eingegangen wird. Ebenso ist festzustellen, dass dieser Bereich der Förderung in der Heilpädagogik in den letzten 20 Jahren kaum noch beachtet wurde. So finden sich bei Recherchen in den Fachzeitschriften der Sonderpädagogik zwar Artikel zum Kochen und Backen im Unterricht (Zeitschrift für Autismus 1992-1999; Zeitschrift Praxisinfo „G" 1994-2000 wird einmal im unterrichtsdidaktischen Teil „Backen zur Weihnachtszeit" vorgestellt, Zeitschrift für Sonderpädagogik 1994-1999; Zeitschrift für Heilpädagogik 1993-2000; Schweizerische Zeitschrift für Heilpädagogik 1995-2000), jedoch nur ein Artikel von Schäffer (1998), der sich direkt mit Problemen des Essens, Trinkens und des Schluckens und Möglichkeiten der Problembewältigung beschäftigt. In der Zeitschrift „Zusammen" finden sich in der Ausgabe 6/1998 verschiedene Artikel zum Thema Essen und schwere Behinderung, u.a. auch mit Vorschlägen zur Förderung von Seiten der Pädagogik.

Von Kroppenberg (1998, 322-327) wird ein Fall genannt, in dem ein zu früh geborenes Mädchen unter großen Problemen mit dem Essen, Trinken und Schlucken leidet. Er geht in diesem Artikel jedoch nicht auf Möglichkeiten der Förde-

---

66 Diese Autoren wurden für die Analyse nicht berücksichtigt, weil wie in Kapitel 2.3.3 erwähnt hier nur Literatur von 1992-2002 berücksichtigt werden konnte. Für den interessierten Leser können diese, genannten Autoren zum Thema jedoch durchaus auch bereichernd sein.

rung dieses Bereiches, sondern vor allem auf die vorliegenden Probleme der Verbalsprache ein.

Es ist damit festzuhalten, dass das Thema „Förderung des Essens, Trinkens und Schluckens" von der Heilpädagogik in den letzten Jahren stark vernachlässigt wurde. Dies ist erstaunlich, da sich der Personenkreis der Kinder und Erwachsenen, die aufgrund von frühen neurologischen oder erworbenen Schädigungen von diesem Problem betroffen sind, ausweitet.

Fazit:

Die klinisch-medizinischen Therapiekonzepte nähern sich Problemen des Essens, Trinkens und Schluckens anders an als die heilpädagogischen Förderkonzepte. Im Bereich der klinischen Therapie stehen vor allem die Erkrankung eines Menschen und die Pathologie des Schluckens und Essens und deren Beseitigung im Vordergrund. Hierzu werden funktionelle Hilfen und Techniken angeboten. Die individuellen Bedürfnisse eines erkrankten Menschen werden von den verschiedenen Autoren weniger berücksichtigt.

Im Bereich der Heilpädagogik stehen das Essen, Trinken und Schlucken als ein Entwicklungsaspekt eines Menschen, der für das Überleben des Menschen notwendig ist, im Vordergrund. Dieser Aspekt wird immer verknüpft mit anderen Entwicklungsbereichen, so dass in der Heilpädagogik keine Konzepte zu finden sind, die sich ausschließlich mit dem Essen, Trinken und Schlucken befassen.

Die Fördervorschläge, die im heilpädagogischen Bereich zu finden sind, befassen sich, mit Ausnahme des Konzepts Basale Stimulation, ausschließlich mit der ganzheitlichen Förderung von Kindern und Jugendlichen mit prä-, peri- oder postnatal erworbenen Behinderungen. Erwachsene mit erworbenen neurologischen Schädigungen werden in den Ideen der Förderkonzepte nicht berücksichtigt. Die umfassendste Ideensammlung für direkte Hilfen für den pädagogischen Alltag und damit verbunden auch ‚Fördertechniken' und Ideen für Hilfsmittel zum Erlernen und Verbessern des Essens, Trinkens und Schluckens bei schwerer Behinderung oder schwerer neurologischer Erkrankung bietet das Konzept der Basalen Stimulation an. Bei den anderen Konzepten stehen vor allem Entwicklungs- und Wahrnehmungsaspekte sowie kulturelle Betrachtungen im Vordergrund. Nielsen (1996) macht interessante Vorschläge zum spielerischen Erfahren des Mundes.

Bereits auf dem Internationalen Kongress für spastisch gelähmte Kinder (1969) vom Bundesverband für spastisch Gelähmte und andere Körperbehinderte macht die Logopädin Helen Müller auf Folgendes aufmerksam: „Bei zerebral bewegungsgestörten Kindern wäre es ganz besonders wichtig, dass wir unsere Aufmerksamkeit nicht ausschließlich auf die Sprachprobleme richten, sondern vor allem auf die großen Zusammenhänge. Unsere Behandlung ist nicht immer umfassend genug. Sie sollte auch die grundlegenden Funktionen der Sprechwerkzeuge, z.B. die Nahrungsaufnahme, betreffen" (Müller 1971, 17). Dieser von Müller geforderten umfassenden Behandlung tragen die heilpädagogischen Konzepte sicher anders Rechnung als die medizinisch-therapeutischen.

Trotz der unterschiedlichen Schwerpunktsetzung kann abschließend zu diesem Kapitel festgehalten werden: Alle genannten Konzepte haben zum Ziel, einen Menschen mit schwerer neurologischer Erkrankung oder Behinderung beim Wiedererlernen des Essens, Trinkens und Schluckens zu unterstützen und häufig ergänzen sich die vorliegenden Konzepte sinnvoll. Der einzelne Pädagoge oder medizinisch-hilfswissenschaftliche Therapeut sollte sich deshalb über möglichst viele der bekannten Konzepte informieren, um so dem einzelnen erkrankten Menschen zur Genüge gerecht werden zu können und seine Handlungsmöglichkeiten individuell auf die Bedürfnisse der von ihm unterstützen Menschen anpassen zu können.
Stellt man abschließend die Konzepte der medizinisch-hilfswissenschaftlichen Therapie und die Konzepte der Heilpädagogik mit Hilfe der Stichpunkte Terminologie, Zielgruppe und Augenmerk gegenüber, so werden folgende Unterschiede deutlich:

	Pädagogik	**Medizin**
Terminologie	Essen und Trinken	Dysphagie
Zielgruppe	Im Schwerpunkt Kinder und Jugendliche	Alle Altersgruppen
Augenmerk auf	Essen als kultureller, genussvoller, entwicklungsphysiologischer Wahrnehmungs- und Kommunikationsprozess	Dysphagie als pathologischer Prozess, der therapiert wird.

Tabelle 10:   ‚Vergleich der Terminologien in Pädagogik und Medizin' (eigener Entwurf 2002)

4.2.2.5 Zusammenfassende Übersicht über die genannten Konzepte

Die nachfolgende Tabelle bringt alle genannten Förder- und Therapiekonzepte noch einmal auf einen Blick zusammen. Die Konzepte werden nach folgenden Gesichtspunkten analysiert:

a) Konzepte medizinischen Ursprungs,
b) Konzepte pädagogischen Ursprungs,
c) Konzepte, die in Deutschland entwickelt wurden,
d) Konzepte, die ursprünglich im Ausland entwickelt wurden und in Deutschland weiterentwickelt und verbreitet wurden,
e) Konzepte, die sich im Schwerpunkt mit Kindern *und* Erwachsenen befassen ,
f) Konzepte, die sich im Schwerpunkt mit Erwachsenen befassen,
g) Konzepte, die sich ausschließlich mit dem Thema der Förderung des Essens befassen,
h) Konzepte, die sich umfassend mit neurologischer Schädigung/schweren Behinderungen befassen und dabei auch das Thema des Essens berücksichtigen,
i) Konzepte, die vom Bobath-Konzept und anderen unmittelbar beeinflusst sind sowie
j) Konzepte, die untereinander vernetzt sind.

Die genannten Punkte werden aus folgenden Gründen in die Analyse eingefügt:

Zu a) Konzepte medizinischen Ursprungs und
Zu b) Konzepte pädagogischen Ursprungs
Einige Autoren sind in ihrem professionellen Ursprung Mediziner oder medizinische Therapeuten oder Pädagogen. Es wird hier von der Grundannahme ausgegangen, dass der professionelle Hintergrund des Begründers auch in die Ausführung seines Konzepts hineinspielt.

Zu c) Konzepte in Deutschland entwickelt
Es gibt Konzepte, die in Deutschland entwickelt wurden. Es erscheint mir wichtig, diese von anderen Konzepten (siehe Punkt d) hervorzuheben, da die soziokulturellen Gegebenheiten unter welchen ein Konzept entwickelt wurde dieses mit beeinflusst.

Zu d) Konzepte, im Ausland entwickelt und/ oder in Deutschland weiterentwickelt und verbreitet
Einige der genannten Konzepte wurden im Ausland entwickelt, jedoch in Deutschland weiterentwickelt und verbreitet. Die Entwicklung und/oder Adaption eines Konzeptes an die soziokulturellen Gegebenheiten eines anderen Landes beeinflussen meines Erachtens auch dessen Schwerpunkte und Inhalte.

*Zu e) Konzepte, die sich im Schwerpunkt mit Kindern **und** Erwachsenen befassen und*
zu f) Konzepte, die sich im Schwerpunkt mit Erwachsenen befassen
Einige der genannten Konzepte befassen sich ausdrücklich ausschließlich mit Kindern oder Erwachsenen, andere berücksichtigen beide. Die Einschränkung auf eine Personengruppe kann hilfreich sein, wenn man sich über spezielle Förderangebote informieren möchte.

Zu g) Konzepte, die sich ausschließlich mit dem Thema der Förderung/ Therapie des Essens befassen und
zu h) Konzepte, die sich umfassend mit Förderung /Therapie bei neurologischer Schädigung/schweren Behinderungen befassen und dabei auch das Thema des Essens berücksichtigen
Auch hier sind bei den vorgestellten Konzepten zwei Hauptströmungen zu erkennen. Die ausschließliche Fokussierung des Essens und Schluckens oder eine umfassende Beschäftigung mit allen die Schädigung/Behinderung betreffenden Modalitäten. Dies sind zwei unterschiedliche Herangehensweisen an das Thema, die verdeutlicht werden sollen.

Zu i) Konzepte, die vom Bobath-Konzept und anderen unmittelbar beeinflusst sind
Das Bobath-Konzept ist das älteste Förder- und Therapiekonzept für neurologisch geschädigte Menschen. Deshalb hat dieses Konzept sicher zumindest indirekt Einfluss auf jedes der vorgestellten Förderkonzepte. Einige der Autoren nennen jedoch das Bobath-Konzept als Grundlage oder eindeutigen Bezugspunkt, andere nicht. Hinzu kommen noch andere Konzepte, die von den Autoren direkt als beeinflussend angegeben werden.

Zu j) Konzepte, die untereinander vernetzt sind
Eine Autorin bezieht sich in ihren Ausführungen direkt auf eine andere hier genannte Autorin. Es sollte deutlich werden, welche Konzepte in unmittelbarem

Bezug zueinander stehen und vernetzt sind, denn diese können sich z.B. ergänzen oder Weiterentwicklungen für bestimmte Förderbereiche aufzeigen.

Förder-/ Therapie-Konzept (Autor)	Konzept medizinischen Ursprungs	Konzept pädagogischen Ursprungs	In Deutschland entwickelt	Im Ausland entwickelt und in Deutschland weiterentwickelt und/oder verbreitet
FDT (Bartolome)		X	X	
FOTT (Coombes)	X			X
Wieder-Beleben von Gesicht und Mund (Davies)	X			X
ORFT (Castillo Morales)	X			X
Mund- und Esstherapie bei Kindern (Mooris & Klein)	X			X
Schluckstörungen u. Gesichtslähmung (Schalch)		X		X
Funktionelle Behandlung von Eß- und Schluckstörungen (Yossem)		X		X
Basale Stimulation (Fröhlich)		X	X	

Förder-/ Therapie-Konzept (Autor)	Konzept medizinischen Ursprungs	Konzept pädagogischen Ursprungs	In Deutschland entwickelt	Im Ausland entwickelt und in Deutschland weiterentwickelt und/oder verbreitet
Ansatz des Aktiven Lernens (Nielsen)		X		X
Sensumotorische Kooperation (Praschak)		X	X	

Tabelle 11:   ,Übersicht über die dargestellten Konzepte' (eigener Entwurf) – Teil 1

Förder-/ Therapie-Konzept (Autor)	Befasst sich im Schwerpunkt mit Kindern und Erwachsenen	Befasst sich im Schwerpunkt mit Erwachsenen	Befasst sich ausschließlich mit Förderung/ Therapie von essen, trinken und schlucken	Beschäftigt sich umfassend mit Förderung/ Therapie bei schwerer neuro. Schädigung/ Behinderung; berücksichtigt Essen, Trinken u. Schlucken	Unmittelbar vom Bobath-Konzept und anderen Konzepten beeinflusst	Konzept ist mit einem anderen hier genannten unmittelbar vernetzt
FDT (Bartolome)		X	X		X (PNF, Rood)	
FOTT (Coombes)	X		X		X	
Wiederbeleben von Gesicht u. Mund (Davies)		X		X	X (Coombes, PNF, Affolter, Molcho,	X (F.O.T.T.)

Förder-/ Therapie-Konzept (Autor)	Befasst sich im Schwerpunkt mit Kindern und Erwachsenen	Befasst sich im Schwerpunkt mit Erwachsenen	Befasst sich ausschließlich mit Förderung/ Therapie von essen, trinken und schlucken	Beschäftigt sich umfassend mit Förderung/ Therapie bei schwerer neuro. Schädigung/ Behinderung; berücksichtigt Essen, Trinken u. Schlucken	Unmittelbar vom Bobath-Konzept und anderen Konzepten beeinflusst	Konzept ist mit einem anderen hier genannten unmittelbar vernetzt
					Susanne Naville, Susanne Vogelbach	
ORFT (Castillo Morales)	X			X	X (Vojta, Arbeit im Kinderz. München)	
Mund- und Esstherapie bei Kindern (Mooris & Klein)	X (nur Kinder)		X	X	X	
Schluckstörungen u. Gesichtslähmung (Schalch)		X	X		X	X (F.O.T.T.)
Funktionelle Behandlung von Eß- und Schluckstörungen (Yossem)	X		X			X (Helen Müller)

Förder-/ Therapie-Konzept (Autor)	Befasst sich im Schwerpunkt mit Kindern und Erwachsenen	Befasst sich im Schwerpunkt mit Erwachsenen	Befasst sich ausschließlich mit Förderung/ Therapie von essen, trinken und schlucken	Beschäftigt sich umfassend mit Förderung/ Therapie bei schwerer neuro. Schädigung/ Behinderung; berücksichtigt Essen, Trinken u. Schlucken	Unmittelbar vom Bobath-Konzept und anderen Konzepten beeinflusst	Konzept ist mit einem anderen hier genannten unmittelbar vernetzt
Basale Stimulation (Fröhlich)	X			X	X	
Ansatz des Aktiven Lernens (Nielsen)	X (nur Kinder)			X		
Sensumotorische Kooperation (Praschak)	X			X	X	

Tabelle 11:   ‚Übersicht über die dargestellten Konzepte' (eigener Entwurf) – Teil 2

4.3   Gegenüberstellende und ergänzende Analyse zweier Förderkonzepte

Es werden im Folgenden die beiden Konzepte
* Funktionelle Dysphagie Therapie (FDT) (*Bartolome*) und
* Essen und Trinken, sowie orale Anregung bzw. Stimulation im Rahmen der Basalen Stimulation (*Fröhlich*)

analysiert. Die Begründung für die Vorgehensweise bei der Analyse findet sich in Kapitel 2.3.5.

4.3.1 Die Funktionelle Dysphagie Therapie (FDT) von Gudrun Bartolome

Das Konzept Gudrun Bartolomes wurde bereits in Kapitel 2.1.1 in Ansätzen vorgestellt. Hier wird das Konzept nun ausführlicher betrachtet und analysiert.

4.3.1.1 Historische Entwicklung und Motivation

Gudrun Bartolome ist seit 1974 Sprachheillehrerin und unterrichtete bis 1978 an einer Sprachheilschule in München. Seit 1978 ist sie im klinischen Bereich tätig, zunächst bis 1996 im neurologischen Krankenhaus München. 1996 wechselte sie ins städtische Krankenhaus München-Bogenhausen. Seit 1986 beschäftigt sie sich mit der Erarbeitung funktioneller Therapiemethoden zur Behandlung neurogener Schluckstörungen und der Entwicklung klinischer Screeningverfahren zur Erfassung von Dysphagie[67]. Bartolome arbeitet eng mit anderen, in der Dysphagietherapie tätigen Berufsgruppen zusammen, z.B. mit der Psycholinguistin Naumann, dem Arzt Hörmann u.a.

Es kann im Verlauf der Analyse festgestellt werden, dass das Konzept von Bartolome von 1988 bis 2001 immer differenzierter wird und sich auf verschiedene Gruppen von Menschen mit unterschiedlichen Erkrankungen ausweitet (vgl. Tabelle 15 und Abbildung 30).

Es sollen nun die Veröffentlichungen von Bartolome – chronologisch nach Jahreszahlen geordnet – genannt und deren Kernaussagen festgehalten werden.

4.3.1.2 Tabelle mit Übersicht über einzelne Veröffentlichungen und deren Inhalte von Bartolome

Titel Ko-Autor	Jahr	Kernaussagen	Zielgruppe	Veränderungen/ Erweiterungen in den Aussagen
Schluckstörungen: Vorkommen – Untersuchungsgang – Konservative Therapie Hörmann	1990	Anatomische Erklärungen, Häufigkeit, Ursachen, Therapie mit indirekter Therapieplanung u. direkter Therapie mit Kompensationsstrategien	Neurologisch Erkrankte	

---

[67] vgl. http://nt1.chir.med.tu-muenchen.de/dysphagie/lebenslaeufe/ll_bartolome.htm

Titel *Ko-Autor*	Jahr	Kernaussagen	Zielgruppe	Veränderungen/ Erweiterungen in den Aussagen
Wenn der Bissen nicht mehr rutscht *Feussner, Allescher, Hannig, Herzog, Lorenz, Prosiegel, Schröter-Morasch* (Interdisziplinäre Arbeitsgemeinschaft für Dysphagie)	1993	Ursachen von Schluckstörungen, Diagnostik, Therapie, Therapiekontrolle, interdisziplinäre Zusammenarbeit	Psychosomatische Störungen, Neurolog. Störungen, Tumore	Therapiekontrolle, Interdisziplinarität, Diagnostik
Swallowing Therapy in Patients with Neurological Disorders Causing Cricopharyngeale Dysphunction/ *Neumann*	1993	Quantitative Studie n=28; Überwachung der Therapie durch Cineradiographie und Bedsite-Test; Fallbeispiel, Wichtigkeit einzelfallgeleitetes Vorgehen	Neurologische Störungen	Quantitative Studie, Fallbeispiel, Bedsite-Test, Betonung des einzelfallgeleiteten Vorgehens
Diagnostische Hilfen zur Erfassung von Schluckstörungen bei neurologischen Erkrankungen *Schröter-Morasch*	1993	Diagnosebogen	Neurologische Störungen	Diagnosebogen
Pathophysiologische Auffälligkeiten während der klinischen Schluckbeobachtung	1993 a)	Schluckbeobachtung als klinische Standarddiagnostik, Standardausrüstung des Therapeuten, Erklärung der Phasen des Schluckens, klinische Aspirationszeichen	Neurologische Störungen	Schluckbeobachtung als Standarddiagnostik, Standardausrüstung, Phasen des Schluckens, Aspirationszeichen
Die funktionelle Therapie neurologisch bedingter Schluckstörungen	1993 b)	Möglichkeiten der funktionellen Dysphagietherapie mit drei Hauptgruppen: Kausale Therapieverfahren, Kompensatorische Therapieverfahren, Hilfsmittel mit ausführlichen Beschreibungen der (ent-	Neurologische Störungen	Einteilung der Therapie in drei Hauptgruppen: Kausale, Kompensatorische Therapieverfahren und Hilfsmittel,

Titel *Ko-Autor*	Jahr	Kernaussagen	Zielgruppe	Veränderungen/ Erweiterungen in den Aussagen
		wicklungs-) physiologischen Zusammenhänge und Techniken		erste ausführliche Darstellung der Therapietechniken, Gaze wird zum ersten Mal erwähnt, Ramsey-Flasche wird zum ersten Mal erwähnt, Nennung (entwicklungs-) physiologischer Zusammenhänge
Swallowing Therapie of Neurological Patients. Correlation of Outcome with Pretratment *Neumann, Buchholz, Prosiegel*	1995 a)	Untersuchung zum Therapieverlauf von 58 Patienten; direkte und indirekte Therapiemethoden; Versuch, den Erfolg von Dysphagietherapie aufzuzeigen	Neurologische Erkrankung	Versuch, den Erfolg von Dysphagietherapie nachzuweisen
Schluckstörungen Funktionelle Behandlungsmethoden	1995 b)	Übersichtsartikel mit Ätiologie, Physiologe und Pathophysiologie des Schluckens; Möglichkeiten der Therapie mit zusammenfassender Tabelle	Neurogene Erkrankungen, Tumore, Verletzungen, Entzündungen, psychogene Ursachen	Zusammenfassende Tabelle der funktionellen Therapiemethoden
Therapie von mundmotorischen Störungen und Dysphagie nach schweren Hirnschädigungen	1996	Übersicht über Störungen des Schluckaktes, funktionelle Behandlungsmethoden	Neurologische Erkrankungen	
Methoden der Funktionellen Dysphagietherapie FDT und deren Effektivität	1998	Übersichtsartikel mit Häufigkeit und Ursachen, Erklärung normalen und gestörtes Schlucken, Interdis-	Neurologische Erkrankungen, Strukturelle	Erstmalige Nennung des Konzepts FDT

Titel Ko-Autor	Jahr	Kernaussagen	Zielgruppe	Veränderungen/ Erweiterungen in den Aussagen
		ziplinäre Diagnostik, Therapieeffektivität bei Studie mit 63 Patienten	Erkrankungen, psychogene Erkrankungen	
Physiologie des Schluckvorgangs	1999 a)	Physiologie des Schluckvorgangs, Nennung der präoralen Phase, physiologische Trinkvariationen und deren Bedeutung	Menschen mit Schluckstörungen	Erstmals Nennung der präoralen Phase (verschwindet aber wieder), physiologische Trinkvariationen
Funktionelle Dysphagietherapie (FDT)	1999 b)	Übersichtsartikel mit Möglichkeiten der unterschiedlichen Therapieverfahren: Restituierende, kompensatorische und adaptive Verfahren, spezielle therapeutische Überlegungen bei progredienten, neurologischen Erkrankungen, onkologischen Erkrankungen, schwerst schädelhirngeschädigten Patienten in Frührehabilitationsphase	Neurologische Erkrankungen, progrediente neurologische Erkrankungen, schwerst hirngeschädigte Patienten in Frührehabilitationsphase, onkologische Kopf-, Halserkrankungen	Umbenennung der Therapieverfahren in restituierend, kompensatorisch und adaptiv; Erwähnung schwerst hirngeschädigter Patienten in Frührehabilitationsphase
Klinische Eingangsuntersuchung bei Schluckstörungen	[2]1999 a)	Grundlegender Artikel zur Diagnostik mit Fragebogen, Nennung diagnostischer Möglichkeiten der Anamnese, Hinweise für bewusstseins- und kommunikationsgestörte Patienten, Untersuchungen der am Schluckvorgang beteiligten	s.o.	Zum ersten Male sehr differenzierte Auseinandersetzung mit Diagnostik, Beachtung von Patienten mit Trachealkanüle

Titel Ko-Autor	Jahr	Kernaussagen	Zielgruppe	Veränderungen/ Erweiterungen in den Aussagen
		Organe, Besonderheiten bei Patienten mit Trachealkanüle, Sicherheitsrisiken, phasenspezifische Störungsmerkmale		
Grundlagen der funktionellen Dysphagietherapie (FDT)	[2]1999 b)	Vorstellung der FDT mit restituierenden Therapieverfahren, kompensatorischer Therapieverfahren, adaptierende Verfahren	s.o.	Ausdifferenzierung des im ersten Band und den folgenden Artikeln vorgelegten Konzepts
Funktionelle Dysphagietherapie (FDT) bei speziellen neurologischen Erkrankungen	[2]1999 c)	FDT bei progredienten neurologischen Erkrankungen; FDT bei schwerst hirngeschädigten Patienten in der Frührehabilitationsphase mit Problembeschreibung der einzelnen oralen Phasen (inkl. der präoralen Phase), der geistigen und psychischen Funktionen, der Rahmenbedingung; Diagnostik, Therapie	Progrediente neurologische Erkrankungen	Ausdifferenzierung der Möglichkeiten der FDT bei progredienten neurologischen Erkrankungen und bei schwerst hirngeschädigten Menschen.
Funktionelle Dysphagietherapie bei onkologischen Erkrankungen	[2]1999 d)	FDT bei Tumorerkrankten, Beschreibung der Vorgehensweise der Therapie	Onkologisch Erkrankte	Explizite Vorschläge zur Therapie mit onkologisch erkrankten Menschen
Anamnesebogen (Klinische Eingangsuntersuchung zur Erfassung von Schluckstörungen) Schröter-Morasch	[2]1999	Diagnosebogen	Neurogene und onkologische Erkrankungen	Diagnosebogen von 1993 präzisiert und erweitert

Titel Ko-Autor	Jahr	Kernaussagen	Zielgruppe	Veränderungen/ Erweiterungen in den Aussagen
Schluckstörungen	1999 c)	Grundlagenartikel mit Physiologie, Pathophysiologie, interdisziplinärer Diagnostik, Therapiemethoden, zwei Fallbeispielen	Neurogene Erkrankungen, strukturellmechanische Läsionen, psychogene Faktoren	
Dysphagie	2001	Übersichtsartikel. Beinhaltet folgende Aspekte: Nennung der Aufgaben des Logopäden/ Sprachheilpädagogen, Erscheinungsbild der Schluckstörung mit Physiologie des Schluckvorgangs, klinische Symptomatik, Ätiologie	Neurologische Erkrankungen, strukturelle Erkrankungen, psychogene Störungen	Explizite Nennung der Aufgaben des Logopäden/ Sprachheilpädagogen

Tabelle 12:   ,Veröffentlichungen und Inhalte im Konzept Bartolomes' (eigener Entwurf)

In der Tabelle wird deutlich, dass Bartolome in den Jahren von 1990-1993 immer mit Medizinern (Hörmann, Feussner u.a.) oder mit Linguisten publizierte. Ab 1993 beginnt sie selbständig zu veröffentlichen und ihr Behandlungskonzept zu differenzieren.

4.3.1.3   Tabelle mit Übersicht der in das Therapiekonzept von Bartolome eingeflossenen Therapie- und Förderkonzepte

Autor; (genanntes Erscheinungsjahr)	Konzept	Jahr der Übernahme des Konzepts in das eigene Konzept	Verschwindet wieder in Nennung
Bobath	Bobath-Konzept	1990	
Logemann	Kompensations-Strategien	1990	
Finnie (1976)	Bobath-Konzept für Kinder	1995	

Autor; (genanntes Erscheinungsjahr)	Konzept	Jahr der Übernahme des Konzepts in das eigene Konzept	Verschwindet wieder in Nennung
Crickmay (1978)	Bobath-Konzept für Kinder	1993	
Garliner (1982)	Myofunktionelle Therapie	1993	
Castillo Morales (1991)	Orofaziale Regulationstherapie	1990	
Morris und Klein (1995)	Mund- und Esstherapie bei Kindern	1999	
Davies (1986, 1995)	Hemiplegie (1986); Wieder aufstehen (1995); (Bobath)	1993	
Kabat und Knott (1968)	Propriozeptive Neuromuskuläre Fazilitation (PNF)	1990	
Voss u.a. (1985, 1988)	PNF	1993	
Rood (1956, 1962)	Thermische und mechanische Stimulation der Haut	1990	
Schalch (1994)	Schluckstörungen und Gesichtslähmung	1999	
Ramsey (1986)	Suckle facilitation; PNF; Ramsey-Flasche	1993	
Fröhlich (1991)	Basale Stimulation	1996	X (wird bei Publikation „FDT für Patienten mit schwersten Hirnschädigungen in der Frührehabilitationsphase" nicht mehr genannt)

Autor; (genanntes Erscheinungsjahr)	Konzept	Jahr der Übernahme des Konzepts in das eigene Konzept	Verschwindet wieder in Nennung
Bondzio und Vater (1983)	Vom ersten Laut zum ersten Wort; Frühförderungs- und Entwicklungshilfen für behinderte Kinder	1993	
Schwörer (1992)	Der apallische Patient	1999	
Freivogel (1997)	Motorische Rehabilitation nach Schädel-Hirn-Trauma	1999	
Coombes (1996)	Von der Ernährung zum Essen am Tisch – Aspekte der Problematik, Richtlinien für die Behandlung (FOTT)	1999	
Nusser-Müller-Busch (1997 a und b)	FOTT nach Coombes	1999	
Affolter (1987)	Wahrnehmung – Wirklichkeit und Sprache	1999	
Affolter und Bischofberger (1993)		1999	
Mueller (1976 in Finnie)	Mund- und Esstherapie	1993	

Tabelle 13:   ‚Autoren im Konzept Bartolomes' (eigener Entwurf)

Die Tabelle macht deutlich, dass Bartolome von Anfang an Ideen aus der neurologischen Rehabilitation und der Pädagogik sowie aus der Physiotherapie in ihr Behandlungskonzept integriert. Zu nennen sind hier das Bobath-Konzept, das Konzept von Kabat und Knott (PNF), von Morales, von Mueller und von Rood. Dabei hebt sie besonders die Bedeutung der Physiotherapie hervor und bezeichnet die Therapie bei neurogener Dysphagie auch als „Krankengymnastik des Rachens" (Bartolome 1993a; 19): „Therapiemethoden, die seit Jahren in der krankengymnastischen Behandlung von zerebralen Bewegungsstörungen erfolgreich angewendet werden, sind in der Logopädie zum Teil noch unbekannt oder beginnen sich erst allmählich durchzusetzen" (Bartolome 1993d, 119 und [2]1999b, 181).

Es ist festzustellen, dass das Bobath-Konzept das Behandlungskonzept von Bartolome am nachhaltigsten direkt und indirekt beeinflusst hat. Denn sowohl Müller als auch Morales sind an der Arbeit von Bobath orientiert. Von Anfang an fließen auch die von Logemann und Mendelson entwickelten Schlucktechniken in ihr Konzept ein.

1993 greift sie noch immer auf die oben genannten Ansätze zurück, erweitert aber ihre Behandlungstechnik um die Ideen von Ramsey, Davies, Garliner, Voss (PNF), Crickmay, Bondzio und Vater. Bei dieser Erweiterung ist zu betonen, dass die Konzepte von Davies und Crickmay wiederum auf das Bobath-Konzept aufbauen. Voss baut in der PNF auf die Ideen von Kabat und Knott auf. Bondzio und Vater repräsentieren neben Müller den Einfluss der heilpädagogischen Förderansätze in der Arbeit Bartolomes.

1999 erweitert sich dann die Funktionelle Dysphagie Therapie auf den Kreis von Menschen mit progressiven und schwersten neurologischen Erkrankungen in der Frührehabilitationsphase. Bartolome bezieht für die Förderung von schwerst hirngeschädigten Menschen in der Frührehabilitationsphase die Ideen aus den Konzepten von Fröhlich, Schwörer, Freivogel, Coombes, Müller-Nusser-Busch und Affolter in ihr Behandlungskonzept ein. Damit fließen in das Konzept von Bartolome mit Fröhlich und Affolter zwei bedeutende heilpädagogische Konzepte mit ein. Zum ersten Male beachtet Bartolome auch direkt die Arbeit von Coombes und deren Schülerin Müller-Nusser-Busch. Das Konzept von Coombes steht wiederum in direkter Tradition zum Bobath-Konzept.

Aufgrund der obigen Ausführungen wird deutlich, dass das Behandlungskonzept FDT von Bartolome besonders stark durch Konzepte, die der Physiotherapie zugeordnet werden, insbesondere dem Bobath-Konzept aber auch der PNF und dem Konzept von Rood beeinflusst wurden. Der Einfluss heilpädagogischer Konzepte kommt erst stärker zum Tragen, als Bartolome beginnt sich mit der Personengruppe der schwerst hirngeschädigten Menschen zu beschäftigen.

Es fällt zusätzlich auf, dass Bartolome für die Begründung ihres Konzepts auch auf angloamerikanische Literatur (z.B. Logemann) zurückgreift.

Ebenso beeinflussen die Mitherausgeber der Bücher von 1993 und [2]1999 und die Koautoren einiger Artikel ihr Konzept.

Schließlich zieht sie zur Begründung der Vorgehensweise in ihrem Behandlungskonzept auch immer wieder Erkenntnisse aus den Disziplinen Neuropsychologie, Anatomie und Entwicklungsphysiologie heran.

4.3.1.4   Meilensteine in der Konzeptbildung Bartolomes

1988 ➡	1993 ➡	1998 ➡
Erste Veröffentlichung *„Konservative Therapie"*	Ausdifferenzierung des Konzepts durch quantitative Studien, Einteilung der Therapieverfahren, Veröffentlichung des Buches über Schluckstörungen: *Diagnostik und Therapie neurologisch bedingter Schluckstörungen*; darin: *„Die funktionelle Therapie neurologisch bedingter Schluckstörungen"*	Nennung des Konzeptes *„Funktionelle Dysphagie Therapie"* FDT

1999
Weitere Ausdifferenzierung des Konzepts und stärkere Beachtung anderer Erkrankungen im Konzept FDT, die zu Schluckstörungen führen können: Tumorerkrankungen, progressive neurologische Erkrankungen schwerst hirngeschädigter Menschen; zweite vollkommen überarbeitete Veröffentlichung des Buches von 1993: *Schluckstörungen – Diagnostik und Rehabilitation;* darin: *„Schluckstörungen",„FDT bei speziellen neurologischen Erkrankungen"* und *„FDT bei onkologischen Erkrankungen"*

Tabelle 14:   ‚Meilensteine in der Konzeptbildung Bartolomes' (eigener Entwurf)

Bartolome brauchte ca. 10 Jahre um ihr Konzept theoretisch auszudifferenzieren und es für Menschen mit progredienten Muskelerkrankungen und schwerst hirngeschädigte Menschen in der Frührehabilitationsphase zu präzisieren.

4.3.1.5 Veränderung der Begrifflichkeiten im Rahmen des Therapiekonzepts

1990 ➡	1993 ➡	1996 ➡
Direkte und Indirekte Therapie	Kausale Therapieverfahren, kompensatorische Therapieverfahren, Hilfsmittel	Kausale Methoden, kompensatorische Techniken, adaptive Maßnahmen
1998		
Restituierende Verfahren, Kompensatorische Methoden, Adaptierende Maßnahmen		

Tabelle 15: ‚Veränderung der Begrifflichkeiten' (eigener Entwurf)

Die Benennung der Vorgehensweisen in der Therapie verändert sich innerhalb von 10 Jahren. *Zu Beginn ihrer Konzeptentwicklung 1990* splittet Bartolome ihre Vorgehensweise in „direkte" und „indirekte" Therapieverfahren. Die direkten Therapieverfahren beinhalten: Kompensationsstrategien zur Erleichterung der Nahrungsaufnahme (Haltungsänderungen, Positionierung der Nahrung, Änderung der Nahrungskonsistenz und die verschiedenen Schlucktechniken, Supraglottisches Schlucken und Mendelson-Manöver) sowie Hilfsmittel (z.B. Nasenkerbe im Trinkbecher, flache, vorne abgerundete Trinkbecher, Teller mit erhöhtem Rand). Zu den indirekten Therapieverfahren zählt sie: Die Fazilitierungstechniken (Pinseln, Tapping, Vibration, Dehnung und Druck) sowie den Übergang zu Widerstand gegen die Bewegungsrichtungen und Mobilitätsübungen, die der Patient selbstständig durchführt (vgl. Hörmann und Bartolome 1990, 44-46).

Ab 1993 unterteilt sie die Vorgehensweise in der Therapie in „kausale Therapieverfahren", „kompensatorische Therapieverfahren" und „Hilfsmittel". Dabei zählen nun zu den „kausalen Therapieverfahren" alle Verfahren, die sie 1990 unter „indirekte Therapieverfahren" beschrieben hat. Es kommen vor der Beschreibung der Therapieverfahren zwei Kapitel über neurophysiologische Behandlungsmethoden und Grundlagen der Behandlung hinzu. Dann geht Bartolome auf Therapieverfahren ein, die sie unterteilt in: Stimuli, Mobilisationstechniken und autonome Bewegungsübungen. Diese sind hierarchisch aufeinander aufbauend. Unter Stimuli werden die schon 1990 beschriebenen Fazilitierungstechniken Dehnung, Druck, Pinseln, Vibration verstanden. Hinzu kommen leichte manuelle Berührungen und thermische Maßnahmen.

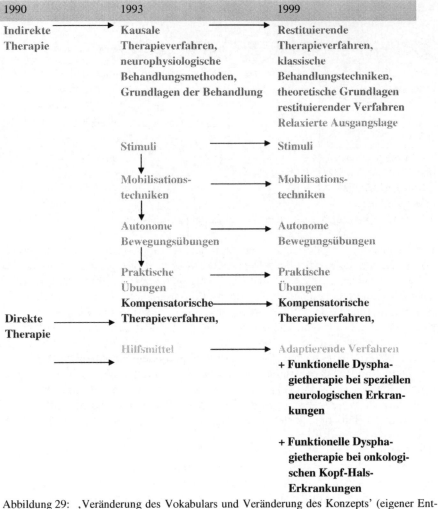

Abbildung 29:   ‚Veränderung des Vokabulars und Veränderung des Konzepts' (eigener Entwurf)

Unter „Mobilisationstechniken" werden nun der schon 1990 genannte Widerstand gegen die Bewegungsrichtung und zusätzlich rhythmische Bewegungsinitiierungen, Halten-Entspannen-Aktives Bewegen, Entspannungstechniken, wiederholte Kontraktion beschrieben.

Die 1990 genannten „Motilitätsübungen" werden nun als „Autonome Bewegungsübungen" beschrieben. Diese werden jetzt differenzierter ausgeführt in: Motorische Funktionsübungen, pragmatische Übungen, Sprech-, Atem- und Stimmübungen. Dieses Kapitel wird außerdem um einen Abschnitt über „Praktische Übungen" erweitert. Diese werden in folgende Schwerpunkte unterteilt: Haltungsmuster, vorbereitende Übungen, Abbau pathologischer oraler Reflexaktivitäten, Stimulation des Schluckreflexes, orofaziale Bewegungen, Kieferbewegungen, Zungenmotorik, Velumfunktion, lryngeale Adduktion, Larynxelevation. Diese werden wiederum unterstützt und erweitert durch die Beschreibung verschiedener Stimuli, Mobilisationstechniken und autonomer Bewegungsübungen.

Die 1990 so genannten „Direkten Therapieverfahren" werden in „Kompensatorische Therapieverfahren" umbenannt. Unter diese fallen alle schon 1990 genannten Kompensationstechniken.

Die 1990 benannte „Änderung der Nahrungskonsistenz" (Hörmann und Bartolome 1990, 45) wird umbenannt in „Diätetische Maßnahmen" (Bartolome 1993b, 181).

Die 1990 so genannten „Hilfsmittel", die dort noch unter die „direkte Therapie" fallen, werden nun in der Beschreibung des Behandlungskonzeptcs zu einem eigenen Teil. Als Hilfsmittel werden die schon 1990 aufgezählten genannt. Hinzu kommen verschiedene Vorschläge für Trink- und Esshilfen (vgl. Bartolome 1993, 119ff.).

Ab 1999 differenziert Bartolome das Behandlungskonzept weiter aus und benennt einige Behandlungsmöglichkeiten wieder um. Die 1993 so genannten „kausalen Therapieverfahren" (Bartolome 1993b, 119) werden nun zu „restituierende Therapieverfahren" (Bartolome [2]1999b, 181).

Ebenso benennt sie die 1993 genannten Kapitel „Neurophysiologisch orientierte Behandlungsmethoden" (Bartolome [2]1993b, 119) und „Grundlagen der Behandlung" (Bartolome 1993b, 122) um in „Klassische Behandlungtechniken" (Bartolome [2]1999b, 181) und „Theoretische Grundlagen der restituierenden Verfahren" (Bartolome [2]1999b, 183). Darauf erfolgt eine Aufteilung der restituierenden Verfahren in: Relaxierte Ausgangslage, vorbereitende Stimuli, Mobilisationstechniken und autonome Bewegungsübungen (vgl. Bartolome [2]1999b, 187). Die Einteilung „Relaxierte Ausgangslage" wird erwähnt, dieser jedoch kein eigenes Kapitel gewidmet.

Ansonsten bleiben die verwendeten Termini fast gleich. Die Stimuli werden um die Vokabel „vorbereitend" erweitert. Das Kapitel „vorbereitende Stimuli" beinhaltet außer der Technik des „Tapping" alle 1990 und 1993b genannten Techniken. Zusätzlich ist die Reihenfolge der genannten Übungen umgestellt.

Das Kapitel „Mobilisationstechniken" umfasst die vorher genannten Übungen, z.T. sind diese Übungen umbenannt: „Halten-Entspannen-Aktives Bewegen" (Bartolome 1993b, 135) wird nun zu „Halten-Entspannen" (Bartolome [2]1999b, 198)

und die „Entspannungstechniken" (Bartolome 1993b, 135) nennt sie hier „Anspannen-Entspannen" (Bartolome [2]1999b, 198).
Das Kapitel „Autonome Bewegungsübungen" bleibt in seinem Inhalt gleich.
Das dritte Kapitel „Praktische Übungen" (Bartolome [2]1999b, 200ff) wird im Vergleich zu der Veröffentlichung 1993b um die Aspekte „Kopf- und Halsmuster, Aktivierung pharyngealer Kontraktion und Stimulation des Schluckreflexes" (vgl. Bartolome [2]1999b, 200) erweitert, dabei nimmt das Kapitel „Kopf- und Halsmuster" den Platz des entfallenen Kapitels „Vorbereitende Übungen" (Bartolome 1993b, 145ff) nach dem Kapitel „Abbau pathologischer oraler Reflexaktivität" ein. Damit ist dieses Kapitel in seiner Reihenfolge z.T. umgestellt und um zwei Aspekte erweitert.
In das Kapitel „Kompensatorische Therapieverfahren" finden [2]1999b nur noch Haltungsänderungen und Schlucktechniken Eingang. Beide Techniken sind um viele Aspekte erweitert. So differenziert Bartolome z.B. die Schlucktechniken in kräftiges Schlucken, Supraglottisches[68] Schlucken, Supersupraglottisches Schlucken[69], Supraglottische Kipptechnik und Mendelson-Manöver. Hinzu kommen Tabellen mit Übersichten über alle genannten Haltungsänderungen und Schlucktechniken (vgl. Bartolome [2]1999b, 251ff.).
Das letzte Kapitel in der Beschreibung des Behandlungskonzeptes benennt sie im Vergleich zu 1993d von „Hilfsmittel" (Bartolome 1993d, 186) in „Adaptierende Verfahren" (Bartolome [2]1999d, 258) um. Darunter fallen jetzt auch die in der Veröffentlichung von 1993 noch zu den kompensatorischen Techniken gerechneten „Diätetischen Maßnahmen" und „die Platzierung der Nahrung" (vgl. Bartolome 1993b, 182 und 183 und Bartolome [2]1999b, 258-263 und 262-264). Es werden die diätetischen Maßnahmen deutlich erweitert und präzisiert. Im Kapitel verbleiben die Trink- und Esshilfen. Es kommt ein vollkommen neuer Aspekt mit der „Essensbegleitung" (Bartolome [2]1999b, 268) hinzu.
Zusätzlich schließen sich an die Vorstellung des Behandlungskonzeptes FDT zwei neue Veröffentlichungen mit Spezialisierungen über: „FDT bei speziellen neurologischen Erkrankungen" (Bartolome [2]1999c, 278-296) mit den Inhalten: „Funktionelle Dysphagietherapie (FDT) bei progredienten neurologischen Erkrankungen" und „Funktionelle Dysphagietherapie bei schwerst hirngeschädigten Pa-

---

[68] Supraglottis: Oberhalb der beiden Stimmbänder liegend. Beim Supraglottischen Schlucken versucht ein betroffener Mensch willkürlich die Stimmbänder zu schließen. „Das Supraglottische Schlucken setzt sich zusammen aus 1. dem willkürlichen Atemanhalten während des Schluckens, um dadurch den vollständigen Glottisschluss zu erreichen, und 2. dem Abhusten nach dem Reflux, um Nahrungsreste aus dem Larynx zu stoßen" (Bartolome [2]1999, 254).

[69] Erweiterung des supraglottischen Schluckens: Versuch, die Luftwege bereits in Höhe des Kehlkopfeinganges zu verschließen (vgl. a.a.O).

tienten" sowie „Funktionelle Dysphagietherapie (FDT) bei onkologischen Erkrankungen" an.

Es ist damit festzuhalten, dass sich das von Bartolome seit 1990 entwickelte Behandlungskonzept im Laufe von 10 Jahren ausdifferenziert und gleichzeitig präzisiert hat. Dies spiegelt sich sowohl im Umfang der einzelnen Publikationen als
auch in der immer wieder vorgenommenen Veränderung und Präzisierung des
Vokabulars sowie in der Erweiterung und Systematisierung der Therapievorschläge wider. Ebenso wird dies auch in den von Bartolome ab 1995 veröffentlichten tabellarischen Übersichten zu Störungsbild und/oder entsprechenden
Therapievorschlägen mit Begründungen deutlich (vgl. z.B. Bartolome 1995b,
168-169; Bartolome 1999c, 118 und 120-121). Die Präzisierung des Konzeptes
spiegelt sich auch in seiner Benennung wider: Bartolome spricht 1990 von „kon-
servativer Therapie" (Hörmann und Bartolome 90, 42), 1993 bezeichnet sie ihr Behandlungskonzept als „Die funktionelle Dysphagietherapie bei neurologisch bedingten
Schluckstörungen" (Bartolome u.a. 1993b, 119) und ab 1998 bezeichnet sie ihr Behandlungskonzept als „Funktionelle Dysphagietherapie (FDT)" (Bartolome 1998,
311). Damit ist festzustellen, dass Bartolome innerhalb der 10 Jahre, in welchen
sie über ihre Arbeit veröffentlicht, ständig das Konzept verändert, erweitert und
präzisiert hat.

4.3.1.6   Nennung der Ursachen von Schluckstörungen (Zielgruppe der Therapie)

1990 ➤	1995 ➤	1998 ➤
Neurologische Erkrankungen	neurogene Erkrankungen, strukturell-mechanische Veränderungen, Psychogene Ursachen	neurogene Ursachen, strukturelle Läsionen, psychogene Läsionen
1999 ➤	**2001**	
neurogene Ursachen, strukturelle Läsionen, psychogene Ursachen, Präzisierung der Zielgruppe auf Menschen mit progredienten neurologischen Erkrankungen, schwerst hirngeschädigte Patienten in der Frührehabilitationsphase, Patienten mit onkologischen Kopf-Hals-Erkrankungen	neurogene Schluckstörungen mechanische Schluckstörungen durch Erkrankungen der oropharynx und der laryngealen Strukturen, psychogene Schluckstörungen	

Tabelle 16:   ‚Ursachen von Schluckstörungen' (eigener Entwurf)

Auffallend ist, dass Bartolome nie von einer Zielgruppe im Sinne von „Menschen mit .... bzw. Patient mit..." spricht, sondern sie immer Aussagen über das Störungsbild macht. „Schluckstörungen können auf völlig unterschiedlichen ätiologischen Faktoren basieren. Sie lassen sich in die folgenden Schwerpunkte unterteilen:

• Neurogene Erkrankungen
• Strukturell-mechanische Veränderungen
• Psychogenen Ursachen" (Bartolome 1995, 165).

„Schluckstörungen werden durch eine Vielzahl von Erkrankungen verursacht" (Bartolome [2]1999b, 180).

„Patienten in der Frührehabilitationsphase sind schwer bewusstseinsgestört (...). Gleichzeitig bestehen in unterschiedlicher Ausprägung Beeinträchtigungen anderer funktioneller Systeme (...). Fast immer liegen Schluckstörungen vor, die einzelne, aber auch mehrere Schluckphasen betreffen können" (Bartolome [2]1999c, 287f).

Zu Beginn der Publikationen ihres Behandlungskonzepts werden als Ursache von Schluckstörungen neurologische Erkrankungen genannt. Darunter fallen alle Arten neurologischer Erkrankungen, von Erkrankungen des zentralen Nervensystems über Erkrankungen des peripheren Nervensystems und der motorischen Endplatte bis hin zu Muskelerkrankungen (vgl. Hörmann und Bartolome 1990, 42f.). Diese werden auch in ihrer ersten großen Veröffentlichung Bartolome u.a. 1993 angegeben und sind im gleichen Buch in Kapitel vier bei Buchholz und Prosiegel „Häufig mit Dysphagie einhergehende neurologische Erkrankungen" (vgl. Bartolome u.a. 1993, 37ff.) beschrieben.

Bartolome weitet ab 1995 die Ursachen von Schluckstörungen von neurologischen Erkrankungen auf strukturell-mechanische Veränderungen der am Schlucken beteiligten Organe z.B. durch Verletzungen, chirurgische Eingriffe, Tumore und Entzündungen (vgl. Bartolome 1995b) und psychogene Ursachen aus. Sie geht in der Beschreibung des Behandlungskonzepts jedoch nie genau darauf ein, welche Methode für welche der von ihr genannten Zielgruppen geeignet ist und welche nicht. Es bleibt bei einer Beschreibung der Therapiemethoden ohne jeweilige Spezialisierung für eine Gruppe.

Ab 1999 wird das Behandlungskonzept (FDT) mit speziellen Kapiteln für FDT bei progredienten neurologischen Erkrankungen, für FDT bei schwerst hirngeschädigten Patienten in der Frührehabilitationsphase und FDT bei onkologischen Kopf-Hals-Erkrankungen präzisiert (vgl. Bartolome u.a. [2]1999). Diese Ursachen von Schluckstörungen spiegeln sich auch bei Buchholz und Prosiegel wider, die „Neurologisch bedingte Schluckstörungen" (Bartolome u.a. [2]1999, 39ff) mit den entsprechenden Krankheitsbildern nennen. Zusätzlich wird von Schröter-Morasch ein Kapitel über „Schluckstörungen bei Erkrankungen der oropharyngealen und laryngealen Strukturen" (Bartolome u.a. [2]1999 S. 51ff.), darunter fallen strukturelle Erkrankungen, wie kongenitale Erkrankungen, entzündliche Erkrankungen, Traumata und

Fremdkörper, altersbedingte Veränderungen, Erkrankungen der Halswirbelsäule, Tumore und Schluckstörungen nach chirurgischen und radiologischen Tumorbehandlungen wie z.B. Schluckstörungen nach Tumorentfernungen in der vorderen Mundhöhle oder nach Teilsekretion des Kehlkopfes, hinzugefügt.

Deutlich wird, dass im Konzept nicht eine Zielgruppe von erkrankten Menschen fokussiert wird, sondern die Ursache von Erkrankungen und deren pathologische Beschreibungen. Somit steht im Mittelpunkt des Behandlungskonzeptes nicht in erster Linie der Mensch mit einer Erkrankung, sondern die Erkrankung an sich.

Nicht eindeutig erkennbar ist, ob das Behandlungskonzept nur Erkrankungen von Erwachsenen mit den genannten Ursachen von Schluckstörungen oder auch Erkrankungen von Kindern und Jugendlichen mit den genannten Ursachen von Schluckstörungen betrifft. In den Publikationen von Bartolome 1993 und [2]1999 sind immer wieder Photos von Kindern (vgl. Bartolome 1993, 142-143 und Bartolome [2]1999b, 222-223) abgebildet. Es finden sich auch Anregungen zur Lagerung von Kindern (vgl. Bartolome 1993, 142 und Bartolome [2]1999b, 203). In der Beschreibung des Konzeptes wird außerdem immer wieder auf pädiatrische Literatur z.B. Crickmay 1978 oder Bondzio und Vater 1983 zurückgegriffen. In einem von mir im Februar 2003 mit Frau Bartolome geführten Interview macht sie jedoch deutlich, dass sie ausschließlich mit Erwachsenen arbeitet (siehe Anlage 6).

Aufgrund der beschriebenen Vorgehensweise des Therapeuten ist bei der FDT davon auszugehen, dass es dem erkrankten Menschen möglich sein muss, zu kooperieren und den Anweisungen des Therapeuten zu folgen: „Sobald die Patienten genügend wach und kooperationsfähig sind, weicht die allgemeine fazioorale Stimulation einer **gezielten Dysphagietherapie**" (Bartolome [2]1999c, 294). „Die Mobilisationstechniken umfassen motorische Übungen zur Aktivierung der Muskelkontraktion und Techniken zur muskulären Entspannung. Die Verfahren fordern die aktive willkürliche Beteiligung des Patienten, werden aber mit Unterstützung des Therapeuten durchgeführt" (Bartolome 1993, 125). Bartolome zeigt aber in ihrem Konzept nie eindeutig auf, welche Fähigkeiten ein erkrankter Mensch besitzen muss, um mit der FDT behandelt werden zu können.

Erst durch die von Bartolome [2]1999 vorgelegte Präzisierung des Konzeptes für Menschen mit schwersten Schädel-Hirn-Verletzungen in der Frührehabilitationsphase schließt sie auch Menschen in ihr Konzept mit ein, die nicht auf die gewohnte Weise kooperieren können.

In der Zusammenschau der Publikationen von 1990-2001 stellt der Schwerpunkt des Behandlungskonzeptes FDT die neurologisch bedingten Schluckstörungen dar. Die Ausweitung des Konzepts auf die anderen genannten Patientengruppen ist zwar ab [2]1999 erfolgt, steckt jedoch bei genauer Durchsicht noch in den Anfängen.

4.3.1.7 Erweiterung der Aspekte außerhalb des Therapiekonzepts um die neurogene Dysphagie im Behandlungskonzept Bartolomes

Die nachfolgenden Tabellen zeigen auf, um welche Aspekte sich das Konzept Bartolomes außerhalb der Überlegungen zum therapeutischen Vorgehen erweitert hat.

a) Diagnostik

1990 ➤	1993 ➤
Anamnese, Neurolog. Untersuchung, Techn. Untersuchung, (Röntgenhochfrequenz Kinematographie) Motor. und sensor. Überprüfg., Phoniatr. Prüfg.	Anamnese, körperl. Untersuchung, apparative Diagnostik, (Endoskopie, radiolog. Untersuchung, Druck- und Säuremessung, HNO-Konsil), Diagnostikbogen (Schröter - Morasch & Bartolome), Klinische Schluckbeobachtung, Bedsite test (Neumann & Bartolome)
1998 ➤	1999
klin. Basisdiagnostik, Videolaryngoskopie, Videographie	Klinische Eingangsuntersuchung bei Schluckstörungen, (Pat. mit Trachealkanüle) Diagnostikbogen (Schröter-Morasch & Bartolome), Klinische Basisuntersuchung, Videolaryngoskopie, Radiolo. Funktionsdiagnostik

Tabelle 17:   ‚Diagnostik' (eigener Entwurf)

b) Physiologische Schluckphasen und deren Pathologie

1993 ➤	1995 ➤
Störungsmerkmale	Physiologie
Orale Vorbereitungsphase	Orale Vorbereitungsphase
Kiefermuskulatur	Orale Phase
Lippenbewegung	Pharyngeale Phase
Wangemuskulatur	Ösophageale Phase
Zungenbewegung	
Velum	
Sensibilität	
Radiolog. Symptome	
Orale Phase	
Lippen und Kiefer	
Zunge	
Sensibilität	
Pharyngeale Phase	
Reflextriggerung	
Velopharyngealer Abschluss	
Zungenabschluss mit Pharynxrückwand	
Pharyngeale Peristaltik	
Laryngealer Verschluss	
Cranio-ventrale Larynxbewegung	
Öffnung des pharyngoösophagealen Segments	
Ösophagusphase	

1996 ➤	1998 ➤
Störung des Schluckaktes	Normales und gestörtes Schlucken
Orale Vorbereitungsphase	Orale Phase mit Einteilung in orale Vorberei-
Orale Phase	tungsphase und
Pharyngeale Phase	orale Entleerungsphase
	Pharyngeale Phase
	Ösophageale Phase

1999a) ➤	1999c) ➤
Physiologisches Schlucken	Phasenspezifische Störungsmerkmale
Nennung der präoralen Phase	Orale Vorbereitungsphase
Orale Vorbereitungsphase	Kiefermuskulatur
Orale Phase	Lippenbewegungen

Pharyngeale Phase Ösophageale Phase	Wangenmuskulatur Sensibilität Orale Phase Lippen und Kiefer Zunge Velum Pharyngeale Phase Reflextriggerung Velopharyngealer Verschluss Zungenabschluss mit der Pharynxrückwand Pharyngeale Kontraktion Laryngealer Verschluss Kranio-ventrale Larynxbewegung Öffnung des pharyngoösophargealen Segments Ösophageale Phase
[2]1999a) ⟶	**2001**
Physiologie, Pathophysiologie Orale Phase mit Unterteilung in Orale Vorbereitungsphase und Orale Entleerungsphase Pharyngeale Phase Ösophageale Phase	Physiologie des Schluckvorgangs Orale Vorbereitungsphase Orale Phase Pharyngeale Phase Ösophageale Phase

Tabelle 18:   'Schluckphasen und deren Pathologie' (eigener Entwurf)

c) Aspiration

1993c) ⟶	**1995b)** ⟶
Zusammenfassung der klinischen Aspirationszeichen nach Logemann: Nahrungsansammlung im lateralen Sulcus Nahrungsansammlung im vorderen Sulcus oder unter der Zunge Nahrungsreste auf dem harten Gaumen Oraler Nahrungsaustritt Verlangsamte orale Transitzeit Verzögernde oder fehlende Elevation des Zungenbeins und des Schildknorpels Husten oder Räuspern	Pathophysiologie der oropharyngealen Dysphagie Prädeglutitve Aspiration Intradeglutitive Aspiration Postdeglutitive Aspiration

Expektoration, Regutation oder nasale Penetration Gurgelnde Stimmqualität	
1998 ⟶	**[2]1999a)**
Der normale und der gestörte Schluckvorgang Nennung der Schluckphasen Nennung der Aspirationsarten und Tabelle mit Aspirationsarten und möglichen Ursachen	Am Ende kurze Erwähnung der Aspiration
1999c) ⟶	**2001**
Pathophysiologie der oropharyngele Dysphagie Nennung der Aspirationsarten Schweregradeinteilung von Aspiration	Allgemeine Pathomechanismen Nennung der Aspirationsarten; Verweis auf Logemann 1998

Tabelle 19:   ‚Aspiration' (eigener Entwurf)

Die Aspekte Diagnostik, Schluckphasen und Aspiration hängen in der Beschreibung der diagnostischen Grundlagen jeweils unmittelbar zusammen und bauen aufeinander auf. Dabei lassen einige Publikationen die diagnostischen Aspekte aus (vgl. z.B. Bartolome 2001). In jeder Publikation Bartolomes werden aber die Schluckphasen (als physiologischer Vorgang) und die Aspiration (als pathologischer Vorgang) als in Zusammenhang stehende Aspekte genannt (vgl. z.B. Bartolome 1993c oder Bartolome 1999c). Besonders interessant ist die Entwicklung der **Diagnostik** im Konzept Bartolomes noch einmal genauer zu untersuchen:
Der Diagnosebogen von 1993 umfasst die Erfassung eines erkrankten Menschen mit persönlichen Daten, indirekte und direkte Hinweise auf eine Dysphagie, sowie allgemeine Beobachtungen. Es werden die am Schluckvorgang beteiligten Organe jeweils in Ruhebeobachtung und intendierten Bewegungen überprüft (vgl. Schröter-Morasch und Bartolome 1993, 102-108).
1999 ist der Diagnosebogen verbessert, erweitert und präzisiert. Die persönlichen Daten eines kranken Menschen werden jetzt in einer Anamnese erfasst. Danach wird der derzeitige Status der Erkrankung festgelegt. Es schließt sich nun eine differenzierte Patientenbefragung an, die auch gegebenenfalls mit Angehörigen oder dem Pflegepersonal durchgeführt werden kann. Es folgt eine Überprüfung der am Schluckvorgang beteiligten Organe. Diese werden in Ruhestellung und intendierten willkürlichen Bewegungen erhoben. Zusätzlich werden Beobachtungen während des Schluckversuchs gemacht. Abschließend wird ein

klinischer Aufnahmebefund der Schluckstörung mit Therapieempfehlungen ausgearbeitet (Schröter-Morasch und Bartolome [2]1999, 327-335).
An der Benennung der Bögen (siehe Schaubild unten) wird deutlich, dass der Bogen vom Personenkreis neurologisch Erkrankter auf alle möglichen von Schluckstörungen betroffenen Personen ausgeweitet wurde.

4.3.1.8   Zusammenhang der erweiterten Aspekte mit der Therapie

Bartolome empfiehlt, dass der Therapeut durch Beobachtung des Erscheinungsbildes, des Schluckens von Speichel und angebotener Flüssigkeit/ Nahrung und den vorhandenen Anamnesebogen den Patienten diagnostiziert. Diese Diagnose geht ein in die interdisziplinäre Diagnostik mit Videofloureskopie und Endoskopie o.a.

„Aufgrund dieser interdisziplinär erhobenen Befunde konzipiert der Sprachheilpädagoge/Logopäde eine für jeden Patienten maßgeschneiderte funktionelle Dysphagietherapie (FDT)" (Bartolome 2001, 336).
Es wird dann, je nach individueller Pathophysiologie des betroffenen Menschen, die Vorgehensweise in der Therapie mit Hilfe der bekannten Konzepte festgelegt. Dabei ist eine Kooperation mit der Physiotherapie bei Haltungsstörungen wichtig. Der Therapieverlauf wird z.B. durch Dokumentation und weitere Diagnostik kontrolliert.

Diagnosebogen

1993 ⟶	1999
Diagnostische Hilfen zur Erfassung von Schluckstörungen bei neurologischen Erkrankungen.	Klinische Eingangsuntersuchung zur Erfassung von Schluckstörungen

Tabelle 20:   ‚Diagnosebogen' (eigener Entwurf)

Ein weiterer, wichtiger Aspekt in der Arbeit Bartolomes ist ab 1993 der Versuch, über quantitative Forschung und Fallbeispiele die Wirksamkeit der eigenen Arbeit nachzuweisen und zu veranschaulichen.

Therapienachweis

1993 ➤	1995a) ➤	1995b) ➤
Bartolome & Neumann Results of swallowing therapy in 28 patients with neurological Disorder	*Neumann, Bartolome, Buchholz, Prosiegel* Results of swallowing therapy in 58 patients with neurological disorder are presented	2 Fallbeispiele a) 21-jährige Frau mit schweren Schädel-Hirn-Trauma b) 73-jähriger Mann nach Hirnstamminfarkt
1996 ➤	1998	
Wiedergabe der Studie von 1995a)	*Outcome nach funktioneller Schlucktherapie bei 63 Patienten*	

Tabelle 21:   ‚Therapienachweis' (eigener Entwurf)

4.3.1.9 Übersicht über die wichtigsten Aspekte des Behandlungskonzepts Bartolomes

Somit stellen sich zusammenfassend die **Schwerpunkte des Behandlungskonzeptes von Bartolome** wie folgt dar:

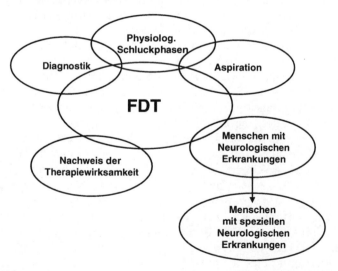

Abbildung 30:   ‚Schwerpunkte des Behandlungskonzepts von Bartolome' (eigener Entwurf)

4.3.1.10 Zusammenfassung und Kritik

„Die funktionelle Dysphagietherapie (FDT) gehört zu den übenden Behandlungskonzepten. Sie ist das bevorzugte Verfahren bei so genannten oropharyngealen Dysphagien, also bei Beeinträchtigungen des Schluckvorgangs im Mund- und Rachenraum" (Bartolome 1999b, 35).

Im Mittelpunkt des Behandlungskonzepts steht die Physiologie und Pathophysiologie des Schluckens bei neurologisch geschädigten Menschen, die in der Regel kooperieren können. Schwerer erkrankte Menschen, Menschen mit Tumorerkrankungen oder progredienten Erkrankungen werden nur am Rande erwähnt. Ab [2]1999 wird das Konzept für Menschen mit progredienten neurologischen Erkrankungen und onkologischen Erkrankungen ausdifferenziert. Es werden dann auch Menschen mit Kooperationsproblemen stärker berücksichtigt.

FDT versteht sich als methodenintegratives Konzept, das je nach der Pathophysiologie des betroffenen Menschen ausgerichtet werden muss. „Das Behandlungskonzept FDT basiert auf einer problemorientierten Vorgehensweise, das heißt, es unterwirft sich nicht den Vorgaben einer bestimmten Therapierichtung. Die Wahl der geeigneten Verfahren richtet sich nach der Pathophysiologie und nach den Bedürfnissen einzelner Patienten. Aus der Vielfalt der therapeutischen Ansätze wird nach sorgfältiger interdisziplinärer Diagnostik ein individuelles Behandlungsprogramm zusammengestellt" (Bartolome 1999d, 180). Als wichtigste Konzepte können genannt werden: Das Bobath-Konzept, PNF, ORFT, Roods, Davies, Logemann.

FDT versteht sich auch als interdisziplinäres Konzept, das die jeweiligen Fachdisziplinen (Ärzte verschiedener Disziplinen, medizinisch-hilfswissenschaftliche Therapeuten, andere sprachtherapeutische Disziplinen) mit einbezieht. Dies spiegelt sich vor allem in den von Bartolome u. a. erschienenen Büchern und Artikeln wider, die häufig in interdisziplinärer Zusammenarbeit erstellt wurden und deren Kapitel sich ergänzen.

Die FDT bei Menschen mit schwersten neurologischen Schädigungen wird einem anderen Förderbereich zugeordnet als FDT bei Menschen, die weniger starke Beeinträchtigungen haben. Während nach Angaben Bartolomes Menschen mit schwersten neurologischen Schädigungen (vgl. Bartolome [2]1999c) von allen therapeutisch/ pflegerischen Berufsgruppen versorgt werden können, sollten Menschen in weiteren Rehabilitationsphasen nur von Logopäden/ Sprachtherapeuten versorgt werden.

Es werden die Physiologie des Schluckens und der Wiedererwerb dieser Vorgänge durch Fazilitation und Inhibition und entsprechendes Üben mit dem Therapeuten alleine in den Mittelpunkt des Konzeptes gestellt. In diesem Sinne versteht sich FDT auch als „Krankengymnastik des Rachens" (Bartolome u.a. 1993a, 19) oder „funktionelle Trainingsmethode" (Bartolome [2]1999b, 180). Dazu werden die Methoden des Behandlungskonzeptes in die drei Komponenten: Restituierende Verfahren, kompensatorische Methoden und adaptierende Maßnahmen unterteilt.

Kritik
Die Kritik am Behandlungskonzept Bartolomes kann an verschiedene Aspekte (Kooperation mit Angehörigen, Vorgehensweise in der Therapie, Orientierung an Entwicklungsfolgen) anknüpfen.

a) Angehörige
Die Angehörigen werden nur in den beiden Hauptwerken Bartolomes 1993 und [2]1999 berücksichtigt. „Bei schweren Störungen, welche selbstständiges Üben noch nicht ermöglichen und Fremdunterstützung durch Stimuli oder bestimmte Mobilisationstechniken notwendig machen, versucht man, die Angehörigen in die Therapie mit einzubeziehen. Inwieweit diese Kotherapie sinnvoll ist und weder zur Überbelastung noch zu zusätzlichen Konflikten führt, muß im Individualfall entschieden werden" (Bartolome 1993, 138 und [2]1999b, 200). Da bei Nichtbeachtung oder ungenauem Befolgen der Anweisungen tatsächliche Lebensgefahr besteht, muss der Therapeut den Patienten, seine Angehörigen, den Hausarzt und die nachbehandelnde Klinik eingehend informieren (vgl. Bartolome 1993, 182 und [2]1999b, 251).
Dies sind die einzigen Hinweise, die sich in der Beschreibung der funktionellen Dysphagietherapie in den Hauptwerken 1993 und [2]1999 finden. In allen anderen Veröffentlichungen von Bartolome werden die Angehörigen nicht berücksichtigt.
In den oben genannten Werken werden die Angehörigen nur zur Information von Seiten der Klinik und zur Kotherapie berücksichtigt. Andere, die Angehörigen und den Therapeuten betreffende Aspekte werden nicht beachtet. So finden sich z.B. keine Hinweise, wie sinnvoll mit den Angehörigen kooperiert werden kann, welche Informationen für den Therapeuten nicht nur vom erkrankten Menschen, sondern auch von den Angehörigen von Bedeutung sein könnten. Es wird auch nicht beachtet, von welcher Bedeutung die Anwesenheit von Angehörigen oder Freunden für den kranken Menschen bezüglich der Rehabilitation der Schluckstörungen sein kann.
Die genannten Aspekte würden nicht nur der funktionellen Verbesserung der Erkrankung dienen, sondern auch der Unterstützung der psychologisch-kommunikativen Bedeutung des Essens, Trinkens und Schluckens für den erkrankten Menschen und für seine Angehörigen. Ebenso würden sie die Angehö-

rigen auch in ihrer Kompetenz und als Wissensträger in die Therapie und den Rehabilitationsverlauf mit einbeziehen.

Bei Schröter-Morasch und Bartolome ([2]1999, 327) findet man auf dem Diagnosebogen den Hinweis, dass gegebenenfalls auch Pflegende oder Angehörige für den Patienten befragt werden können. Damit werden die Angehörigen auf die gleiche Stufe wie Pflegende gestellt, obwohl Angehörige einen erkrankten Menschen in der Regel besser und länger kennen, dessen Krankheitsverlauf und damit auftretende Probleme aber auch Umgangsweisen von Seiten eines erkrankten Menschen schon lange beobachtet und gegebenenfalls unterstützt haben. Außerdem geht diese Befragung auch nicht auf die Einschätzungen und Kooperationen von Seiten der Angehörigen ein. Es wird nur nach einer Einschätzung des Status des Schluckens gefragt. „Bei Patienten mit Bewusstseinsstörungen, gravierenden kognitiven Beeinträchtigungen, unzureichenden Kommunikationsmöglichkeiten oder schweren Sprachverständnisproblemen muß die Patientenbefragung entfallen. Alternativ können die Angehörigen oder mit dem Patienten vertraute Personen über einzelne Daten Auskunft geben" (Bartolome [2]1999a, 143).

Zusätzlich findet man bei Bartolome im Rahmen der Essensbegleitung einen weiteren Punkt die Angehörigen als Kotherapeuten einzubeziehen: „Die Essensbegleitung wird in der Regel vom Pflegepersonal durchgeführt oder im Rahmen des Selbstständigkeitstrainings von den Ergotherapeuten. Falls die Möglichkeit besteht, werden auch die Angehörigen in die Essensbegleitung einbezogen" (Bartolome [2]1999b, 268). Auch hier wird wieder nicht verdeutlicht, wie die Kooperation mit den Angehörigen geschehen könnte, warum ein Einbezug der Angehörigen sinnvoll sein kann.

In der gesamten Beschreibung der FDT bei schwerst hirngeschädigten Patienten in der Frührehabilitationsphase (vgl. Bartolome [2]1999, 287-294) werden die Angehörigen weder genannt, noch Möglichkeiten ihres Einbezugs oder der Kooperation zwischen ihnen und dem Therapeuten erörtert. Dies, obwohl andere Autoren, die sich mit Menschen mit schweren Hirnschädigungen befassen, immer wieder ausdrücklich auf die Bedeutung der Kooperation mit den Angehörigen, gerade auch im Bereich des Essens, Trinkens und Schluckens, hinweisen (vgl. z.B. Schwörer [2]1992, 20; Nielsen 1996, 75 und Yossem 1999, 9).

Wünschenswert wäre die Berücksichtigung bezüglich der Zusammenarbeit und Kooperation mit den Angehörigen im Behandlungskonzept. Die Angehörigen sollten nicht nur Diagnosehilfe und Kotherapeuten sein.

Schließlich sollte im Rahmen der Rehabilitation eines erkrankten Menschen nicht nur dieser, sondern auch sein soziales Umfeld im Genesungsprozess begleitet werden und es sollten Möglichkeiten der Unterstützung aufgezeigt werden. Dies gilt besonders, je mehr der einzelne Mensch und dessen soziales Umfeld von einer Krankheit betroffen sind.

b) Vorgehensweise im Rahmen der Therapie

Die gesamte Vorgehensweise im Behandlungskonzept gleicht einem Training. Durch Wiederholungen und Übungen soll eine Rehabilitation des Schluckvorgangs erzielt werden. Dies wird u.a. deutlich in der Benennung der Therapieverfahren „kausal" (lat.): Ursache-Wirkung betreffend bzw. „restituierend"(lat): wiederherstellend. Zwar werden die Übungen individuell auf den jeweils erkrankten Menschen abgestimmt. „Das Behandlungskonzept der funktionellen Dysphagietherapie (FDT) integriert und erweitert Ansätze aus verschiedenen Schulen. Dabei setzt sich die FDT zum Ziel, mit einer problemorientierten Vorgehensweise den individuellen Pathologien der einzelnen Patienten gerecht zu werden" (Bartolome [2]1999b, 182). Die eigenen Vorlieben, Interessen oder auch der Möglichkeiten der Einbeziehung der Aktivitäten des täglichen Lebens in die Therapie (Mundpflege, Gespräche mit anderen Menschen, Schlucken von Speichel und geeigneten Speisen und Getränken), die im Bereich des Übens im fazio-oralen Bereich bestehen, werden jedoch nicht berücksichtigt und daher auch nicht in der Diagnostik oder Therapie erhoben (siehe oben). Ebenso wird nicht deutlich, ob Bartolome bisherige Umgangsstrategien des erkrankten Menschen mit seiner Schluckstörung hinterfragt und an diese anknüpft oder ob ein Therapieschema vor allem aufgrund der Diagnostik und der Reaktionen des erkrankten Menschen auf einzelne Methoden aufgebaut wird.

Dies zeigt sich auch im Umgang mit Menschen mit schwersten Hirnschädigungen in der Frührehabilitationsphase. Auch hier wird mehr geübt als auf die alltäglichen Aktivitäten und die biographischen Erfahrungen des betroffenen Menschen zurückzugreifen (vgl. Bartolome [2]1999c, 287-294).

Im Vordergrund des Konzeptes steht die Funktion des Schluckens. Andere Modalitäten der Therapie wie kommunikative Aspekte, das Verhältnis von Therapeut und erkranktem Mensch, individuelle Biographie bezüglich des Essens und Trinkens eines kranken Menschen werden nicht beachtet.

Die Therapievorschläge beziehen sich, abgesehen von den Vorschlägen zur Mobilisation, nur auf Übungen im Bereich von Gesicht und Hals. Die Bedeutung des Zusammenspiels des gesamten Körpers im motorischen und sensorischen Bereich für erfolgreiches Essen, Trinken und Schlucken wird kaum beachtet. Dies ist verwunderlich, da gleichzeitig immer wieder auch auf entwicklungsphysiologische Zusammenhänge des Schluckens und auf die Wichtigkeit der Positionierung des kranken Menschen in der Therapie verwiesen wird. „Erstes Behandlungsziel ist also die korrekte Sitzhaltung" (Bartolome [2]1999b, 187).

Bartolome erwähnt auch andere, mit der Dysphagie einhergehende Probleme der betroffenen Menschen. Es werden von ihr genannt: Die Fazialisparese und der Apoplex im Zusammenhang mit dem Beüben der orofazialen Bewegungen. „Bei der einseitigen *nukleären* oder *peripheren* Fazialisparese ist die ganze ipsilaterale Gesichtsmuskulatur gelähmt. Eine einseitige *zentrale* (supranukleäre) Läsion, z.b. bei einer Apoplexie, zeigt sich die Lähmung auf der kontralateralen Seite" (Bartolome 1993, 155). „Lähmungen der Gesichtsmuskeln treten als einseitige oder beidseitige Fazialisparese auf, nach peripheren oder zentralen Läsionen. (...) Zusätzlich kann es, abhängig von der Höhe der Läsion des peripheren Nerven, zu Begleitsymptomen wie Störungen des Geschmackssinnes, der Tränen- und Speichelsekretion sowie zu Hörstörungen kommen" (Bartolome [2]1999b, 214). Störungen der Arm-, Hand- und Greiffunktion im Zusammenhang mit dem Angebot von Hilfsmitteln bzw. adaptiven Verfahren, unter dem Punkt „Esshilfen" (vgl. Bartolome 1993, 187 und [2]1999b, 266 ff), sowie Störungen der Rumpfkontrolle (vgl. Bartolome 1993, 124 und [2]1999b, 186) werden ebenfalls erwähnt. Damit spricht Bartolome andere, das Schlucken betreffende Störungen an. Sie erwähnt jedoch nicht wie diese körperlichen Störungen (z.B. eine mit einer neurologischen Erkrankung einhergehende Hemiparese oder ein Neglect) die Körperhaltung und die sensorischen und motorischen Wahrnehmungsprozesse und damit das Schlucken nachhaltig beeinflussen können. Dies wird auch in den von Schröter-Morasch und Bartolome entworfenen Diagnosebögen deutlich. Hier wird ebenfalls nicht nach anderen körperlichen Beeinträchtigungen gefragt. Ebenso werden die häufig auftretenden psychischen Probleme eines betroffenen Menschen weder beachtet, noch in die Diagnostik mit einbezogen oder in der Vorgehensweise der Therapie berücksichtigt.

Weiter sind bei Buchholz und Prosiegel (1993, 37-44 und [2]1999, 39-50) außer der Dysphagie keine anderen, mit der neurologischen Störung einhergehenden Beeinträchtigungen zu finden. Ein Wissen um diese, ist aber für den in der Dysphagietherapie arbeitenden Therapeuten/Pädagogen unerlässlich, da sonst Reaktionen des erkrankten Menschen falsch gedeutet werden oder die Therapie/ Förderung nicht adäquat an die Situation des erkrankten Menschen angepasst werden kann. Es finden sich auch wieder nur in den beiden Hauptwerken Bartolomes die oben genannten Hinweise zu den mit der neurogenen Dysphagie einhergehenden Störungen.

c) Orientierung an Entwicklungsfolgen

Bartolome betont einerseits die Bedeutung eines entwicklungsproximalen Vorgehens in der Therapieplanung. „Leitfaden der Therapieplanung ist die normale ontogenetische Entwicklung"(Bartolome 1993, 122). „Jede Stufe der Entwicklung bildet die Voraussetzung für die nachfolgende. Das gilt bis zu einem gewissen Grad auch für Patienten mit spät erworbenen Läsionen, die zerstörte Fähigkeiten wieder neu erlernen müssen. Insbesondere bei Patienten mit schweren Hirnverletzungen kann die sensomotorische Entwicklungsfolge den Leitfaden für den hierarchischen Aufbau oralmotorischer Bewegungsbahnung sein" (Bartolome [2]1999b, 185). Andererseits nimmt sie diese Orientierung aber wieder zurück: „Bei der Therapie Erwachsener wird kaum die Indikation der Fazilitierung dieses unwillkürlichen Primitivmusters gegeben sein" (Bartolome [2]1999b, 208). Die psychische Komponente des Schluckens wird nur am Rande erwähnt: „Nicht zuletzt sind zur willkürlichen Reflexeinleitung auch psychische Faktoren, wie die Motivation zum Essen und Trinken, z.b. durch Aussehen, Geruch und Geschmack der Nahrung beeinflusst wird, zu berücksichtigen" (Bartolome [2]1999b, 247).

Bartolome beschreibt in der sensomotorischen Entwicklungsfolge ab der postnatalen Zeit nur die für das Schlucken funktionellen Aspekte der oralen Entwicklung und fokussiert hier die vorhandenen Möglichkeiten durch angeborene Reflexe und Erwerb der höheren Funktionen, z.B. „1.-3. Monat: Die Nahrungsaufnahme geschieht noch reflexgesteuert und wird ermöglicht durch die vorhandenen Such-, Saug-, Beiß- und Würgreflexe" (Bartolome 1993, 122 und [2]1999b, 185); oder „12.-25. Monat: Es entwickelt sich eine höhere kortikale Kontrolle und sensorische Integration. Die Zungen-, Lippen- und Kieferfunktionen werden differenzierter und passen sich den verschiedenen Nahrungskonsistenzen an" (Bartolome1993, 122 und [2]1999b,186). Aspekte der frühen Entwicklung eines Menschen, die gerade auch für das therapeutische Vorgehen bei Menschen mit schwersten Schädel-Hirn-Verletzungen von Bedeutung sind werden von ihr nicht genannt (vgl. Kapitel 3.5.3).

Es wird nicht aufgezeigt, ob mit der Veränderung der Fähigkeiten im oralen Bereich auch eine Veränderung der gesamten sensomotorischen Möglichkeiten eines Menschen verbunden sind und ob den jeweiligen Veränderungen im oralen Bereich Übungsphasen der einzelnen Möglichkeiten vorausgehen, die ein Mensch aktiv selbst beeinflussen kann bzw. die von der Mit- und Umwelt eines Menschen mit beeinflusst werden können. Genauso wenig wird die entwicklungsphysiologische Bedeutung der Oralität für die Erkundung des eigenen Körpers und der Mit- und Umwelt beachtet. Auch der interaktional-kommunikative Aspekt, der sich gerade in den ersten Lebensmonaten während des Stillens zwischen Kind und Mutter abspielt, findet keinen Eingang in die Beschreibung. Ebenfalls berücksichtigt Bartolome nicht, welche Bedeutung der gesamte fazio-orale Bereich für die Gesamtentwicklung eines Menschen hat, bzw. wie dieser in entwicklungsphysiologischem Zusammenhang mit der Gesamtentwicklung eines Menschen steht. Damit werden die Zusammenhänge einer ganzheitlichen Entwicklungsfolge nicht beachtet, sondern die Entwicklung des Schluckens nur sehr eingeschränkt unter funktionellen Aspekten beschrieben. Häufig wird selbst diese enge entwicklungsphysiologische Sicht im Verlauf der Beschreibung der Therapiebehandlung wieder eingeschränkt: „Saug-Schluckreflex: Der Saug-Schluckreflex gilt bis zu drei bis vier Monaten in der Entwicklung des Säuglings als normal. (...) Bei der Therapie *Erwachsener* wird kaum die Indikation zur Fazilitierung dieses unwillkürlichen Primitivmusters gegeben sein" (Bartolome 1993, 149 und [2]1999b, 207f). Zusätzlich fällt ins Auge, dass im Konzept das Trainieren einzelner Fähigkeiten und Muskelpartien im Vordergrund steht. Dies ist sicherlich sinnvoll bei kranken Menschen mit Möglichkeiten einer differenzierten Kooperation. Bei Menschen, die aber in ihrer Kooperationsfähigkeit stark eingeschränkt sind, könnte es sein, dass diese Übungen nicht auf das gewünschte Verständnis stoßen oder diese Vorgehensweise häufig nicht möglich ist.

4.3.1.11 Abschließende Bewertung

Abschließend ist festzuhalten, dass Bartolomes Behandlungskonzept als ein sehr ausdifferenziertes, funktionell arbeitendes Therapiekonzept bewertet werden kann, das stark an klinischen Bedürfnissen in der Behandlung von Erwachsenen mit Schluckstörungen orientiert ist. Es stellt daher weniger den einzelnen betroffenen Menschen als vielmehr dessen Erkrankung und deren Behandlungsmethode mit den möglichen Übungen in den Vordergrund. Für Menschen mit schwersten Schädel-Hirn-Verletzungen sollte dieses Konzept noch weiter differenziert und überarbeitet werden.

Trotz dieser Schwächen ist hervorzuheben, dass die Funktionelle Dysphagie Therapie ein methodenintegratives Konzept ist, dass die im Konzept verwendeten Methoden und wissenschaftlichen Hintergründe transparent gemacht werden und versucht wird, die Methodik der therapeutischen Vorgehensweise auf die individuelle Pathologie eines erkrankten Menschen abzustimmen.

Außerdem hat Bartolome für den deutschsprachigen Raum das erste differenzierte Konzept zur Therapie der funktionellen Schlucktherapie, und dies in wissenschaftlicher und transparenter Weise, vorgelegt.

Weiter ist festzuhalten, dass Bartolome sich im Laufe der Beschäftigung mit der neurogenen Dysphagie im klinischen Bereich sehr in ihrer Sprache und ihrer Behandlungsmethode dem medizinisch-therapeutischen Vorgehen angepasst hat und nur noch wenige Spuren einer pädagogischen Sichtweise von Erkrankung/Behinderung zu finden sind (vgl. Kapitel 3.3.2-3.3.2.2).

4.3.2 Möglichkeiten der Förderung des Essens und Trinkens und der oralen und olfaktorischen Wahrnehmung im Konzept Basale Stimulation

Das Konzept Andreas Fröhlichs wurde bereits in Kapitel 2.2.1 in Ansätzen vorgestellt.
Hier wird das Konzept nun ausführlich betrachtet und analysiert.

4.3.2.1 Historische Entwicklung und Motivation

Andreas Fröhlich studierte Sonderpädagogik und setzte sich im Rahmen seiner Examensarbeit 1972 mit anthropologischen Fragen schwer körperbehinderter Kinder auseinander. Er stellte fest, dass diese Personengruppe von der Pädagogik und ihren Nachbardisziplinen wenig beachtet wurde (vgl. Fröhlich 1978, 110ff.). Von 1972 bis 1975 arbeitete Fröhlich als Assistent im Fachbereich Sonderpädagogik an der Wissenschaftlichen Hochschule Rheinland-Pfalz (vgl. Fröhlich 1984, 39). Auf Drängen von Elternbewegungen und von wissenschaftlicher Seite, richtete das Land Rheinland-Pfalz von 1975-1982 einen Schulversuch im Reha-Zentrum Westpfalz in Landstuhl zur schulischen Förderung schwerstkörperbehinderter Kinder ein, für dessen praktische Durchführung Andreas Fröhlich verantwortlich war. Der Schulversuch wurde vom Institut für Sonderpädagogik der Universität Mainz, Fachrichtung Körperbehindertenpädagogik wissenschaftlich begleitet. Im Schulversuch sollten Möglichkeiten der schulischen Förderung von Kindern mit schwersten Behinderungen entwickelt werden.

Ab 1977 veröffentlichte Fröhlich zum Thema „Schwerste Behinderung", häufig zusammen mit Kollegen aus der Pädagogik und deren angrenzenden Nachbardisziplinen. Dort finden sich neben Hinweisen zur Förderung in anderen Entwicklungsbereichen auch immer wieder Hinweise zur Förderung des Essens und Trinkens und der oralen und olfaktorischen Wahrnehmung für Kinder mit schweren Behinderungen. Diese sind in eine umfassende Entwicklungsförderung eingebettet. Fröhlich nennt diese Entwicklungsförderung ab 1977 „Basale Stimulation" (vgl. Heidingsfelder und Fröhlich 1977, 133).

Ab Mitte der 1980er Jahre kommen im Rahmen der Kooperation zwischen der Diplom-Pädagogin und Krankenschwester Christel Bienstein und Andreas Fröhlich die Aspekte der Pflege und Förderung schwer kranker Menschen im klinischen Bereich für das Konzept hinzu. Hier werden auch Vorschläge zur Pflege und Förderung im Bereich der oralen und olfaktorischen Wahrnehmung, des Essens und Trinkens und der Mundpflege gemacht.

Es kann im Verlauf der nachfolgenden Analyse festgestellt werden, dass sich das Konzept im Laufe der Jahre von 1977-2002 stark ausdifferenzierte. Dadurch hat auch der Bereich der Förderung des Essens und Trinkens und der oralen und olfaktorischen Wahrnehmung Veränderungen erfahren.

Zur weiteren Entwicklung des Konzepts sei auf folgende Veröffentlichungen aufmerksam gemacht:

Fröhlich: „Die Entstehung eines Konzeptes: Basale Stimulation" (Düsseldorf 2001, 145-160) und Werner: „Basale Stimulation in der Pflege. Eine Konzeptanalyse und Bewertung" (Bern 2001).

Nach mündlicher Absprache am 27.02.2003 mit Prof. Fröhlich werden im Folgenden nur die Hauptwerke und einige Artikel, die für die Entwicklung der Förderung des Essens und Trinkens und der oralen und olfaktorischen Wahrnehmung im Konzept von Bedeutung sind, für die Konzeptanalyse berücksichtigt. Diese Hauptwerke und Artikel werden chronologisch geordnet genannt und deren Kernaussagen bezüglich der oralen und olfaktorischen Wahrnehmung bzw. zur Förderung des Essens und Trinkens und der oralen und olfaktorischen Anregung festgehalten.

Es wird hier auch die Literatur des Konzepts Basale Stimulation in der Pflege von Nydahl und Bartoszek verwendet.

Vor der Analyse der Möglichkeiten der Förderung des Essens und Trinkens und der oralen und olfaktorischen Wahrnehmung im Konzept der Basalen Stimulation ist vorauszuschicken, dass es sich hier um ein sehr komplexes Konzept handelt, in welchem der Bereich des Essens und Trinkens und der oralen und olfaktorischen Wahrnehmung mit verschiedenen anderen Konzeptbereichen eng verknüpft ist. Da dieses Konzept einen anderen historischen Hintergrund und z.T. andere Inhalte hat als das vorangegangene Konzept von Bartolome, erfolgt die Analyse des Konzeptes Basale Stimulation nicht bzw. nur z.T. wie die des Konzeptes Bartolomes.

Weil sich Basale Stimulation in zwei Bereiche verzweigt hat, werden in den systematisierten Tabellen, Übersichten und Schaubildern zur Konzeptanalyse der Bereich **Basale Stimulation** jeweils in **schwarzer Schrift**, der Bereich Basale Stimulation in der Pflege jeweils in grauer Schrift dargestellt.

4.3.2.2   Übersicht über die einzelnen Veröffentlichungen und deren Inhalte bezüglich der Förderung des Essens und Trinkens bzw. der oralen und olfaktorischen Wahrnehmung im Konzept Basale Stimulation

Im Folgenden werden Veröffentlichungen und deren Inhalte bezüglich der Förderung des Essens und Trinkens bzw. der oralen und olfaktorischen Wahrnehmung' im Konzept Basale Stimulation dargestellt (eigener Entwurf; im Original als Tabelle).

a)   Körperbehinderung und Wahrnehmungsstörungen – Einführende Überlegungen

Jahr
1977a

Aussagen zur oralen oder olfaktorischen Wahrnehmung oder Aussagen zur Förderung der Nahrungsaufnahme
Hinweis auf mögliche Störungen des Geruchssinns (S. 12)

Zielgruppe
Kinder mit Körperbehinderung und Wahrnehmungsstörungen

Veränderungen/ Erweiterungen in den Aussagen
keine

b) Materialien zur Förderung wahrnehmungsgestörter körperbehinderter Kinder *(Ko-Autor: Heidingsfelder)*

Jahr
1977

Aussagen zur oralen oder olfaktorischen Wahrnehmung oder Aussagen zur Förderung der Nahrungsaufnahme
Hinweis auf geruchlich-geschmacklichen Bereich und dessen Zusammenhang im Entwicklungsverlauf (S. 133); Nennung olfaktonischer Bereich[70] > Aufzählung von Fördermöglichkeiten und -materialien der differenzierten Geruchs und Geschmackswahrnehmung (S. 139f)

Zielgruppe
Kinder mit Körperbehinderung und Wahrnehmungsstörungen

Veränderungen/ Erweiterungen in den Aussagen
Hinweis auf Entwicklungsverlauf;
Aufzählung von Fördermöglichkeiten für das Essen und Riechen

c) Zur Förderung schwerstkörperbehinderter Kinder

Jahr
1977b

Aussagen zur oralen oder olfaktorischen Wahrnehmung oder Aussagen zur Förderung der Nahrungsaufnahme
Beeinträchtigung der Muskulatur des Mund- und Rachenraumes und Beeinträchtigung der Kau- und Schluckfunktion (S. 17);
Bereiche der Basalen Stimulation: u.a. Geruchs- und Geschmackswahrnehmung (S. 24)

---

[70] Es stellt sich hier die Frage, ob ‚oflaktonisch' ein Druckfehler ist und nicht olfaktorisch gemeint ist.

Zielgruppe
Schwer körperbehinderte Kinder

Veränderungen/ Erweiterungen in den Aussagen
Beeinträchtigung Muskulatur, Beeinträchtigung Schluckfunktion, Nennung Bereiche der Basalen Stimulation

d) Förderversuch mit Schwerstbehinderten im Bereich der Körperbehindertenschule – „Basale Stimulation" – Programmentwicklung zur Förderung Schwerstkörperbehinderter Kinder

Jahr
1977c

Aussagen zur oralen oder olfaktorischen Wahrnehmung oder Aussagen zur Förderung der Nahrungsaufnahme
Störungskategorien: Nahrungsaufnahme: Sonderernährung, Tropfinfusion, Athrophien (S. 92); Entwicklungsbereich Essen als Erhaltungsbereich (S. 95); Fütter- und Pflegezeiten (S. 96)

Zielgruppe
Schwerst körperbehinderte Kinder

Veränderungen/ Erweiterungen in den Aussagen
Störungskategorie: Nahrungsaufnahme, Sonderernährung, Entwicklungsbereich Essen als Erhaltungsbereich, Fütter- und Pflegezeiten

e) Vorwort

Jahr
1978

Aussagen zur oralen oder olfaktorischen Wahrnehmung oder Aussagen zur Förderung der Nahrungsaufnahme
Sechzehnjährige, die nur Breie zu sich nehmen können (S. 02)

Zielgruppe
Schwerstbehinderte

Veränderungen/ Erweiterungen in den Aussagen
Alter und Essprobleme

f) Förderung von schwerstkörperbehinderten Kindern in der Primarstufe (Ko-Autoren: Begemann; Penner)

Jahr
1979

Aussagen zur oralen oder olfaktorischen Wahrnehmung oder Aussagen zur Förderung der Nahrungsaufnahme
Essen und Verhaltenstherapie (S. 49);
Ambulante Phase: Beratung der Eltern für Pflege und Versorgung: Esshilfe, Esstherapie (S. 60);
Eltern und Nutzung der motorischen Möglichkeiten beim Essen (S. 63);
Zeitaufwand Pflege (füttern) (S. 66); Beispiele Einzelförderung: Erik: In-den-Mund-stecken (S. 105); Stefan: Trinken, Massagegerät in den Mund stecken (S. 106); somatischer Bereich: Mundregion als Tastorgan (S.109); Probleme von Mundmotorik und Entwicklungsabfolgen (S. 111); oral gesteuerte Hand-Mund-Koordination (S. 112f);
für geschmacklich-geruchliche Wahrnehmungsleistungen liegen noch keine verwertbaren Entwicklungsreihen vor (S. 114); Diagnosebogen: Wahrnehmungsbereich 10. olfaktorisch; Funktionsbereiche: 12. Koordination (Hand-Mund) 13. Essen; 14. Kaubewegung; 15. Schlucken; 16. Mund; 17. Trinken; 18. Essen (S. 118f);
Protokollbogen zur Förderung II Bereich Olfakt. / Essen (S. 124);
Förderplan-Arbeitsplan: Olfaktorisch/Essen (S. 128);
Anregung des Mundbereiches > Materialien und Maßnahmen zur Förderung > Hinweis: Ess- und Mundtherapie vom Füttern zu trennen (S. 133f);
Greif-Anregung: Aktives Erkunden des eigenen Körpers (primär Mundregion) mit den Händen (S. 136); passives zum-Mund-führen von Objekten (S. 137);
Gesichtspunkte der Pflege schwerstbehinderter Kinder > Ernährung (S. 159);
Allgemeine Pflege: Mund- und Zahnpflege (S. 163); Material zur Hand-Mund-Koordination mit Abbildung (S. 202)

Zielgruppe
Schwerstkörperbehinderte Kinder

Veränderungen/ Erweiterungen in den Aussagen
Essen und Verhaltenstherapie; Beratung der Eltern beim Essen, Esstherapie;
Zeitaufwand Pflege;
In-den-Mund-stecken;
Mundregion als Tastorgan; Probleme von Mundmotorik und Entwicklungsabfolge wird kurz beschrieben; oral gesteuerte Hand-Mund-Koordination;

Diagnostik; Protokollbogen zur Förderung; Förder- und Arbeitsplan; Mund- und Zahnpflege;
Abbildung von Material zur Hand-Mund-Koordination,
Ess- und Mundtherapie als vom Füttern getrenntes Geschehen;
Fallbeispiele

g) Entwicklungsförderung schwerstbehinderter Kinder *(Ko-Autor: Haupt)*

Jahr
1982

Aussagen zur oralen oder olfaktorischen Wahrnehmung oder Aussagen zur Förderung der Nahrungsaufnahme
Muskulatur Mund- und Rachenraum, Funktion Kauen und Schlucken stark beeinträchtigt (S. 21f);
Saug-, Schluck- und Atemreflex zusammen mit Nahrungsaufnahme und sensomotorischen Voraussetzungen > wesentliche Grundlagen für Entwicklung von Sprechen (S. 27); 3. Schwangerschaftsmonat Handgreif- und Saugreflexe, 7. Schwangerschaftsmonat Kind reagiert auf süß, sauer, salzig, bitter (S. 29); Zeitpunkt der Geburt: automatisches Atmen, Saugen, Schlucken (S. 30); 1. Lebensmonat Saugen mit geschlossenen Augen und Fäusten > parallele Hand- und Mundentwicklung > erste Lautbildung in Zusammenhang mit Nahrungsaufnahme (S. 31); Lautbildung aufgrund senso-motorischer Reizungen im Mundraum (S. 32); 4. Lebensmonat: Kind öffnet Mund, wenn es die Flasche sieht, kann willentliche Saugen beenden, Hände oft in Mundnähe, lutscht Finger oder Faust, steckt Dinge in Mund (S. 34); 5. Lebensmonat: bringt Gegenstände in Mund, beißt darauf (S. 35); 7. Lebensmonat: nach Beginn von Rotation in Grobmotorik auch in Feinmotorik: Kind beginnt zu kauen, greift mit ganzer Hand, isst Plätzchen allein, 8. Lebensmonat: beginnt Mutters Hand beim Füttern zu begleiten (S. 37); 15. Lebensmonat: ungeschickter Versuch selbst zu essen (S. 40); 21. Lebensmonat: Isst Teil von Essen ohne Hilfe (S. 41); Entwicklung des Sprechen: reflektorisches Atmen, Saugen und Schlucken, willentlich Saugen, Hände zum Mund, lutscht an Finger, Hände und Gegenstände zum Mund (S. 44); Entwicklung der Hände: bringt beide Hände zum Mund; greift ins Essen (S. 45); Nahrungsaufnahme und Entwicklung des Sprechens (S. 51); vitale Depression und Essen (S. 53); Grundstrukturen der Entwicklungsförderung: Liebevolles Füttern, was und wie viel Kind essen mag, Anreicherung von Essen in Absprache mit Arzt, vitale Depression und Essen, Erzwingen von Essen fragwürdig, anpassen des Nahrungsangebotes an die Bedürfnisse und motorischen Möglichkeiten des Kindes, neurophysiologische Bewegungserleichterungen und Füttern

(S. 56f); zur Entwicklungsförderung gehören: normale Bewegungsabläufe für die Nahrungsaufnahme (S. 59); Schmecken durch Bewegung der Speise im Mund (S. 65); Schwerpunkte der Förderung: Männchen Schaubild-oral als 5. Entwicklungsbereich in zeitl. Abfolge (S. 71); Orale Anregung mit Zielen, Stimulation Mund, Geruchs- und Geschmacksanregung, Aufbau des Trinkenlernens, Berührung, Fördermaterial, -ideen (S. 90ff); Bemerkungen zum Essen (S. 103); Hand-Mund-Koordination und Spielen mit dem Mund (S. 103f); Sabbern- und Lutschstereotypen (S. 104); Festhalten und Essen und Trinken als Anregung dazu (Saugschwämmchen); Diagnostik: Spiel mit Zungenspitze im/am Mund (S. 153), gelegentlicher Hand-Mund-Kontakt (S. 159), etwas in den Mund stecken (S. 159), ins Essen langen (S. 160), Diagnostik zu Trinken und Essen direkt (S. 164); Fallbeispiel Volker: Möglichkeiten zur Förderung des Essens und Trinkens, den Mund zu öffnen (S. 172ff) und Fallbeispiel Meyrem: Zungenstoß und Esstherapie (S. 177); Fallbeispiel Simone: Wird gefüttert und enorme Probleme beim Essen > würgen, erbrechen, Verschleimung der Atemwege (S. 179f)

Zielgruppe
Schwerstbehinderte Kinder

Veränderungen/ Erweiterungen in den Aussagen
Sprache und Nahrungsaufnahme, genaue Entwicklungsbeschreibung, die Bedeutung von Essen und Hand-Mund-Kontakt berücksichtigt, vitale Depression und Essen, Anreicherung von Essen, neurophysiologische Bewegungserleichterung; Männchen-Schaubild, sehr differenzierte Darstellung zur oralen Anregung (Ziele Berührung; differenzierte Materialbeschreibung); Hand-Mund-Spiele; Sabber- und Lutschstereotypien;
veränderte Diagnostik;
Würgen und Husten bei Essen, Verschleimung der Atemwege, Nennung, was zur Entwicklungsförderung gehört

h) **Integriertes Lernen mit schwerstbehinderten Kindern** *(Ko-Autoren: Haupt; Penner)*

Jahr
1983

Aussagen zur oralen oder olfaktorischen Wahrnehmung oder Aussagen zur Förderung der Nahrungsaufnahme
Bewegungserleichterung als Hilfe für die Nahrungsaufnahme (S. 12); frühes Grundbedürfnis nach Riechen und Schmecken (S. 14); Kind lernt selbst zur Bedürfnisbefriedigung beizutragen: selbst trinken (S. 15); Grundstrukturen

sozial-kommunikativer Entwicklung: Sprache und Sprechen auch durch normale Bewegungsmuster für Nahrungsaufnahme und vielfältige sensorische Eindrücke im Mundraum (S. 15f); Schwerpunkte der Förderung: Nahrung zubereiten, essen (S. 19f und S. 26f); Habituation (S. 24); Fallbeispiel A.: Veränderung des Verhaltens beim Essen durch Teilhabe an Essenszubereitung (S. 28f); Beispiel Herbstspaziergang und Zubereitung von Kastanien (S. 29f); Gemeinsame Erlebnisse und Aktivitäten: Essen (S. 33f)

Zielgruppe
Schwerstbehinderte Kinder

Veränderungen/ Erweiterungen in den Aussagen
Frühes Grundbedürfnis nach Riechen und Schmecken, Nahrungszubereitung, Teilhabe der Kinder an Nahrungszubereitung, aktives Sammeln von Nahrungsmitteln in Umwelt, Essen als gemeinsame Aktivität aller; Habituation

i) Förderdiagnostik mit schwerstbehinderten Kindern *(Ko-Autor: Haupt)*

Jahr
1983

Aussagen zur oralen oder olfaktorischen Wahrnehmung oder Aussagen zur Förderung der Nahrungsaufnahme
Spiel mit der Zungenspitze; Hände in Mund; Gegenstand in Mund; fast alles in den Mund stecken; Keks festhalten, daran knabbern und lutschen; ins Essen langen; Diagnostik direkt zum Essen und Trinken mit Hinweis wie wichtig diese Entwicklung ist

Zielgruppe
Schwerstbehinderte Kinder

Veränderungen/ Erweiterungen in den Aussagen
vgl. Diagnostik in Fröhlich/Haupt 1982

j) Förderdiagnostik mit schwerstbehinderten Kindern

Jahr
4. Auflage ohne Jahr

Aussagen zur oralen oder olfaktorischen Wahrnehmung oder Aussagen zur Förderung der Nahrungsaufnahme
z.T. verändertes/ erweitertes Vorwort;

Reaktionen des Kindes auf Sprache: Lätzchen umbinden, sagen „jetzt gibt's Essen";
Spiel mit Zungenspitze; gelegentlich Hand-Mund; immer etwas in Mund; fast alles in Mund stecken; ins Essen langen; Trinken und Essen genaue Diagnostik; Umgang mit Kind

Zielgruppe
Schwerstbehinderte Kinder

Veränderungen/ Erweiterungen in den Aussagen
Umgang mit Kind, verändertes Vorwort

k) Entwicklungsförderung schwerstbehinderter Kinder *(Ko-Autor: Haupt)*

Jahr
1984

Aussagen zur oralen oder olfaktorischen Wahrnehmung oder Aussagen zur Förderung der Nahrungsaufnahme
Beschreibung der Kinder, die ihre Hände nicht gezielt einsetzen können, um allein zu essen (S. 39); Schaubild zur Entwicklung einzelner Entwicklungsbereiche – oraler Bereich (S. 41); viele Kinder lernen selbstständig zu essen (S. 43)

Zielgruppe
Schwerstbehinderte Kinder

Veränderungen/ Erweiterungen in den Aussagen
Neues Schaubild zu Entwicklungsbereichen

l) Basale Stimulation

Jahr
1991

Aussagen zur oralen oder olfaktorischen Wahrnehmung oder Aussagen zur Förderung der Nahrungsaufnahme
Atemwegserkrankungen als häufigste Todesursache (S. 17); Essen und Trinken als andauerndes Problem: Schluckschwierigkeiten, Saugschwierigkeiten, Aspirationsgefahr, Kauprobleme, Würgereflex, chronische Unterernährung, chronische Durstsituation, unklare Fieberschübe in Verbindung mit Durst (S. 20f); Hunger- und Durstgefühl oft nicht deutlich ausgeprägt, Abhängigkeit Körper und Entwicklungsmöglichkeiten von ausreichender Nahrungszufuhr (S. 21); Essen verweigern als Selbstbestimmung (S. 25); Einschmieren der Hände mit Speichel, Hände in den Mund stecken, an Zähnen hin- und herreiben, intensive

Hand-Mund-Erfahrung, die psychoemotional stabilisierend wirkt (S. 32); Mundbereich als frühes Entwicklungszentrum mit besonders intensiver Wahrnehmungsmöglichkeit (S. 41); Bewegungsaktivitäten im Mund zum Herausspüren von Geschmacksanteilen, Zähneknirschen (S. 42f); intrauterine Bewegung von Hand-Mund-Koordination und Saug- und Schluckbewegungen (S. 44); Saug-Schluckreflex als Anpassungsgeschehen nach Geburt (S. 45); taktile Kommunikation > Füttern (S. 51); geruchliche Kommunikation, geschmackliche Kommunikation (S. 52); unangenehme Gerüche sind meist Humangerüche (S. 57); zu wenig Flüssigkeitsaufnahme > chronischer Flüssigkeitsmangel mit Veränderung des Urins, ungeeignete Ernährung (passierte Kost), Veränderung der Ernährung zur Anregung der Darmtätigkeit und Veränderung des Stuhlgangs (S. 61f); Exsikkose und Nahrungsverweigerung und Wahrnehmungsstörung (S. 70), Sicherung von Flüssigkeitszufuhr durch spezielle Fruchtsäfte und Suppen (S.70); Mundpflege > Mundspülung mit Meerwasser, Meersalz, Salbeitees, Kamillenaufgüssen, Mundwasser, Auswischen der Mundhöhle und Abreiben der Zunge mit Glycerinpräparaten (S. 72); Ernährung und Krankenhaus (S. 95); Esstherapeutische Unterstützung mit Hilfe des Bobath-Konzepts (S. 97); trinken und essen mit therapeutischer Unterstützung der Nahrungsaufnahme, Entwicklung der Nahrungsaufnahme, spezifische Probleme der Nahrungsaufnahme, Aufbau von Trinkaktivitäten, Aufbau von Essaktivitäten, orale Anregung, Stimulation des Mundes, Berührung und Hinweise zu Fördermaterial (S. 97ff); Rituale und Essen (S. 116); Einbezug des Kochens in pädagogischen Alltag (S. 128); wegfallen einer engen Bindung und Nahrungsverweigerung (S. 134) Körperangebot und Essen (S. 149), Berührungserfahrung im Gesicht (S. 153ff); Lautbildung und Spiel des Kindes mit dem Mundraum: Lippen-, Zungen-, Kieferbewegungen (S. 184); oral gesteuerte Hand-Mund-Koordination (S. 186); befühlen, beriechen, beschmecken usw. von Objekten (S. 189); Ernährung (S. 200); Förderplan mit Hinweisen zum Trinken und Essen (S. 206); Materialien zur geruchlichen und geschmacklichen Anregung (S. 210);

Zielgruppe
Wir können feststellen, dass sowohl sehr schwer behinderte Kinder wie auch erwachsene und alte Menschen sehr ähnliche Bedürfnisse haben:

- Sie brauchen viel körperliche Nähe, um direkte Erfahrungen machen zu können.
- Sie brauchen körperliche Nähe, um andere Menschen wahrnehmen zu können.
- Sie brauchen den Pädagogen/ Therapeuten, der ihnen die Welt auf einfachste Weise nahe bringt.

- Sie brauchen den Pädagogen/ Therapeuten, der ihnen Fortbewegung und Lageveränderung ermöglicht.
- Sie brauchen jemanden, der sie auch ohne Sprache versteht und zuverlässig versorgt und pflegt (S. 14).

Veränderungen/ Erweiterungen in den Aussagen
Atemwegserkrankungen als Todesursache, Essen und Trinken als andauerndes Problem, Aspiration, Würgereflex, chronische Unterernährung, chronische Durstsituation, Hunger- und Durstgefühl nicht deutlich ausgeprägt, Abhängigkeit Körper von ausreichend Nahrungszufuhr, Essen verweigern als Selbstbestimmung, emotionale Stabilisierung von Hand-Mund-Erfahrung, Mundbereich als frühes, intensives Wahrnehmungszentrum, pränatale und postnatale Möglichkeiten der Hand-Mund- und Saugkoordination, geruchliche und geschmackliche Kommunikation, Zähneknirschen, Exsikkose, genaue Beschreibung von Möglichkeiten der Mundpflege; unangenehme Humangerüche; Ernährungsschwierigkeiten und -möglichkeiten, Ernährung und Krankenhaus, Massage und Essen, Aufbau von Essaktivität

m) Basale Stimulation in der Pflege *(Ko-Autor: Bienstein)*

Jahr
1991b

Aussagen zur oralen oder olfaktorischen Wahrnehmung oder Aussagen zur Förderung der Nahrungsaufnahme
Beschreibung eines Patienten, bei welchem mit Schlucktraining begonnen werden konnte und nach vier Wochen Ernährungssonde entfernt wurde (S. 6); Streichelgruppe Frühgeborener machte z.B. bei Nahrungsaufnahme bessere Fortschritte (S. 11); Erkundungsdreieck rechte Hand-linke Hand-Mund (S. 12); Habituation und Riechen (S. 15); Wahrnehmungsentwicklungspyramide (S. 22); Autostimulation > Knirschen mit den Zähnen; vestibuläre Stimulation und Nahrungsaufnahme und Sonde (S. 78f); orale Stimulation (S. 84ff); pflegerische Interpretationsmöglichkeiten von vorhandenen Schluckstörungen (S. 91)

Zielgruppe
Beatmete, desorientierte, somnolente Patienten (S. 05)

Veränderungen/ Erweiterungen in den Aussagen
Patientengruppen genannt, Fallbeispiel Patient, Säugling im Krankenhaus, Habituation und Riechen; Wahrnehmungsentwicklungspyramide; Zähneknirschen,

vestibuläre Stimulation, Nahrungsaufnahme und Sonde; pflegerische Interpretationsmöglichkeiten von vorhandenen Schluckstörungen

n) Caprice des Dieux. Zur Kultur des Schmeckens

Jahr
1993

*Aussagen zur oralen oder olfaktorischen Wahrnehmung oder Aussagen zur För-
derung der Nahrungsaufnahme*
Sinnlichkeit und Schmecken

Zielgruppe
Alle Menschen

Veränderungen/ Erweiterungen in den Aussagen
Sinnlichkeit und Schmecken

**o) Ganzheitliche Kommunikationsförderung für schwer geistig behinderte
Menschen**

Jahr
[3]1995

*Aussagen zur oralen oder olfaktorischen Wahrnehmung oder Aussagen zur För-
derung der Nahrungsaufnahme*
Geruchliche und geschmackliche Kommunikation (S. 22f); Sicherung von körperlichen Grundbedürfnissen u.a. Hunger und Durst (S. 37)

Zielgruppe
Schwer geistig behinderte Menschen

Veränderungen/ Erweiterungen in den Aussagen
keine

p) Lernen mit Kindern in und durch Alltagshandlungen *(Ko-Autor: Beck)*

Jahr
[3]1995

*Aussagen zur oralen oder olfaktorischen Wahrnehmung oder Aussagen zur För-
derung der Nahrungsaufnahme*
Gemeinsames Kochen (S. 52 und S. 70f)

Zielgruppe
Schwer geistig behinderte Menschen

Veränderungen/ Erweiterungen in den Aussagen
keine

q) Elementare Wahrnehmungsförderung *(Ko-Autor: Heidingsfelder)*

Jahr
[9]1996

Aussagen zur oralen oder olfaktorischen Wahrnehmung oder Aussagen zur Förderung der Nahrungsaufnahme
Nahrungsaufnahme, Flüssigkeitsaufnahme und Atmung > lebenserhaltende Grundfunktionen, Kinder und Sonde, PEG, Sonde und Verlust von elementaren Wahrnehmungsmöglichkeiten in Mund- und Nasenraum, Sondenernährung frühgeborener Kinder, Geschmacksbegleitung bei der Nahrungsgabe per Sonde und Beschreibung der Technik, Problematik der Variationen bei Nahrung > Geschmack und Konsistenz, taktile Abwehr im Mundbereich, gelierende Mittel für Flüssigkeit, taktile Anregung des Mundbereiches und Vorgehensweise (S. 105ff)

Zielgruppe
Sehr kleine Kinder, Kinder, Jugendliche, Erwachsene mit sehr schweren, umfanglichen Beeinträchtigungen

Veränderungen/ Erweiterungen in den Aussagen
Kinder und Sonde, PEG, Sondenernährung frühgeborener Kinder, Nahrungsgabe bei Sonde und Technik, taktile Abwehr im Mundbereich, gelierende Mittel für Flüssigkeit

r) Mund auf, Löffel rein – Nein

Jahr
1997

Aussagen zur oralen oder olfaktorischen Wahrnehmung oder Aussagen zur Förderung der Nahrungsaufnahme
Esskultur, Genuss, Riechen, Essensvorbereitung Kommunikation, Essen als problematische Situation am Tag, Essen als sinnliche Erfahrung

Zielgruppe
Menschen mit Behinderungen

Veränderungen/ Erweiterungen in den Aussagen
Essen als problematische Situation im Tagesablauf

**s) Basale Stimulation: neue Wege in der Intensivpflege von Nydahl und
Bartoszek; – Wissenschaftliche Begleitung Fröhlich und Bienstein**

Jahr
1997

*Aussagen zur oralen oder olfaktorischen Wahrnehmung oder Aussagen zur För-
derung der Nahrungsaufnahme*
Kommunikation über Vermitteln von Geschmack, Bewusstmachen des Körpers
durch bekannten Geruch (S. 03); Wahrnehmungsbereiche u.a. orale Wahrnehmung; Schaubild Wahrnehmungsentwicklungsbereiche (S. 06); Orale Wahrnehmung (S. 07f); Anamnesebogen mit Bereichen Mund- und Rachenraum und
orale/ nasale Wahrnehmung (S. 31); Persönlicher Fragebogen zur Pflegeanamnese mit Zahnpflege und Essen und Trinken (S. 35); Dokumentationsbogen mit
oraler Stimulation, Geschmacksrichtung, Geruchsrichtung (S. 39); Dokumentationsbogen mit oraler Stimulation (S. 41); Orale Stimulation: Mundbereich bewusst machen, Patienten locken, interessante Konsistenz, Gerüche als Erinnerungsträger, sinnvolle Stimulation und Schluckstörungen (S. 72ff); Tabelle:
Schluckstörungen und Möglichkeiten der Unterstützung des Patienten (S. 78)

Zielgruppe
Alle wahrnehmungsgestörten Patienten: Bewusstlose, Beatmete, Desorientierte,
Somnolente, Schädel-Hirn-Traumatisierte; Patienten mit hypoxischem Hirnschaden, Morbus Alzheimer, hemiplegischem oder apallischem Syndrom und
stark in ihrer Beweglichkeit eingeschränkte Patienten (S. 02)

Veränderungen/ Erweiterungen in den Aussagen
Patientengruppe genannt, Schaubild zu den Wahrnehmungsentwicklungsberei-
chen; Patientenanamnesebögen, orale Stimulation, Schluckstörungen; Tabelle zu
Schluckstörungen

t) Basale Stimulation – Das Konzept

Jahr
1998

*Aussagen zur oralen oder olfaktorischen Wahrnehmung oder Aussagen zur För-
derung der Nahrungsaufnahme*
Atemwegserkrankungen als häufigste Todesursache (S. 20); Bedürfnis nach
Vermeidung von Hunger, von Durst und Schmerz (S. 24); Essen und Trinken als
andauerndes Problem > Schluckschwierigkeiten, Saugschwierigkeiten, Aspirationsgefahr, Kauprobleme, Würgereflex, chronische Unterernährung, chronische
Durstsituation, unklare Fieberschübe in Verbindung mit Hunger- und Durstge-

fühl oft nicht deutlich ausgeprägt, Abhängigkeit Körper und Entwicklungsmöglichkeiten von ausreichender Nahrungszufuhr (S. 25); Selbstbestimmung und Verweigerung des Essens (S. 31); Hände mit Speichel einschmieren, Hände in den Mund stecken oder an Zähnen hin-und-herreiben > intensive Mund-Hand-Erfahrung, psycho-emotionale Stabilisierung (S. 41); Mundbereich als frühes Entwicklungszentrum mit besonders intensiver Wahrnehmungsmöglichkeit (S. 52); Zähneknirschen (S. 54); Bewegungsaktivitäten im Mund zum Schmecken (S. 51); intrauterine Hand-Mund-Koordination, Saug- und Schluckbewegung (S. 57); postnataler reflektorischer Saug-Schluckreflex (S. 58f); taktile Kommunikation > Füttern (S. 65); geruchliche und geschmackliche Kommunikation (S. 66); ungute menschliche Gerüche (S. 73); Flüssigkeitsmangel und Veränderung des Urins, Veränderung der Ernährung zur Anregung der Darmtätigkeit und Veränderung des Stuhlgangs (S. 78f); Exsikkose und Nahrungsverweigerung, Wahrnehmungsstörungen (S. 91); Sicherung von Flüssigkeitszufuhr und Mineralstoffe durch verdünnte Fruchtsäfte Gelier- und Verdickungsmittel (S. 91); Mundpflege mit Mineralwasser oder Kamillentee, Kausäckchen (S. 92f); Obstipation und Ernährung, Flüssigkeit (S. 93); Blasenentzündung, Nierenleiden und Flüssigkeit (S. 93f); Ernährung und Krankenhaus (S. 122f); Esstherapeutische Techniken und Bobath-Konzept (S. 125);Trinken und Essen mit therapeutischer Unterstützung der Nahrungsaufnahme, Entwicklung der Nahrungsaufnahme, spezifische Probleme der Nahrungsaufnahme, Aufbau von Trinkaktivität, Aufbau von Essaktivität, orale Anregung, Stimulation des Mundes, Berührung, Fördermaterial (S. 124ff), Rituale und Essen (S. 152); wegfallen einer engen Bindung und Nahrungsverweigerung (S. 167); Kochen und Essen (S. 171); Körperangebote und Essen (S. 198); Berührungserfahrungen im Gesicht (S. 204ff); Lautbildung und Spiel des Kindes mit dem Mundraum: Lippen-, Zungen-, Kieferbewegungen (S. 245); oral gesteuerte Hand-Mund-Koordination (S. 248); befühlen, beriechen, beschmecken usw. von Objekten (S. 253); Forderungen zur Ernährung (S. 268); Förderplan mit Trinken und Essen (S. 275); Materialien zur geschmacklichen und geruchlichen Anregung (S. 281); biographische Anamnese bei Erwachsenen mit erworbenen Behinderungen > Essensvorlieben (S. 288f)

Zielgruppe
Wir können feststellen, dass sowohl sehr schwer behinderte Kinder wie auch erwachsene und alte Menschen sehr ähnliche Bedürfnisse haben:

- Sie brauchen viel körperliche Nähe, um direkte Erfahrungen machen zu können.
- Sie brauchen körperliche Nähe, um andere Menschen wahrnehmen zu können.

- Sie brauchen den Pädagogen/ Therapeuten, der ihnen die Welt auf einfachste Weise nahe bringt.
- Sie brauchen den Pädagogen/ Therapeuten, der ihnen Fortbewegung und Lageveränderung ermöglicht.
- Sie brauchen jemanden, der sie auch ohne Sprache versteht und zuverlässig versorgt und pflegt (S. 16).

Veränderungen/ Erweiterungen in den Aussagen
Mundpflege verändert, Veränderung Förderplan, biographische Anamnese bei Erwachsenen mit erworbenen Behinderungen

u) Basale Stimulation – neue Wege in der Intensivpflege *(Ko-Autoren: Nydahl; Bartoszek)*

Jahr
[3]2000

Aussagen zur oralen oder olfaktorischen Wahrnehmung oder Aussagen zur Förderung der Nahrungsaufnahme
Schaubild Wahrnehmungsentwicklung hier ohne olfaktorische Wahrnehmung (S. 09); orale Wahrnehmung/olfaktorische Wahrnehmung (S. 11f); Anamnesebogen mit Beachtung von Mund- und Rachenraum und oraler und nasaler Stimulation (S. 57); Persönlicher Fragebogen zur Pflegeanamnese: wie putzen Sie sich die Zähne? Was essen und trinken Sie gerne *allgemein*, was, wenn Sie sich *krank* fühlen (S. 62); Tabelle indiv. Kommunikationsform: Muskeltonus, Mund öffnen (S. 66); orale Stimulation: mit Stimulation, den Patienten locken, interessante Konsistenz, Gerüche als Erinnerungsträger, Mundpflege, Nahrungsaufnahme, Schluckstörungen (S. 125ff); Tabelle mit Störungen und Möglichkeiten der Unterstützung des Patienten (S. 137); Dokumentationsbogen mit oraler Stimulation und Geschmacksrichtung Stimulation und Geruchsrichtung Stimulation (S. 242); Dokumentationsbogen mit oraler Stimulation (S. 244)

Zielgruppe
Die Patienten sind somit alle Patienten, die in ihrer Fähigkeit zur Wahrnehmung, Bewegung und Kommunikation gestört sind: Bewusstseinsbeeinträchtigte, Beatmete, Immobile, Desorientierte, Somnolente, Schädel-Hirn-Traumatisierte, Sterbende; Patienten mit hypoxischem Hirnschaden, Morbus Alzheimer, hemiplegischem oder apallischem Syndrom; und für begrenzte Zeit in ihrer Entwicklung auch Frühgeborene

Veränderungen/ Erweiterungen in den Aussagen
Präzisierung und Erweiterung der Patientengruppe, orale und olfaktorische Wahrnehmung, Essen und Trinken, wenn man sich krank fühlt

In der Übersicht wird deutlich, dass die Nahrungsaufnahme und die orale und olfaktorische Anregung von Beginn der Konzeptentwicklung an eine wichtige Rolle spielen. Ab der ersten großen Veröffentlichung über den Schulversuch mit Begemann und Penner im Jahr 1979 wird die Förderung des Essens und Trinkens und der oralen und olfaktorischen Wahrnehmung immer differenzierter. Es ist nun, ebenso wie bei Bartolome (siehe Kapitel 3.1.2) von Bedeutung, welche Autoren grundlegend für die Ideenbildung in der Förderung der Nahrungsaufnahme und der oralen und olfaktorischen Stimulation waren.

4.3.2.3 Tabelle mit Übersicht der in die Förderung des Essens und Trinkens bzw. der oralen und olfaktorischen Wahrnehmung eingeflossener Konzepte

Es werden in der nachfolgenden Tabelle Autoren genannt, die im Konzept der Basalen Stimulation direkt im Zusammenhang mit oraler, olfaktorischer Wahrnehmung und der Förderung des Essens und Trinkens und Entwicklungsaspekten der Nahrungsaufnahme genannt sind. Autoren, die in anderen bzw. übergreifenden Bereichen für das Konzept von Bedeutung sind, werden nicht berücksichtigt. Dies geschieht deshalb, weil sich die vorliegende Arbeit in erster Linie mit Aspekten der Förderung des Essens, und Trinkens und der oralen und olfaktorischen Wahrnehmung befasst.

Mit einer tiefergehenden Analyse der theoretischen Hintergründe des Konzepts hat sich Werner 2001, 26ff befasst.

Autor (genanntes Erscheinungsjahr)	Konzept	Jahr der Übernahme des genannten Konzepts in Förderung der Nahrungsaufnahme und der oralen und olfaktorischen Anregung im Rahmen des Konzepts Basale Stimulation
Sander (1971)	Wahrnehmungsstörungen> Störungen des Geruchssinns	Fröhlich 1977a
Kane und Kane (1976)	Eß- und Sozialverstärker, Integration logopädischer Maßnahmen	Fröhlich 1978
Bobath (1974)	Bahnung	Fröhlich, Begemann und Penner 1979
Kabat (zit. in Danielcik und Feldkamp 1974)	Fazilitation	

Autor (genanntes Erscheinungsjahr)	Konzept	Jahr der Übernahme des genannten Konzepts in Förderung der Nahrungsaufnahme und der oralen und olfaktorischen Anregung im Rahmen des Konzepts Basale Stimulation
Milani-Comparetti (1974)	Effekte der o.g. Konzepte auf Veränderung motorischen Verhaltens	
Thomas (1969)	Veränderungen nach Abschluss von Hirnreifung	
Lurija (1969)	Veränderung nach Abschluss von Hirnreifung	
Hensel (1975)	Propriozeptive Empfindung	
Crickmay (1972)	Sprachtherapie bei Kindern mit cerebralen Bewegungsstörungen	
Finnie (^{2}1972)	Hilfe für das cerebral gelähmte Kind > darin Helen Müller „Das Essen" S. 150ff und „Das Sprechen" S. 173ff	
Goldschmidt (1970)	Logopädische Untersuchungen u. Behandlungen bei frühkindlich Hirngeschädigten	
Groth (1971)	Schwierigkeiten eines Kindes mit Zerebralparese beim Essen	
Haupt (1969)	Sprachheilbehandlung von Kindern mit cerebralen bewegungsgestörten Schulkindern	
Last, Schulz und Schwager	Gesichtspunkte der Pflege schwerstbehinderter Kinder	
Trogisch und Trogisch (1977)	Förderpflege	Haupt und Fröhlich (1982)
Kujath (1964)	Intrauteriner Handgreif- und Saugreflex	
Mussen (1974)	Intrauterine Reaktion auf Geschmack süß, sauer, salzig, bitter	
Spitz (1959)	Verbindung orale Nahrungsaufnahme und Lautbildung	

Autor (genanntes Erscheinungsjahr)	Konzept	Jahr der Übernahme des genannten Konzepts in Förderung der Nahrungsaufnahme und der oralen und olfaktorischen Anregung im Rahmen des Konzepts Basale Stimulation
Janov (1975)	Bedürfnisbefriedigung	Haupt und Fröhlich 1983a
Maslow (ohne Jahr)	Bedürfnisbefriedigung	
Goldschmidt	Anregungen zur Stimulation des Mundes	
Calvino (1987)	Kommunikative Anteile der Ess- und Trinkkultur	Fröhlich 1991
Hertzka (1981)	Stereotypien, autoaggressive Verhaltensformen	
Hiersche, Hirsch, Graf-Baumann (1987)	Prinzipielle Kommunikationsfähigkeit des menschlichen Individuums	
Scherer	Funktionen der Kommunikation (1987)	
Berg (1988)	Geruchliche Orientierung	
Milani-Comparetti	Pränatale Saug- und Schluckbewegungen > Grundrepertoire an Bewegungen (1982)	
Schalch (1984)	Schluckstörungen und Facialislähmungen	Fröhlich und Bienstein 1991
Affolter und Mitarbeiter	Führen nach Affolter und Essen	Fröhlich 1995b
Castillo Morales	Die Orofaziale Regulationstherapie	Fröhlich und Heidingsfelder ⁹1996
Plattig (1995)	Spürnasen und Feinschmecker (nur im Literaturverzeichnis)	Nydahl und Bartoszek 1997

Tabelle 22: Übersicht über die in die Förderung des Essens und Trinkens bzw. der oralen und olfaktorischen Förderung eingeflossenen Konzepte' (eigener Entwurf)

In der Zusammenschau wird deutlich, dass sich Fröhlich vom Beginn der Entwicklung des Konzepts an mit Möglichkeiten der Förderung im Bereich der Nahrungsaufnahme und der oralen und olfaktorischen Anregung befasste.

In der ersten hier erwähnten Veröffentlichung von 1977 findet sich ein Hinweis auf mögliche Störungen des Geruchssinns bei Kindern mit schweren Behinderungen. 1977 macht Fröhlich zusammen mit Heidingsfelder auch zum ersten Mal konkrete Vorschläge zur Förderung des damals so genannten „olfaktonischen Bereiches"[71] (Fröhlich und Heidingsfelder 1977, 139). In einer Veröffentlichung aus dem gleichen Jahr wird auf Probleme schwerstbehinderter Kinder im Mund- und Rachenraum und Funktionsbeeinträchtigungen beim Kauen und Schlucken aufmerksam gemacht (Fröhlich 1977b, 17) und Geruch und Geschmackswahrnehmung als Stimulationsbereiche genannt. In einer weiteren Veröffentlichung aus diesem Jahr nennt Fröhlich Essen als einen von 10 Entwicklungsbereichen (1977c, 95).

1978 tauchen zum ersten Mal auch verhaltenstherapeutische Überlegungen (positive Verstärkung durch Nahrungsmittel) von Kane und Kane (1976) auf. Diese werden aber sofort wieder verworfen (Fröhlich 1978, 3).

In der ersten großen Veröffentlichung von 1979 von Begemann, Fröhlich und Penner zum Schulversuch werden differenziertere Überlegungen zur Förderung der Nahrungsaufnahme und der oralen und olfaktorischen Anregung angestellt. Es wird umfassend auf Essschwierigkeiten eingegangen und gleichzeitig werden physiotherapeutische (Bobath und Kabat, Finnie), beschäftigungstherapeutische (Groth), logopädische (Goldschmidt) und sprachheilpädagogische (Haupt) Konzepte genannt, die zur Förderung des Essens und Trinkens (hier noch ‚Bereich der Mundmotorik') herangezogen werden können: „Der Bereich der Mundmotorik ist sicher der Bereich, der durch die intensiven Bemühungen der Sprachtherapie und Logopädie am gründlichsten untersucht wurde. Unsere Versuchsergebnisse sind über die vorliegenden noch nicht hinausgegangen, wir greifen viel mehr stets wieder auf sie zurück" (Begemann, Fröhlich, Penner 1979, 111). Es wird auch auf Möglichkeiten der Elternberatung bezüglich des Essens eingegangen. Ebenso wird an Fallbeispielen gezeigt, welche Möglichkeiten schwerstbehinderte Kinder zur Erfahrung des Mundraumes haben, wobei der Mundraum auch in seiner Bedeutung als Erkundungs- und Tastraum, im Zusammenhang mit Hand-Mund-Kontakt berücksichtigt wird (vgl. Begemann, Fröhlich, Penner 1979, 105ff) auf. Weiter werden zum ersten Mal Möglichkeiten der Diagnostik vorgeschlagen. Darin werden der olfaktorische Wahrnehmungsbereich, sowie die Funktionsbereiche Koordination (Hand-Mund), Essen, Kauen, Schlucken, Mund und Trinken aufgeführt (vgl. Begemann, Fröhlich, Penner 1979, 118f).

---

[71] Es stellt sich hier die Frage, ob ‚oflaktonisch' ein Druckfehler ist und nicht olfaktorisch gemeint ist.

Es finden sich Vorschläge zur Dokumentation der Förderung auf Protokoll- und Förderbogen. Hier werden ebenfalls die olfaktorische Wahrnehmung und das Essen berücksichtigt (vgl. Begemann, Fröhlich, Penner 1979, 124ff). Daneben werden Vorschläge zur Hand-Mund-Koordination und zur Anregung des Mundbereiches gemacht (Begemann, Fröhlich, Penner 1979, 132ff). Es schließt sich zusätzlich ein Kapitel von Last, Schulz und Schwager zur Pflege schwerstkörperbehinderter Kinder an. Hier finden sich Vorschläge zur Ernährung und zur Mundpflege (vgl. Last, Schulz, Schwager 1979, 159). Im Bereich der Pflege wird eine Dokumentation zum Zeitbedarf veröffentlicht, in der auch der Zeitbedarf zum Füttern, zusammen mit der Hygiene berücksichtigt wird (vgl. Begemann, Fröhlich, Penner 1979, 66). Am Ende der Veröffentlichung finden sich Abbildungen von möglichem Fördermaterial im Bereich der Hand-Mund-Koordination (Multi-Lutscher, Greif-Saug-Schwämme).

Das zweite große Hauptwerk von 1982 zum Schulversuch von Haupt und Fröhlich differenziert die schon gewonnenen Erkenntnisse weiter aus:

Sehr viel stärker als im ersten Werk wird jetzt die Entwicklungspsychologie und -physiologie berücksichtigt und beschrieben. In dieser Beschreibung wird die Bedeutung von Hand-Mund-Kontakt und Essen, sowie der Bezug zur Kommunikations- und Sprachentwicklung berücksichtigt (vgl. Haupt und Fröhlich 1982, 25ff). In diesem Zusammenhang gehen Autoren der Entwicklungspsychologie und -physiologie, die sich besonders mit der prä- und postnatalen Entwicklung (Spitz, Mussen, Kujat, Janov und Maslow) beschäftigt haben, in das Konzept ein (vgl. a.a.O.). Auch die Möglichkeit der Essensverweigerung als psychischer Ausdruck im Rahmen einer „vitalen Depression" (Haupt und Fröhlich 1982, 53) wird in Betracht gezogen. Es wird eine „Grundstruktur der Entwicklungsförderung schwerstbehinderter Kinder" (Haupt und Fröhlich 1982, 53ff) festgelegt. Ebenso wird eine Grundstruktur der „oralen Anregung" (Haupt und Fröhlich 1982, 90) beschrieben. Diese zeigt sehr differenziert Möglichkeiten der Stimulation des Mundes, der Förderung des oralen Erkundens, der Geruchs- und Geschmacksanregung und des Aufbaus des Trinkenlernens mit Berücksichtigung der Anregungen von Goldschmidt (vgl. Haupt und Fröhlich 1982, 90ff). Weiter werden kurze Bemerkungen zum Essen gemacht, hier wird noch einmal auf die oben genanten Konzepte verwiesen und Anregungen zur Förderung der Hand-Mund-Koordination, dem Spielen mit dem Mund und Überlegungen zu Sabber- und Lutschspielen angestellt (Haupt und Fröhlich 1982, 103ff).

Ein veränderter, zusätzlich vorgestellter Diagnosebogen berücksichtigt die orale Entwicklung des Kindes im Allgemeinen (vgl. Haupt und Fröhlich 1982; 153ff) und das Essen und Trinken als eigenen Entwicklungs- und Diagnosebereich (vgl. Haupt und Fröhlich,1982, 164). Zwei Fallbeschreibungen tragen zur Verdeutlichung der Förderung von oraler Anregung und Essen bei.

In der Anschlussveröffentlichung von 1983 von Haupt, Fröhlich, Penner wird die Teilhabe des Kindes an dem Prozessen der Nahrungszubereitung (vgl. Haupt, Fröhlich, Penner 1983, 19f, 26f), des Sammelns, Anbauens von Nahrungsmittel (vgl. Haupt, Fröhlich, Penner 1983, 29f) und der Bedeutung des gemeinsamen Essens (vgl. Haupt, Fröhlich, Penner 1983, 32f) hervorgehoben. In diesem Zusammenhang wird auch die Bedeutung der Bedürfnisbefriedigung genannt (Janov, Maslow).

1991 erscheint das Buch „Basale Stimulation". Fröhlich beschreibt das Essen und Trinken als ein andauerndes Problem bei Menschen mit schwerster Behinderung. Saug- und Schluckschwierigkeiten, Kauprobleme, chronische Unterernährung, chronischer Durst, Gefahr der Aspiration und die Abhängigkeit des Körpers und der Entwicklung von ausreichender Nahrungszufuhr gehen damit einher (vgl. Fröhlich 1991, 20f). Es wird zum ersten Male Essensverweigerung als Moment der Selbstbestimmung gedeutet (vgl. Fröhlich 1991, 25) und die Bedeutung der Hand-Mund-Erfahrung im Zusammenhang mit psycho-emotionaler Stabilisierung hervorgehoben. Fröhlich verweist hier auf die Erkenntnisse von Hertzka (1981). Außerdem wird die pränatale Hand-Mund-Koordination und Saug- und Schluckbewegung als postnatales Grundrepertoire zum ersten Male in Zusammenhang mit Milani-Comparetti (1982) und den postnatal ablaufenden reflektorischen Bewegungsaktivitäten wie z.B. Saug-Schluckreflex erwähnt (vgl. Fröhlich 1991, 44f). Ebenso wird der Zusammenhang von Kommunikation (Hiersche, Hirsch, Graf-Baumann 1987 und Scherer 1987) auch über Geruch, geruchliche Orientierung (Berg 1988) und Geschmack hervorgehoben, sowie kommunikative Anteile von Ess- und Trinkkultur betont (Calvino 1987) (vgl. Fröhlich 1991, 52).

Weiter geht Fröhlich (1991, 70) im Bereich der „Speziellen Pflege" auf die Notwendigkeit der regelmäßigen Mundpflege und Möglichkeiten der Mundpflege ein (vgl. Fröhlich 1991, 72). Er spricht auch das Problem der Ernährung von Menschen mit schwerer Behinderung während Krankenhausaufenthalten an (vgl. Fröhlich 1981, 95). Zum ersten Male beschreibt Fröhlich hier die Förderung des Essens und Trinkens in direktem Zusammenhang mit Anregungen im motorischen Bereich von der gestörten Rumpf- und Kopfkontrolle, der Störung der oralen Aktivitäten (Kauen, Zungenbewegung) bis hin zur Positionierung während der Nahrungsaufnahme (vgl. Fröhlich 1991, 97ff).

1991 bringt Fröhlich mit Bienstein das erste Werk für „Basale Stimulation in der Pflege" heraus:

Hier steht die Pflege von Erwachsenen mit erworbenen Schädigungen im Vordergrund. Die Problematik der Sonde und die Möglichkeiten der Förderung werden hier aufgearbeitet (vgl. Bienstein und Fröhlich 1991, 6 und 78f). Das Phänomen der Habituation wird zum ersten Male auch für den Bereich des Riechens beschrieben (vgl. Bienstein und Fröhlich 1991, 15). Es werden Möglichkeiten der oralen und olfaktorischen Stimulation und „pflegerische Interpretationsmöglichkeiten von vorhandenen Schluckstörungen" (Bienstein und Fröhlich 1991, 91ff) genannt. Zur differenzierten Auseinandersetzung bezüglich Schluckstörungen wird auf Schalch verwiesen (vgl. Bienstein und Fröhlich 1991, 91).

In einem von Fröhlich 1993 veröffentlichten Artikel wird die Bedeutung von Sinnlichkeit und Schmecken in Zusammenhang mit einer allgemeinen Definition von Geschmack (Rheinisches Conversationslexikon 1839) hervorgehoben. 1996 werden in einem Artikel von Fröhlich und Heidingsfelder Möglichkeiten der Förderung der oralen Wahrnehmung bei Kindern mit Sonde beschrieben. Weiter gehen die Autoren besonders auf das Phänomen der oralen taktilen Abwehr und der Möglichkeit der Gelierung von Flüssigkeit ein (vgl. Fröhlich und Heidingsfelder [9]1996, 105ff).

1997 erwähnt Fröhlich in einem Artikel die besondere Bedeutung der Problematik des Essens im Tagesverlauf von pädagogischen Institutionen.

Nydahl und Bartoszek berücksichtigen 1997 in ihrem Buch „Basale Stimulation – Neue Wege in der Intensivpflege" im Bereich der Wahrnehmung nur die orale Wahrnehmung (Nydahl und Bartoszek 1997, 7). Im Bereich der Vorstellung von Ideen werden dann aber auch „Gerüche als Erinnerungsträger" (Nydahl und Bartoszek 1997, 75) berücksichtigt. Weiter findet sich ein Patientenanamnesebogen, der die Gewohnheiten der Mundpflege und des Essens beinhaltet (vgl. Nydahl und Bartoszek 1997, 33). Zusätzlich werden Dokumentationsbögen vorgestellt, die Geruchs- und Geschmacksstimulationen berücksichtigen (vgl. Nydahl und Bartoszek 1997, 41f). Es findet sich in der Veröffentlichung auch eine Tabelle zur Thematik „Schluckstörungen und Möglichkeiten der Unterstützung des Patienten (nach Bienstein)" (Nydahl und Bartoszek 1997, 78).

1998 legt Fröhlich die überarbeitete Neuauflage des Buches „Basale Stimulation – Das Konzept" vor. Im Bereich der oralen und olfaktorischen Anregung und der Förderung des Essens und Trinkens entsprechen die Inhalte den oben genannten. Sie sind nur um wenige Ideen erweitert. Im Kapitel „Spezielle Pflege" (Fröhlich 1998, 90) macht Fröhlich auf die Möglichkeit von Gelier- und Verdickungsmitteln im Rahmen der Vorbeugung von Exsikkose aufmerksam (vgl. Fröhlich 1998, 91) und verändert die Anregungen zur Mundpflege (vgl. Fröhlich 1998, 92).

Nydahl und Bartoszek legen 2000 eine vollständig überarbeitete Ausgabe ihres Buches „Basale Stimulation – Neue Wege in der Intensivpflege" vor. Hier wird in der Beschreibung der Wahrnehmungsbereiche nun auch die olfaktorische Wahrnehmung berücksichtigt (vgl. Nydahl und Bartoszek [3]2000, 11). Zusätzlich wurde der Patientenanamnesebogen um die Frage ergänzt, was der Patient gerne isst, wenn er krank ist (vgl. Nydahl und Bartoszek [3]2000, 62).

4.3.2.4 Meilensteine der Förderung des Essens und Trinkens und der oralen und olfaktorischen Wahrnehmung im Konzept Basale Stimulation

Es sollen nun die wichtigsten Schritte zur Ausdifferenzierung der Förderung des Essen und Trinkens und der oralen und olfaktorischen Wahrnehmung im Konzept Basale Stimulation aufgezeigt werden.

1977 ➤	1979 ➤
Körperbehinderung und Wahrnehmungsstörungen – einführende Überlegungen; Materialien zur Förderung wahrnehmungsgestörter Kinder; Schulversuch mit Schwerstbehinderten im Bereich der Körperbehindertenschule – „Basale Stimulation" – Programmentwicklung zur Förderung schwerst-körperbehinderter Kinder 1. Veröffentlichungen zum Konzept in Form von Artikeln: Benennung Basale Stimulation: Ausdifferenzierung und Berücksichtung von Geruch und Geschmack bzw. Förderung der oralen und olfaktorischen Wahrnehmung, konkrete Förderideen	*Förderung von schwerst körperbehinderten Kindern* 1. Ausführlicher Bericht zum Schulversuch: Ausdifferenzierung des Konzepts, Beachtung von Entwicklungsaspekten, Mund- und Zahnpflege, Mundtherapie, Abbildung von Fördermaterial
1982 ➤	**1983 ➤**
Entwicklungsförderung schwerstbehinderter Kinder 2. Veröffentlichung zum Schulversuch: weitere Ausdifferenzierung des Konzepts in den Bereichen Entwicklung, Essen und Trinken, orale und olfaktorische Anregung, Aufbau des Trinkens	*Integriertes Lernen mit schwerstbehinderten Kindern* 3. Veröffentlichung zum Schulversuch: Essen als Alltagsaktivität, gemeinsame Nahrungszubereitung, gemeinsames Essen

1991 ─────────────────────►	1997 ═══════════════════════►
Basale Stimulation Weitere Ausdifferenzierung, Aufbau des Trinkens, des Essens	*Basale Stimulation in der Intensivpflege* Ausdifferenzierung und Präzisierung für die Pflege schwer kranker Menschen
Basale Stimulation in der Pflege Sonde, pflegerische Möglichkeiten bei Schluckstörungen	
1998	
Basale Stimulation – Das Konzept Weiter Präzisierung und Anpassung an neue Entwicklungen im Bereich der oralen und olfaktorischen Wahrnehmung und der Förderung des Essens und Trinkens	

Tabelle 23:   ‚Meilensteine der Förderung des Essens und Trinkens und der oralen und olfaktorischen Wahrnehmung' (eigener Entwurf)

Insgesamt brauchte Fröhlich etwa 14 Jahre (1977-1991), um das Konzept Basale Stimulation für den Bereich der Förderung des Essens und Trinkens, der oralen und olfaktorischen Wahrnehmung für die Förderung von Menschen mit schwersten Behinderungen auszudifferenzieren. Dabei kommen nach und nach immer neue Aspekte im Bereich der oralen und olfaktorischen Wahrnehmung und des Essens und Trinkens hinzu.

Die Entwicklung des Konzeptes durchläuft verschiedene Phasen und ist auch durch die Mitarbeit der jeweiligen Autoren (1977-1982 Begemann, 1982/1983 Haupt) beeinflusst:

In der *ersten Phase* geht es vor allem darum, überhaupt Ansatzpunkte zur Förderung zu finden (1977-1979).

In der *zweiten Phase* zeichnen sich eine deutliche Verschiebung hin zum Aspekt der Entwicklung und eine Differenzierung der Förderung ab (1982-1991).

In diesen beiden Phasen existiert zwar „Basale Stimulation" schon als Bezeichnung der Förderung, jedoch wird sie für die Benennung des Schulversuchs noch nicht aufgegriffen. Erst ab 1991 steht „Basale Stimulation" mit den Publikationen „Basale Stimulation" von Fröhlich und „Basale Stimulation in der Pflege" von Bienstein und Fröhlich als eigenständige Konzeptbezeichnung.

In der *dritten Phase* (1991-dato) wird Basale Stimulation als Konzept selbst in den Mittelpunkt gestellt und die gewonnenen Erkenntnisse aus den ersten beiden Phasen werden weiter differenziert. In dieser Phase differenziert sich das Konzept auch für die Pflege durch die Zusammenarbeit von Bienstein und Fröhlich und die Publikationen von Nydahl und Bartoszek weiter aus.

4.3.2.5 Bereiche des Konzeptes in welchen das Essen und Trinken und die orale und olfaktorische Wahrnehmung angesprochen wird

Die nachfolgende Tabelle stellt dar, in welchen Bereichen des Konzeptes Basale Stimulation die Förderung des Essens und Trinkens und die orale und olfaktorische Förderung angesprochen werden und wie diese Teilbereiche im Verlauf der Konzeptentwicklung verknüpft werden. Dies wird durch farbliche Darstellungen (jeder Teilbereich hat eine eigene Farbe: Förderung = grau, fett; *Material = grau, kursiv*; Wahrnehmung = dunkelgrau; **Diagnostik = schwarz, fett**; *Entwicklung = dunkelgrau, kursiv*; Kommunikation = grau; **Pflege = dunkelgrau, fett**) veranschaulicht.

1977 ⟶	1979 ⟶

Fröhlich und Heidingsfelder
„*Materialien* zur Förderung wahr-
nehmungsgestörter körperbehinderter
Kinder"
- Olfaktonischer Bereich
  (Geruchs- und Geschmackswahr-
  nehmung)
- Ideen zur Ermöglichung von Erfah-
  rung im olfakt. Bereich
1977b
Fröhlich
„Zur Förderung schwerstbehinderter
Kinder"
- Bereiche Basale Stimulation: Geruchs-
  und Geschmackswahrnehmung
1977c
Fröhlich
„Förderversuch mit Schwerstbehin-
derten im Bereich der Körperbehinder-
tenschule
„Basale Stimulation" – Programment-
wicklung zur Förderung Schwerst-
Körperbehinderter Kinder"
	Begemann, Fröhlich, Penner
	„Förderung von schwerstkörperbehinderten
	Kindern"
	- Versuchsdurchführung und Planung:
	  Stationäre Phase: Arbeitsaufwand und Förder-
	  derzeiten > Zeitaufwand pro Kind / **Pflege**
	- Erfahrungen und Ergebnisse: Probleme und
	  erste Ergebnisse der Förderungs- und *Ent-
	  wicklungs***diagnostik** > Sinnes- und Wahr-
	  nehmungsbereich, Mundmotorik; Standardi-
	  sierte Beobachtungen und Protokolle: **Diag-
	  nosebogen** > Wahrnehmungsbereiche > ol-
	  fakt., Funktionsbereiche > Essen, Kaubewe-
	  gung, Schlucken, Mund, Trinken;
	  Protokollbogen II: Olfakt., Essen; Ar-
	  beitsplan: Olfaktorisch, Essen;
	  Materialien zur Förderung: Anregung
	  des Mundbereiches und Abbildungen

- Personenkreis: Störungskategorien u.a. Nahrungsaufnahme - Päd.-therap. Ansatz: u.a. olfaktor. Perzeptionsbereich, Essen Erhaltungsbereich Sozialkontakte: Fütter- und Pflegezeiten	
1982 ➤	**1983 ➤**
Haupt und Fröhlich „*Entwicklung*sförderung schwerstbehinderter Kinder" - Grundlinien, Grundstrukturen der *Entwicklung* in den ersten beiden Lebensjahren und ihre Bedeutung für die Förderung schwerstbehinderter Kinder: Grundstrukturen der *Entwicklung*sförderung > Bedürfnisbefriedigung, Nahrungsaufnahme, Essen - Praktische Förderung:orale Anregung, Geruchs- und Geschmacksanregung, Geschmacksanregung Förderdiagnostik: Essen und Trinken	*Haupt und Fröhlich* „Integriertes Lernen mit schwerbehinderten Kindern" - Grundlagen der Gestaltung einer integrierten Förderung: Grundstrukturen psychomotorischer *Entwicklung* und Förderung > Nahrungsaufnahme; Grundstrukturen emotionaler *Entwicklung* und Förderung > Riechen und Schmecken, Essen und Trinken; Schwerpunkte der Förderung > Essen und Nahrung; - Praktische Förderung auf der Aufbaustufe: Essen
1991 ➤	**1998 ➤**
Fröhlich „Basale Stimulation" - Fragen des schwerb. Kindes: Grundbedürfnisse und kindl. *Entwicklung* und ihre sinnvolle Befriedigung: Nahrungsaufnahme - Fragen des kindl. Verhaltens: Kommunikative Fähigkeiten, geruchl. und geschmackliche Kommunikation - Fragen der Grundversorgung: Allgemeine Förderpflege > Nahrungsaufnahme und Ernährung; **Spezielle Pflege >** Flüssigkeitsversorgung;	*Fröhlich* „Basale Stimulation – Das Konzept" - Fragen des schwerb. Kindes: Grundbedürfnisse und kindl. *Entwicklung* und ihre sinnvolle Befriedigung: Nahrungsaufnahme - Fragen des kindl. Verhaltens: Kommunikative Fähigkeiten, geruchl. und geschmackliche Kommunikation - Fragen der Grundversorgung: Allgemeine Förderpflege > Nahrungsaufnahme und Ernährung; **Spezielle Pflege >** Flüssigkeitsversorgung;

| Begleitung beim Krankenhausaufenthalt > Ernährung und Füttern; Trinken und Essen
- Fragen der speziellen Förderung: Oral gesteuerte Hand-Mund- Koordination
- Fragen der Organisation der Förderung:
Lern- und Förderzeiten > Förderplan > Essen und Trinken; Lern- und Fördermittel; Materialien zur geschmacklichen und geruchlichen Anregung
Bienstein und Fröhlich „Basale Stimulation in der Pflege. Pflegerische Möglichkeiten zur Förderung wahrnehmungsbeeinträchtigter Menschen"
- Einführung der Basalen Stimulation in die Pflege: Schlucktraining, Ernährungssonde
- Konzept der Basalen Stimulation: Habituation, Riechen
- Stufen sensorischer Entwicklung – der Aufbau von Wahrnehmung: oral (senso-motorisch; Geruch / Geschmack)
Konkrete Integration der Basalen Stimulation in die Pflege: Orale Stimulation | Begleitung beim Krankenhausaufenthalt > Ernährung und Füttern; Trinken und Essen;
- Fragen der spziellen Förderung: Oral gesteuerte Hand- Mund- Koordination;
- Fragen der Organisation der Förderung:
Lern- und Förderzeiten > Förderplan > Essen und Trinken; Lern- und Fördermittel; Materialien zur geschmacklichen und geruchlichen Anregung; Lern- und Entwicklungsplanung: Essenvorlieben |

Tabelle 24:   ‚Bereiche des Konzeptes in welchen das Essen und Trinken und die orale und olfaktorische Wahrnehmung berücksichtigt werden' (eigener Entwurf)

Schon zu Beginn der Publikationen 1977 werden Möglichkeiten der Förderung der Geruchs- und Geschmackswahrnehmung genannt und ein erster Blick auf die Möglichkeiten der Pflege gelenkt.
1979 wird, neben Aspekten der Förderung und der Wahrnehmung, der Bereich der Entwicklungsdiagnostik unter anderem für die Funktions- und Sinnesberei-

che bezüglich des Essens und Trinkens hinzugefügt. Aspekte der Pflege werden genauer dargestellt.

Ab 1982 werden Entwicklungsaspekte im Konzept stärker herausgearbeitet, die Bereiche Förderung und Entwicklung werden nun konsequent mit dem schon 1979 eingeführten Begriff der „Entwicklungsförderung" (vgl. Begemann, Fröhlich, Penner 1979, 41), welcher nun auch den Bereich des Essens und Trinkens berücksichtigt, vereinigt. Zugleich wird der Bereich der Förderung auch mit dem der Diagnostik zur ‚Förderdiagnostik' verbunden (vgl. Haupt und Fröhlich 1982).

Hinzu kommen ab 1991 Überlegungen zur Bedeutung von Kommunikation und deren Entwicklung sowie zur geruchlichen und geschmacklichen Kommunikation (vgl. Fröhlich 1991, 48ff). Pflegerische Überlegungen werden mit Aspekten der Förderung unter der Begrifflichkeit der ‚Förderpflege' verbunden. Darunter fallen dann auch insbesondere die Aspekte der Förderung des Essens und Trinkens. Ab diesem Jahr wird die Förderung des Essens und Trinkens unmittelbar mit der Förderpflege verknüpft (vgl. gekennzeichnete Darstellungen in Tabelle 26).

Im Bereich der Förderpflege kommt mit der Publikation von Bienstein und Fröhlich im gleichen Jahr die Nennung von Stimulationsbereichen hinzu, hier wird auch die orale Stimulation berücksichtigt.

Somit wird die Förderung des Essens und Trinkens, die orale und olfaktorische Wahrnehmung bei der Entwicklung des Konzepts von Anfang an berücksichtigt und jeweils in die verschiedenen wichtigen Konzeptsäulen (Wahrnehmung, Förderung, Pflege, Entwicklung, Diagnostik, Kommunikation) integriert.

4.3.2.6 Veränderungen und Erweiterungen der *konkretisierten Fördervorschläge* des Essens und Trinkens und zur oralen und olfaktorischen Wahrnehmung im Konzept

Es geht hier darum, aufzuzeigen, welche konkreten Fördervorschläge zum Essen und Trinken und zur oralen und olfaktorischen Wahrnehmung in einzelnen Publikationen zu finden sind und wie sich diese im Laufe der Jahre verändert haben bzw. ergänzt wurden.

1977 ⟶	1979 ⟶
Fröhlich und Heidingsfelder	*Begemann, Fröhlich, Penner*

Fröhlich und Heidingsfelder
Aufzählung:
Bewusstes Würzen des täglichen Essens, Verwendung ätherischer Öle, Vermeidung monotoner Getränke, Geruchsspiele: Anschließend komplexe Geschmacks- und Geruchsverbindungen, Irritationen wie: falsch gefärbte Nahrungsmittel, Definieren von bestimmten Geschmacksrichtungen.
Hinweis Hand-Mund-Kontakt:
Bei kleinen oder schwer behinderten Kindern beachten: Spielzeug muss in den Mund gesteckt werden können. Neutrale, glatte, hygienische Oberflächen lassen kaum Geschmacksempfindungen aufkommen, hantieren besonders geruchs- und geschmacksträchtiger Materialien (abgebrannte Streichhölzer, getrocknete Schalen, Gummi, getrocknete Früchte); Unterscheidung Essbares und nicht Essbares, versehen von Lieblingsspielzeug mit bestimmten Lieblingsgerüchen, Geruchserlebnisse durch Verbrennen verschiedener Materialien.

Begemann, Fröhlich, Penner
Nutzung motorischer Möglichkeiten der Kinder funktionell beim Essen (S. 63),
Anregung des Mundbereiches (S. 133f):
Abbau von Saug- und Schluckreflex durch Desensibilisierung der Wangen-, Lippen-, Zahnfleisch-, Zungenregion, Verwendung von Zahnbürsten, Pinseln, Eisstückchen, Kau- und Beißringe (kühlbar),
Förderung von Saugaktivität:
Trinkflasche mit kleinstmöglicher Saugeröffnung, Saugen an safttgetränkten Schwämmchen,
Mundschlusstraining:
Reflexhemmende Lagerung, passiv-aktive Manipulation;
Kautraining:
Halbweiche Materialien, z.B. Beißringe, Kausäckchen, Brotkruste, Wurststückchen, Lakritzestangen, Ess- und Mundtherapie vom Füttern trennen
Gesichtspunkte der Pflege
Last, Schulz, Schwager (S. 159ff):
Gewöhnung der Kinder an Normalkost, beginnen mit Babykost, dann Juniorkost, dann gröbere Nahrung, zuletzt passierte Normalkost mit Soße vermischt, süße Normalkost mit Süßstoff, reflexhemmende Lagerung beim Füttern, Lerntasse mit Sauger, kleinere Öffnung, bei Übergewicht kalorienarme Nahrung, Nahrung mit Vitaminen angereichert, Mund- und Zahnpflege mit elektrischer Zahnbürste

1982 **1983**

Haupt und Fröhlich
Orale Anregung (S. 90ff): Ziele: Kinder toleranter gegenüber neuen Eindrücken im Mund werden lassen, Sensibilisierung, Desensibilisierung, Mund zum Erkunden von Eigenschaften, neue Fähigkeiten Geruch und Geschmack zu differenzieren; Aufgabenzentrum: Verbesserung Trink- und Essmöglichkeiten und Anregung der Artikulation, Koordination von Hand und Mund.
Stimulation des Mundes: Berührung: langsame Gewöhnung des Kindes, Verweis auf Bereich somatische Anregung, in entspannter, freundlicher Situation herausfinden, wie und wo man Kind im Gesicht streichen und berühren kann, möglichst weit weg von Mund beginnen und darauf zu bewegen, Reizschwelle Schlucken, Schmatzen, Saugen, bei Berührung von Wangen oder Mund nicht überschreiten; mit gekühlten Objekten Lippen anregen: Beißringe, Gummibällchen, Schnuller, gefüllte Plastikröhrchen; Beschreibung der Position des Kindes auf Schoß und eigene Position vis à vis, deutlich unterscheidbare Objekte nacheinander anbieten, Bewegen des Objektes auf Lippen rollend, leicht Drücken, Wechsel Lippen in Umgebung; Zähne bürsten: Innerer Mundraum wird aufgeschlossen gegenüber Berührungsreizen; verbinden mit geschmacklicher Anregung durch Eintauchen der Bürste in verschiedene Flüssigkeiten, nur einige Sekunden bürsten, für Kinder, die gut auf Vibration reagieren elektr. Zahnbürste verwenden;
Anregung mit Schwämmchen:
Unterschiedliche Schwämmchen in unterschiedliche Flüssigkeiten mit unterschiedlichen Temperaturen tauchen, an Lippen brin-

Haupt und Fröhlich
Nahrungsmittel einkaufen, auspacken, befühlen, schmecken, riechen, ansehen, Lebensmittel aus Lager, Großküchen holen, Kochvorbereitungen treffen, Töpfe, Pfannen herausholen, Herd anzünden, anschalten, aufstellen, rühren, würzen, Zutaten beifügen, warten, ‚Fertig' erfahren, abstellen, herunternehmen, ‚Heiß' realisieren, Geschirr besorgen, aufpassen, dass es nicht herunterfällt, decken, austeilen, Essen: riechen, schmecken, fühlen und satt werden, wegräumen, ein Teil machen: fühlen, reiben, Wasser laufen lassen, wieder auf ‚heiß' aufpassen, trocknen, wegstellen; vereinfachte Angebote: Frühstücksmüsli anrühren, Getränke zubereiten, Brot schmieren, Obst schälen und zerteilen

gen, an Zähne geben, in Mund stecken; Kau-
Säckchen: mit Gummibärchen, Kaugummi,
zwischen Backenzähne geben und Kiefer
bewegen; Orales Erkunden: Knabberdinge
Beißringe, Schnuller, Schwämmchen dem
Kind über die Lippen streichen, zwischen
Lippen geben, zwischen Zähne geben, Tem-
peraturunterschiede bei Objekten; Finger-
Mund-Spiele; Knabberspielzeug Gummitiere,
Bälle, Noppenbälle, Bauklötze, Löffel, Do-
sen, Kausäckchen

Geruchs- und Geschmacksanregung:
Riechfläschchen Zimtöl, Zitronenöl, Essigessenz, Parfums, Salmiak, Eukalyptus, Benzin,
zwischen einzelnen Riechproben deutliche
Pause; Odorierung Stofftiere mit markanten
Geruchsnoten z.b. Parfüm einfärben Geschmacksanregung: Knabberspielzeug mit
Geschmacksstoffen, z.b. Gewürzflüssigkeiten einreiben, mit Pipetten Tropfen von Flüssigkeiten oder salzig, sauer, süß, bitter neutral
auf Zunge geben, einzelne Speisen für Kind
geschmacklich intensivieren; trinken: Ziel ist
notwendigen Flüssigkeitsbedarf zu stillen;
Aufbau des Trinkenlernens: Kunststoffpipette
mit kleiner Mengen an säuerlicher Flüssigkeit
(Apfelsaft, Zitronensaft, Tee mit Zitrone)
füllen, Position des Kindes, ca. fünf Tropfen
auf mittlere Zungenpartie des Kindes, Intervalle, bei sicherem Schlucken andere Flüssigkeit anbieten und Menge langsam steigern;
Saugschwämmchen mit Flüssigkeit getränkt
an Lippe bzw. Ober- und Unterkiefer drücken, Bewegung des Mundes führt zu Flüssigkeitsverlust des Schwämmchens, Goldschmidtflasche zur Förderung des Saugens
am Schnuller; Welpenfläschchen zur Förderung der Hand-Mund-Koordination, physiologische Seitenlagerung, eventuell Hilfestellung mit Vereinbarung der Krankengymnas-

tik, Bauchlage, Handschiene, Kinder mit Problemen beim Mundschluss: Verbesserung der Sitzhaltung, Sessel mit Armlehne, Unterstützung mit eigenem Oberarm, weicher Becher, Warnung vor Essen bei überstreckter Sitzhaltung

Bemerkungen zum Essen:
Verweis auf Goldschmidt, Finnie, Haupt und andere

Hand-Mund-Koordination und Spielen mit dem Mund:
Individuelle Lagerung

Sabbern- und Lutschstereotypien:
Hinweis auf voranstehende Mundtherapie

1991  **1996**

Fröhlich
Essen und Trinken (S. 97ff)
Therapeutische Unterstützung der Nahrungsaufnahme Griffe zum Mundschluss, Kieferkontrolle, ‚entwicklungsorientiertes Füttern'; Unterstützung der Grundfähigkeiten Nahrung aufzunehmen, Grundpositionen Nahrung und bei der Nahrungsaufnahme Symmetrie und Rhythmus, symmetrische Körperposition, Mittelstellung des Kopfes, Vermeidung von Überstreckung bzw. übermäßiger Beugung, stabile Grundposition, Kopf, Nacken, Rücken eine Linie, deutliche Rücklagerung kann Nahrungsaufnahme erleichtern, gemäßigte Rücklagerung in entspannter Situation, Überstreckung vermeiden, Abstützung des Kopfes, Füttersituation positives Grundmuster: Symmetrische Grundposition, optimale, reflexeinschränkende und stabilisierende Sitzposition, Stabilisierung der Mittelstellung des Kopfes, verbunden mit taktiler Beruhigung, vis-à-vis sitzen der Bezugsperson, Drehstuhl, emotionale Vorbereitung vor Füttern, Gesamtarrangement ruhig und ergonomisch, Abstellmög-

Fröhlich und Heidingsfelder
Elementare Wahrnehmungsförderung:
Wahrnehmungsförderung in elementaren, alltäglichen Lebenssituationen (S. 105ff)
Wahrnehmungsförderung im Alltagszusammenhang Versorgung mit Nahrung/Flüssigkeit als Entwicklungsunterstützung, Geschmacksbegleitung bei der Nahrungsgabe per Sonde > Technik: Wattetupfer in interessante Flüssigkeit tauchen, Lippen bestreichen, ggf. einschleichen des Tupfers in vorderen Mundraum, statt Tupfer auch zusammengedrehtes Läppchen, nicht zwingend identischen Geschmack zur Sondennahrung anzubieten, aber auf Unterschiede süße, nichtsüße Nahrung achten; Kinder vor Essen an Speisen riechen lassen, Teller direkt unter Nase oder vor Mund halten, Angebot neuen Geschmacks verbinden mit bekannter Nahrungskonsistenz, ‚Bett' in bekannter Nahrung anbieten, Flüssigkeit geleetieren, taktile Anregungen des Mundbereiches u.U. bei weniger sensiblen Gesichtspartien beginnen, in-

lichkeiten für Teller und Begleitutensilien, Kopf mit linker Hand in Mittelstellung halten, großflächiges, ruhiges, warmes Berühren mit Hand zur Entspannung der Kiefermuskulatur, eindeutiger Druck mit Handfläche führt zur Desensibilisierung der Gesichtspartie, Flasche, Becher, Löffel in ruhiger, gleichmäßiger Bewegung Gesicht annähren, bei Hypersensibilität mit Löffel seitwärts in Mund gehen, Köpfe der Beteiligten auf etwa gleicher Höhe

Aufbau von Trinkaktivität:

vgl. 1982

Rennfahrerflasche

Aufbau von Essaktivität

Pädagogische Aufgabe ist schwerstbehinderten Menschen sensomotorische Erfahrungen mit unterschiedlichem essbaren Material anzubieten. Lutschobjekte, ‚Objekt plus Geschmack' zur Aktivierung von Lutschen und Schmecken, Greiflinge, unterschiedliche, aufeinander folgende Geschmacksangebote können Kontrasterleben erhöhen, allgemeine Desensibilisierung des Mundraums zur Verminderung von Reflexen, allgemeine orale Stimulation ist Anfang bzw. Vorbereitung für Aufnahme fester Nahrung.

Orale Anregung:

Siehe 1981 aber Kapitel umgestellt: zuerst Trinken, dann Aufbau Essen.

Zusammenfassende Bemerkungen zum Aufbau von Trink- und Essaktivität: Intimität Füttern fordert persönlichen Bezug, durch pürieren geschmackliche Eintönigkeit, die Ausweitung von Sensorik verhindert.

tensiv beobachten, nicht zu früh in Mundinnenraum vordringen, Einsatz von Kausäckchen

1991 ⟶	1997 ⟶
Fröhlich und Bienstein **Orale Stimulation** (S. 84ff) Mundzustand eines Patienten, PEG Sonde statt nasale Magensonde; kundig machen, welchen Geruch Mensch bevorzugt, belassen von Geruch, kurzfristiges Heranführen von Gerüchen, Abklärung von Schluckstörungen und Handlungsmöglichkeiten bei der Förderung, Mundpflege vor oraler Stimulation mit dem Patienten vertrauten Geschmacksrichtungen und Anregung des Speichelflusses (Butter, Gurkensaft, Rollmopssaft etc.); Ziel oraler Stimulation: Vermittlung unterschiedlicher Erfahrung, Steigerung von Aufmerksamkeit, orale Stimulation während Mundpflege, Förderung Zungenbewegung: trockene Erbsen, Reis in doppellagige Mullkompresse, in Wangentasche gelegter Paprikachip, bewusste Kombination von Geruch und Geschmack (Bier, Kaffee), positive Einstimmung des Patienten auf orale Stimulation, Mundpflege mit kleinem Finger durchführen, Nahrungsmittel in angefeuchtetem Mullgaze	*Nydahl und Bartoszek* **Orale Stimulation** (S. 72ff) bewusst machen von Mundraum, mit Händen, Tupfer, Waschlappen von Wangen zu Lippen streichen, bei Patienten die Lippen zusammenpressen vestibuläre Stimulation mit Massage der Kiefermuskulatur, Kontakt halten zu Mundbereich langsam und eindeutig arbeiten, statt Watteträger und Klemmen, Finger von Patient oder eigener Finger verwenden, bekannter Geschmack oder Geruch (Clausthaler®, Cola light®, Säfte, Marmelade, Eis, Honig, sauren Gurkensaft), interessante Konsistenz Andickungsmittel, Brausepulver, Aspiration vermeiden: beim Patienten bleiben und Position, in welcher Mund tiefer gelegt ist als Rachen, Tupfer 10-20 Min. in Mundhöhle lassen, Lavendelgeruch, Essensituation mit Patient nachspielen, Kombination orale Stimulation mit Applikation von Sondenkost, Geschirr klappern, Angehöriger trinkt mit Kaffee, geführte Mundpflege, Griffvergrößerung und Riemen für Bestecke, rutschfeste Unterlage, Unterstützung des Ellenbogens, Tabelle „Schluckstörungen und Möglichkeiten der Unterstützung (nach Bienstein)" (vgl. Anlage 12).

2000

Nydahl und Bartoszek
Orale Stimulation (S. 125ff):
Qualität von Temperatur warme, kalte Flüssigkeit, Qualität Geschmack süß, sauer, Lage durch unterschiedliche Positionierung der Flüssigkeit. Ansonsten wie 1997, Kapitel zum Teil umgestellt

Tabelle 25: ‚Veränderungen und Erweiterungen der konkretisierten Fördervorschläge des Essens und Trinkens und zur oralen und olfaktorischen Wahrnehmung' (eigener Entwurf)

Konkrete Fördervorschläge zur Förderung des Essens und Trinkens, zur oralen und olfaktorischen Wahrnehmung differenzieren Fröhlich und seine Koautoren von 1977 bis 1997 aus. Es kann hier von zwei Linien der Förderung ausgegangen werden: Die eine Linie ist die hier in schwarzer Schrift dargestellte pädagogische Förderung. Die andere die hier in grauer Schrift dargestellte pflegerische Förderung.

Dabei wird von Fröhlich und seinen Koautoren darauf hingewiesen, dass orale und olfaktorische Anregungen von der Förderung des Essens und Trinkens zu trennen sind, obwohl diese Bereiche gleichzeitig miteinander verbunden sind. Dies wird auch in der obigen Tabelle deutlich. In der Veröffentlichung von Fröhlich und Heidingsfelder 1977 werden Möglichkeiten der Förderung des Essens und Trinkens und der oralen und olfaktorischen Anregung aufgezählt.

1979 geht es sowohl um „Förderung" als auch um „Training" des Mundschlusses und des Kauens. In der gleichen Publikation finden sich zum ersten Male von Last, Schulz und Schwager auch Hinweise zur Pflege in Beziehung zur Förderung.

1982 veröffentlichen Fröhlich und Haupt die zweite Publikation zum Schulversuch. Hier findet sich die erste sehr differenzierte und konkrete Aufzählung von Fördermöglichkeiten des Essens und Trinkens und der oralen und olfaktorischen Wahrnehmung. Diese wird in der Publikation „Basale Stimulation – Das Konzept" von Fröhlich 1991 um Vorschläge zur Positionierung des Kindes, Möglichkeiten der emotionalen Vorbereitung des Kindes und um Hinweise zur Berührung erweitert. Fördervorschläge zum Essen und Trinken und zur oralen und olfaktorischen Wahrnehmung werden gegenüber 1982 ergänzt und ein Kapitel zum Thema Förderung des Essens durch Umstellung der Publikation von 1982 geschaffen.

In der Veröffentlichung von Heidingsfelder und Fröhlich 1996 finden sich zum ersten Male konkret Vorschläge zur Förderung der oralen und olfaktorischen Wahrnehmung bei Kindern, die mit Sonden versorgt sind.

Der 1979 begonnene aktive Einbezug der Pflege wird ab der Veröffentlichung 1991 von Bienstein und Fröhlich zur Basalen Stimulation in der Pflege ausdifferenziert und es werden neue Überlegungen angestellt. Hier finden sich viele ergänzende oder adaptierte Vorschläge für den Bedarf der Förderung im klinischen Bereich. Diese Vorschläge werden von Nydahl und Bartoszek ab 1997 weiter differenziert und ergänzt.

4.3.2.7 Veränderung der Zielgruppe (Nennung der Ursachen von Problemen des Essens und Trinkens und der oralen und olfaktorischen Wahrnehmung)

Die folgende Tabelle zeigt auf, für welche Zielgruppen das Konzept entwickelt und wie diese von Fröhlich u.a. jeweils beschrieben wurden. Kernaussagen sind jeweils in grauer Farbe hervorgehoben.

1977 ⟶	1979 ⟶
in *verschiedenen Aufsätzen,* *verschiedene Beschreibungen:* *1977a) Körperbehinderung und Wahrnehmungsstörungen – einführende Überlegungen:*	*Förderung von schwerstkörperbehinderten Kindern* Beschreibung wie 1977 b) und Beschreibung von 5 Teilgruppen:
- Kinder, die infolge ihres Stütz- und Bewegungsapparates **nicht in der Lage sind altersgemäße Leistungen** zu vollbringen	- *Gruppe 0* Kinder **in Endzuständen, letaler** (...) **Krankheiten,** insbesondere schwerer Hirnstoffwechselerkrankungen und extremer Missbildungen. Damit sind unheilbare Krankheitsbilder bezeichnet, die durch Fördermaßnahmen kaum verändert werden können. Vielleicht ist aber durch Teilnahme an der Förderung ein Hinauszögern des Krankheitsverlaufes möglich und sind für die Kinder als sinnvoll erlebbare Lebenssituationen zu erreichen.
- Hinzu kommen noch Störungen, die im Verhalten der Umwelt ihre Ursachen haben	
- Zunehmend fallen Störungen bei Kindern auf, die denen zu ähneln scheinen, die man bei hör- oder sehgeschädigten Kindern findet. Gehörtes (...) wird offenbar nicht verstanden, die Sprache des Kindes wirkt fehlerhaft, seine Artikulation ist verwaschen, undeutlich.	
- Optische Eindrücke, Schrift, Bilder und Zeichen werden nicht erkannt, werden in Einzelheiten nicht verstanden, bei der Reproduktion (...) stellt man Fehler fest, die nichts mit den eingeschränkten handmotorischen Fähigkeiten eines Kindes zu tun haben.	- *Gruppe I* Körperlich und geistig extrem behinderte Kinder, deren vergleichbares **Entwicklungsniveau das eines Säuglings von etwa 6 Monaten nicht übersteigt.** Sie sind ohne „gezielte Eigenaktivität" und verständliche Kommunikationsformen. Sie scheinen nur schwer ansprech- oder anregbar.
- Versucht man eine genauere Diagnose zu stellen, so fallen Ähnlichkeiten mit legasthenischen Kindern, mit Stammlern und einer größeren Gruppe von **hirngeschädigten Kindern** auf.	- *Gruppe II* **Kinder mit dem Erscheinungsbild extremer körperlicher Behinderung,** deren motorische Beweglichkeit so stark beeinträchtigt ist, dass gezielte willkürliche Handlungen nicht, kaum oder noch nicht, bzw. nicht mehr

- Weitere Auffälligkeiten: Manipulieren von Gegenständen ohne erkennbaren Sinn, andauerndes, stetiges Festhalten an einigen wenigen vertrauten Dingen, Angst vor Veränderungen im Hinblick auf Personen oder Räume, geringe Kontaktfähigkeit, beim kleineren Kind weniger Nachahmung, oft ziellose Unruhe (...). Erinnerungsvermögen und Situationsverständnis sind dagegen normal (vgl. S. 9f).

1977 b) Zur Förderung schwerstkörperbehinderter Kinder

- Die von uns erfassten und beobachteten Kinder leiden hauptsächlich an **cerebralen Bewegungsstörungen** (...), häufig gekoppelt mit **Anfällen**, eingebettet in das Syndrom der so genannten **Mehrfachbehinderung**: Anarthrie bzw. schwere Dysarthrie, Aphonie bzw. Dysphonie, Wahrnehmungsstörungen im Bereich aller Sinnesmodalitäten, vereinzelt auch isolierbare Sinnesschädigungen

- Die betroffenen Kinder sind in der Regel nicht in der Lage einfachste motorische Muster eigenständig zu erwerben, mit denen sie eine gewisse Eigenständigkeit erwerben könnten. Sie sind nicht in der Lage: zu gehen, zu krabbeln, bei einigen ist robben in Ansätzen möglich. (...) Ohne Stütze zu sitzen, viele können den Kopf nicht ohne fremde Hilfe heben und in aufrechter Stellung halten. (...) keine gezielten Greifbewegungen mit den Händen vornehmen, es persistieren primitive Massenbewegungen. **Häufig ist die Muskulatur des Mund-Rachen-Raumes mitbetroffen, sodass die Funktionen des Kauens und Schluckens stark beeinträchtigt sind.** An eine Selbstversorgung in den Bereichen Körperpflege, Toilette, Essen,

möglich sind, **bei denen aber eine höhere kognitive Ansprechbarkeit und Entwicklungsfähigkeit angenommen werden kann.**

- *Gruppe III*

Körperlich schwer behinderte Kinder mit zusätzlichen geistigen und verhaltensmäßigen Behinderungen, die sich verstärkend auf die motorische Beeinträchtigungen – und umgekehrt – auswirken, so dass es meist nur zu unkontrollierten, ungezielten Aktivitäten der Kinder kommt.

- *Gruppe IV:*

Kinder, **deren motorische Behinderungen erheblich sind, die aber doch Fortbewegung und Manipulation erlaubt. Zusätzliche kognitive und organische Sinnesschädigungen** ließen diese Kinder jedoch nicht ein Entwicklungsniveau erreichen, das ihnen den Zugang zu institutioneller Förderung und Erziehung eröffnet hat (vgl. S. 75f).

Ankleiden ist (..) nicht zu denken. Die Kommunikationsfähigkeit der Kinder ist, durch in fast allen Fällen vorliegende A-narthrie (...) ebenso reduziert wie durch Beeinträchtigungen der Augenmuskulatur, Mimik und Handmotorik (...). Das Gesamtbild dieser Schädigungsstufe ergibt zwangsläufig den Eindruck einer stets assoziiert vorliegenden geistigen Behinderung (vgl. S. 16f)

1977 c) Förderversuche mit schwerstbehinderten im Bereich der Körperbehindertenschule „Basale Stimulation" – Programmentwicklung zur Förderung schwerstkörperbehinderter Kinder

- Bei uns allen bekannten Kindern handelt es sich um Erscheinungen von:
  o Cerebralen Bewegungsstörungen und/oder
  o Querschnittslähmung infolge spina bifida, meist verbunden mit Hydrocephalussyndrom
- Mögliche Zusatzstörungen: Störungskategorien:

Sensorik bis hin zur Blindheit/Taubheit etc.

Perzeption: keine sinngebende Verarbeitung von Reizen

Motorik: völlige Bewegungsunfähigkeit

Sprache: Anathrie, Atonie

Emotion: Autismus

Nahrungsaufnahme: Sonderernährung/ Tropfinfusionen, Athrophie

- Es handelt sich vielmehr um **komplette Entwicklungsstörungen,** die bisher nur Vergleiche zur frühesten Säuglingszeit zulassen
- Als schwerstbehindert gelten:

Kinder, wenn ihre Leistungen in den Bereichen: Kommunikation (...); Perzeptio; Greiffunktion; Stellungsfunktion des Kör-

pers; Fortbewegung **nicht über die ver-
gleichbare Leistung eines Säuglings von
vier Monaten hinausgeht**

- Wir stoßen auf Kinder, die aus diesem
reinen Muster herausfallen, aber dennoch
keiner anderen Institution zuzuordnen
sind. Diese Kinder sind hauptsächlich
durch Fähigkeiten des Sprachverständnis-
ses und der visuellen Wahrnehmung positiv auffällig. Dennoch ist das aktive Po-
tential so niedrig, dass eine Zuordnung zu
unserem Personenkreis gerechtfertigt
scheint.

1982 ————————➤   **1991** ————————➤

- Die in diesem Bericht dargestellten Vor-schläge (...) sind für Kinder erarbeitet und erprobt, die sowohl in der psychomotori-schen als auch in der emotionalen, sozia-len, kommunikativen und kognitiven Entwicklung extrem behindert sind - **Als schwerstbehindert werden körper-behinderte Kinder bezeichnet, die in al-len Hauptbereichen der Entwicklung (psychomotorisch, emotional, kommu-nikativ, sozial, kognitiv) extreme Ent-wicklungsbeeinträchtigungen aufwei-sen.** Es handelt sich um Kinder: o Die sich – auch auf dem Boden – noch nicht allein fortbewegen können. o Die ihre Hände nicht gezielt einsetzen können, um allein zu essen, konstruktiv zu spielen, zu kritzeln, zu gestalten. o Die noch nicht mit Lautsprache kom-munizieren können. o Deren Wahrnehmung noch auf den Nahraum beschränkt ist und denen noch keine Imitation von Gesehenem und Gehörtem möglich ist. o Deren Reaktions- und Verarbeitungs-	*Basale Stimulation* - **„Schwerstbehindert" (...) ist immer eine komplexe Beeinträchtigung des ganzen Menschen in all seinen Erleb-nis- und Ausdrucksmöglichkeiten.** Emotionale, kognitive und körperliche, aber auch soziale und kommunikative Fähigkeiten sind erheblich eingeschränkt oder verändert. Die Zuordnung von Fähigkeiten zu einem so genannten Leit-symptom im Sinne einer klassischen Be-hinderung (...) wird nicht vorgenommen. - **Schwerste Behinderung stellt auch eine Beeinträchtigung für alle beteiligten Interaktionspartner dar** (vgl. S. 11). - Wir können feststellen, dass sowohl schwer behinderte Kinder wie auch er-wachsene und alte Menschen mit den be-schriebenen Problemen sehr ähnliche Be-dürfnisse haben: o **Sie brauchen viel körperliche Nähe, um direkte Erfahrungen machen zu können** o **Sie brauchen körperliche Nähe, um andere Menschen wahrnehmen zu**

möglichkeiten sich allenfalls auf unmittelbar Erlebtes beziehen, denen aber auch einfachste Abstraktionen (...) noch nicht möglich sind.

o Die allenfalls auf Kontaktangebote erwachsener Bezugspersonen reagieren, die noch keine Beziehung zu anderen Kindern aufnehmen können und von daher immer wieder einzeln angesprochen werden müssen.

o Deren Bewegungsbeeinträchtigung so ausgeprägt ist, dass sie für alle alltäglichen Verrichtungen, für An- und Ausziehen, Körperpflege, Essen, Fortbewegung, Kommunikation, für die Befriedigung emotionaler und sozialer Bedürfnisse, für Anregung und Beschäftigung auf Erwachsenenhilfe angewiesen sind.

Dabei wird schwerstbehindert nicht als definitive Zustandsbeschreibung angesehen, sondern als eine Lebenssituation, die durch schwerste Entwicklungsbehinderungen in allen Bereichen gekennzeichnet ist. Dabei bleibt grundsätzlich offen, ob dies die Ausgangssituation ist für Förderung, ob es durch Förderung möglich wird, Schwerstbehinderung zu überwinden oder ob die schwerste Entwicklungsbehinderung auch trotz Förderung weiter besteht (vgl. S. 21f).

können

o Sie brauchen den Pädagogen/Therapeuten, der ihnen die Umwelt auf einfachste Weise nahe bringt

o Sie brauchen den Pädagogen/Therapeuten, der ihnen Fortbewegung und Lageveränderung ermöglicht

o Sie brauchen jemanden, der sie auch ohne Sprache versteht und zuverlässig versorgt und pflegt

Die Welt schwerstbehinderter Menschen ist nach unserem derzeitigen Kenntnisstand reduziert oder konzentriert auf die unmittelbare Körpersphäre und ein ganzheitlich körperlich seelisches Erleben (vgl. S. 14).

Basale Stimulation in der Pflege

- Es war für uns alle wunderbar zu entdecken dass die basale Stimulation auch für **„akut" erkrankte und für chronisch kranke Menschen** von hoher Bedeutung ist.

- Bisher können wir über Erfahrungen berichten, die sich auf

o Bewusstlose, beatmete Patienten mit verschiedenen Ursachen

o Hemiplegiepatienten

o Desorientierte Patienten

o Patienten mit somnolenten Krankheitszuständen

o Patienten mit morbus Alzheimer

o Apalliker beziehen.

- Anders als bei A. Fröhlich, der mit Kindern arbeitet, die bestimmte Erfahrungen noch nie gemacht haben, arbeiten wir mit Menschen, die bereits über eine unzählige Menge an Erfahrungen verfügen (S. 6f.)

1997 ➤	1998 ➤
Basale Stimulation in der Intensivpflege Die Patienten der Basalen Stimulation sind somit **alle wahrnehmungsgestörten Patienten:** Bewusstlose, Beatmete, Desorientierte, Somnolente, Schädel-Hirn-Traumatisierte; Patienten mit hypoxischem Hirnschaden, Morbus Alzheimer, hemiplegischem oder apallischem Syndrom und stark in ihrer Beweglichkeit eingeschränkte Patienten (vgl. S. 02)	*Basale Stimulation – Das Konzept* - Die Menschen (...) leben unter der Bedingung einer komplexen Beeinträchtigung sehr vieler ihrer Fähigkeiten. Betroffen sind in der Regel alle Erlebnis- und Ausdrucksmöglichkeiten (vgl. S.13) - Wir können feststellen, dass sowohl sehr **schwer behinderte Kinder wie auch erwachsene und alte Menschen** mit den beschriebenen Problemen sehr ähnliche Bedürfnisse haben: o Sie brauchen viel körperliche Nähe, um direkte Erfahrungen machen zu können o Sie brauchen körperliche Nähe, um andere Menschen wahrnehmen zu können o Sie brauchen andere Menschen, die ihnen die Umwelt auf einfachste Weise nahe bringen o Sie brauchen andere Menschen, die ihnen Fortbewegung und Lageveränderung ermöglichen o Sie brauchen jemanden, der sie auch ohne Sprache versteht und zuverlässig versorgt und pflegt. Die Welt schwerstbehinderter Menschen ist nach unserem derzeitigen Kenntnisstand reduziert oder konzentriert auf die unmittelbare Körpersphäre und ein ganzheitliches körperlich-seelisches Erleben (vgl. S. 16)

2000
Basale Stimulation in der Intensivpflege - Die Patienten der Basalen Stimulation sind somit **alle Patienten, die in ihrer Fähigkeit zur Wahrnehmung, Bewegung und Kommunikation gestört sind**.: Bewusstseinsbeeinträchtigte, Beatmete, Immobile, Desorientierte, Sterbende; Patienten mit hypoxischem Hirnschaden, Morbus Alzheimer, hemiplegischem oder apallischen Syndrom; und für eine begrenzte Zeit ihrer Entwicklung auch Frühgeborene u.a. (vgl. S. 03)

Tabelle 26: ‚Veränderung der Zielgruppe' (eigener Entwurf)

Schon in den ersten Aufsätzen von Fröhlich 1977 finden sich umfassende Beschreibungen der jeweiligen Zielgruppe. Zu Beginn sind dies noch ausschließlich Kinder mit Wahrnehmungsstörungen und schwerst körperbehinderte Kinder. Es wird in dieser Zeit ein Katalog mit der Aufzählung von Störungen der Kinder vorgelegt. Dabei werden auch Störungen des Essens und mögliche Ursachen berücksichtigt (vgl. Fröhlich 1977b, 16). Erste Vergleiche mit der so genannten Normalentwicklung werden angestellt und die Möglichkeiten der Kinder der Zielgruppe mit denen von Kindern in der „frühesten Säuglingszeit" (Fröhlich 1977c) bzw. von Säuglingen von max. vier Monaten (vgl. a.a.O.) verglichen.

Die erste große Publikation von Begemann, Fröhlich, Penner zum Schulversuch bezieht sich auf „schwerstkörperbehinderte Kinder" (Begemann, Fröhlich, Penner 1979). Die Zielgruppe des Schulversuchs wird analog zur Publikation von Fröhlich 1977b beschrieben. Zusätzlich wird die Zielgruppe in fünf Teilgruppen unterteilt: Von der Beschreibung schwer kranker, sterbender Kinder bis zu Kindern, die sich selbstständig fortbewegen und manipulieren können. Diese Darstellungen beschreiben vorwiegend, wie schon 1977, die Störungen und Probleme der Kinder. Eine Eingrenzung der Zielgruppe erfolgt durch das an der Normalentwicklung orientierte Alter: Kinder, die bei der diagnostischen Betrachtung wirken, als könnten sie nicht mehr als ein max. 6 Monate alter Säugling. Damit ist im Vergleich zu 1977 das Entwicklungsalter um zwei Lebensmonate hochgesetzt.

In der zweiten Veröffentlichung zum Schulversuch 1982 fällt die Fokussierung auf die Körperbehinderung weg und es wird nur noch von „schwerstbehinderten

Kindern" (Haupt und Fröhlich 1982) gesprochen. Die Definition der Zielgruppe von Fröhlich 1977b wird aufgegriffen und systematisiert, spezialisiert und erweitert. Es wird weiterhin beschrieben, was diese Kinder nicht können und in diesem Zusammenhang werden auch Probleme des Essens berücksichtigt (vgl. Haupt und Fröhlich 1982, 22).
Durch die Zusammenarbeit von Bienstein und Fröhlich ab Mitte der 1980er Jahre weitet sich die Zielgruppe des Konzepts aus. Dies schlägt sich auch in den Publikationen nieder:
Während Fröhlich in den ersten Jahren der Konzeptentwicklung nur Kinder und Jugendliche in seinen Veröffentlichungen berücksichtigte, werden in den Publikationen zur Basalen Stimulation ab 1991 auch Erwachsene in allen Alterstufen berücksichtigt. 1991 greift Fröhlich die Beschreibung von 1982 auf, verkürzt und präzisiert diese und zählt nun zum ersten Male statt der Probleme von schwerbehinderten Menschen deren Bedürfnisse auf. Zusätzlich berücksichtigt er die Interaktionspartner von schwerbehinderten Menschen (vgl. Fröhlich 1998, 14). Durch diese Präzisierung wird auch deutlich, was Fröhlich zum Eingang seiner Publikation zu verschiedenen Termini schreibt: „Schwerste Behinderung stellt eine Beeinträchtigung für alle beteiligten Interaktionspartner dar, (...). (...) Es werden in der Literatur weitere Begriffe verwendet (...). Aus diesem Grund verwendet der Verfasser das weitgehend neutrale Wort ‚schwerstbehindert', (...). Im Text finden sich aber auch immer wieder andere Bezeichnungen, schon um deutlich zu machen, dass eine einseitige Sichtweise wenig zuträglich für die Lösung komplexer Probleme ist" (Fröhlich 1991, 11).
In der Publikation von Bienstein und Fröhlich wird die Zielgruppe der Basalen Stimulation in der Pflege aufgezählt. Dies sind erwachsene, schwer kranke Menschen (vgl. Bienstein 1991 und Fröhlich, 7) .
1997 legen Nydahl und Bartoszek die Veröffentlichung zur Basalen Stimulation in der Intensivpflege vor. Sie präzisieren und erweitern die von Bienstein und Fröhlich 1991 genannte Zielgruppe um Schädel-Hirn-traumatisierte Patienten, Patienten mit hypoxischem Hirnschaden, hemiplegische Patienten und stark in ihrer Beweglichkeit eingeschränkte Patienten (vgl. Nydahl und Bartoszek 1997, 2).
In der Veröffentlichung „Basale Stimulation – Das Konzept" von 1998 präzisiert Fröhlich in der Beschreibung noch einmal die Bedürfnisse von Menschen mit schweren Behinderungen. Er schränkt die Kontaktpersonen nicht mehr auf Pädagogen und Therapeuten ein, sondern spricht allgemein von „Menschen" (vgl. Fröhlich 1998, 16).
Nydahl und Bartoszek präzisieren und erweitern die Zielgruppe der Basalen Stimulation in der Intensivpflege 2000 um „Patienten, die in ihrer Fähigkeit zur Wahr-

nehmung, Bewegung und Kommunikation gestört sind" (Nydahl und Bartoszek [3]2000, 3) und erweitern die Aufzählung um frühgeborene Säuglinge.

Somit hat die Zielgruppe in der Konzeptentwicklung im Laufe der Jahre einige Präzisierungen und Veränderungen erfahren: Es erfolgte eine Ausweitung des Fokus von Kindern mit schweren Körperbehinderungen hin zu Kindern mit schwerer Behinderung und weiter zu Kindern, Jugendlichen und Erwachsenen mit schweren Behinderungen. Durch die Konzeptausweitung in die Pflege kamen dann Erwachsene mit im Erwachsenenalter erworbenen Krankheiten und Behinderungen hinzu.

Während in den Anfängen der Konzeptentwicklung vor allem die Störungen und Probleme der Kinder genannt wurden, bemühte sich Fröhlich ab 1991, vor allem die Bedürfnisse der Kinder, Jugendlichen und Erwachsenen mit schweren Behinderungen herauszuarbeiten und zu präzisieren.

Die pädagogische Linie des Konzepts spricht immer von ‚Kindern, Jugendlichen oder Erwachsenen bzw. von Menschen mit schweren Behinderungen' und die pflegerische Linie immer von ‚Patienten' mit den entsprechenden Störungsbildern. In der Beschreibung der Zielgruppe wird zum ersten Male die Unterscheidung der beiden Konzeptlinien wirklich deutlich. Bei den Ideen zur Förderung und in anderen Bereichen finden sich starke Übereinstimmungen.

Damit können heute als Zielgruppe der Basalen Stimulation „Kinder, Jugendliche und Erwachsene mit schweren Behinderungen" und „Patienten mit schweren und progressiven Erkrankungen" genannt werden. Durch die Bedürfnisbeschreibung von Fröhlich lassen sich diese beiden Gruppen aber wieder zusammenfassen.

In beiden Konzeptlinien wird durch die Bedürfnisbeschreibung von Fröhlich deutlich, dass immer der einzelne Mensch mit seinen individuellen Bedürfnissen im Vordergrund steht und seine Behinderung bzw. Erkrankung als Teil seiner momentanen Befindlichkeit gesehen wird: „Dabei wird schwerstbehindert nicht als definitive Zustandsbeschreibung angesehen, sondern als eine Lebenssituation, die durch schwerste Entwicklungsbehinderung gekennzeichnet ist" (Fröhlich und Haupt 1982, 14). „Die Menschen (...) leben unter der Bedingung einer komplexen Beeinträchtigung sehr vieler ihrer Fähigkeiten" (Fröhlich 1998, 13). „Tritt nun ein schweres Krankheitsgeschehen auf, (...) so haben wir den Vorteil, dass der von uns zu pflegende Mensch all seine Lebenserfahrung mitbringt" (Bienstein und Fröhlich 1991, 07). „Wir verstehen Patienten (...) als ganzheitliche Menschen mit einer individuellen Geschichte" (Nydahl und Bartoszek [3]2000, 3).

**4.3.2.8 Diagnostik der Förderung des Essens, Trinkens und Schluckens
und der oralen und olfaktorischen Wahrnehmung**

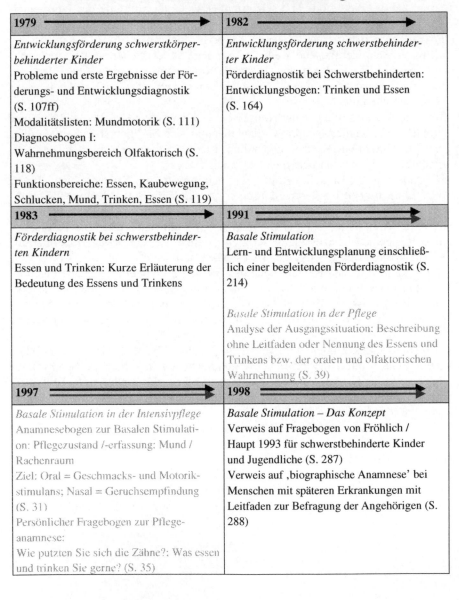

1979 ➤	1982 ➤
Entwicklungsförderung schwerstkörperbehinderter Kinder	*Entwicklungsförderung schwerstbehinderter Kinder*
Probleme und erste Ergebnisse der Förderungs- und Entwicklungsdiagnostik (S. 107ff)	Förderdiagnostik bei Schwerstbehinderten: Entwicklungsbogen: Trinken und Essen (S. 164)
Modalitätslisten: Mundmotorik (S. 111)	
Diagnosebogen I:	
Wahrnehmungsbereich Olfaktorisch (S. 118)	
Funktionsbereiche: Essen, Kaubewegung, Schlucken, Mund, Trinken, Essen (S. 119)	
1983 ➤	**1991 ➤**
Förderdiagnostik bei schwerstbehinderten Kindern	*Basale Stimulation*
Essen und Trinken: Kurze Erläuterung der Bedeutung des Essens und Trinkens	Lern- und Entwicklungsplanung einschließlich einer begleitenden Förderdiagnostik (S. 214)
	Basale Stimulation in der Pflege
	Analyse der Ausgangssituation: Beschreibung ohne Leitfaden oder Nennung des Essens und Trinkens bzw. der oralen und olfaktorischen Wahrnehmung (S. 39)
1997 ➤	**1998 ➤**
Basale Stimulation in der Intensivpflege	*Basale Stimulation – Das Konzept*
Anamnesebogen zur Basalen Stimulation: Pflegezustand /-erfassung: Mund / Rachenraum	Verweis auf Fragebogen von Fröhlich / Haupt 1993 für schwerstbehinderte Kinder und Jugendliche (S. 287)
Ziel: Oral = Geschmacks- und Motorikstimulans; Nasal = Geruchsempfindung (S. 31)	Verweis auf ,biographische Anamnese' bei Menschen mit späteren Erkrankungen mit Leitfaden zur Befragung der Angehörigen (S. 288)
Persönlicher Fragebogen zur Pflegeanamnese:	
Wie putzten Sie sich die Zähne?: Was essen und trinken Sie gerne? (S. 35)	

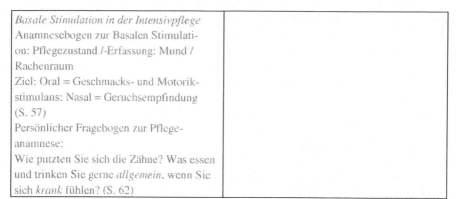

Basale Stimulation in der Intensivpflege Anamnesebogen zur Basalen Stimulation: Pflegezustand /-Erfassung: Mund / Rachenraum Ziel: Oral = Geschmacks- und Motorikstimulans; Nasal = Geruchsempfindung (S. 57) Persönlicher Fragebogen zur Pflegeanamnese: Wie putzten Sie sich die Zähne? Was essen und trinken Sie gerne *allgemein*, wenn Sie sich *krank* fühlen? (S. 62)

Tabelle 27:   ‚Diagnostik der Förderung des Essens, Trinkens und Schluckens und der oralen und olfaktorischen Wahrnehmung' (eigener Entwurf)

Ab der ersten großen Publikation zum Schulversuch von Begemann, Fröhlich und Penner 1979 wurden Überlegungen zu Möglichkeiten der Diagnostik angestellt. Es geht hier neben diagnostischen Aspekten auch immer um solche der Förderung und deren Planung.

„Die Aufgabe einer Förderungs- und Entwicklungsdiagnostik liegt in der möglichst genauen Bestimmung der Ausgangssituation für pädagogische Fördermaßnahmen. Entsprechend der Analyse des Personenkreises war es vorrangig notwendig, elementare Funktionsbereiche zu untersuchen. Hierbei stehen die Bereiche der Wahrnehmung, der sensumotorischen Koordinationsleistungen und der Kommunikation im Vordergrund. Diese Funktionsbereiche wären in einzelne Schritte zu unterteilen, die möglichst klein, aber doch sicher voneinander zu unterscheiden sind" (Begemann, Fröhlich und Penner 1979, 107).

In die Diagnostik wird auch die Beobachtung des Kindes einbezogen, wobei die Beobachtung als „Bindeglied zwischen Diagnostik und Förderung" (Begemann, Fröhlich und Penner 1979, 114) verstanden wird. Als Ziele der Diagnostik und Beobachtung werden genannt: „Die Erarbeitung von Rangreihen einzelner Entwicklungsschritte" (Begemann, Fröhlich und Penner 1979, 110).

Es werden einzelne, so genannte ‚Modalitätslisten' (a.a.O.), sowie standardisierte Beobachtungen und Protokolle unter Einbeziehung von Diagnostik und Förderung der Mundregion vorgestellt (vgl. Begemann, Fröhlich und Penner 1979, 117ff). „Im somatischen Bereich spezialisiert sich (...) die Mundregion als hochdifferenziertes Tastorgan, (...). Zunächst scheint die Priorität des Tastens und Fühlens beim Mund zu liegen" (Begemann, Fröhlich und Penner 1979, 109).

In der zweiten großen Publikation zum Schulversuch von Haupt und Fröhlich 1982 findet sich ein vollständig überarbeitetes Kapitel zur jetzt so genannten ‚Förderdiagnostik'. Damit wird der 1979 genannte Aspekt der Diagnostik zum

Zwecke der Planung der Förderung gleich zu Anfang ins Blickfeld gerückt. Der Sinn der Förderdiagnostik wird von den Autoren wie folgt beschrieben: „So soll die im folgenden vorzustellende ‚Förderdiagnostik' nur eine Hilfe sein, die momentanen Möglichkeiten eines Kindes besser einzuschätzen, die nächsten möglichen Schritte kenntlich zu machen, um so eine Zuordnung von angemessener Förderung und Entwicklungsniveau zu erreichen. (...) Förderdiagnostik bedeutet nicht den Versuch einer Definition (Abgrenzung), sondern die Zuordnung zu einem Niveau mit speziellen Entwicklungsschwerpunkten und spezifischen Förderangeboten" (Haupt und Fröhlich 1982, 145). Weiter wird eine ausführliche Beschreibung zur Durchführung der Diagnostik geliefert, wobei auch die Bedeutung der Eltern und Betreuer hervorgehoben wird: „Eltern und Betreuer sind gleichwertige Partner der Beobachtung". Zur Diagnostik wird nun ein standardisierter Bogen mit vier verschiedenen Entwicklungsniveaus für verschiedene Bereiche angeboten. Hier wird auch der Bereich des oralen Erkundens, sowie die Entwicklung des Essens und Trinkens berücksichtigt (vgl. Haupt und Fröhlich 1982, 148ff).

Es finden sich in dieser Veröffentlichung keine systematischen Hilfen zur Beobachtung oder Protokollierung.

1983 wird die „Förderdiagnostik für schwerstbehinderte Kinder" als separates Diagnostikinstrument von Fröhlich und Haupt publiziert.

1991 erscheint die erste große Publikation zur Basalen Stimulation. Hierin findet sich ein Kapitel zur „Lern- und Entwicklungsplanung einschließlich einer begleitenden Förderdiagnostik" (Fröhlich 1991, 214). Fröhlich beschreibt hier das Ziel der Diagnostik wie folgt: „Planung, Kontrolle und Diagnostik dienen (...) einer ganzheitlichen Förderung, weil sie die Überlegungen und Bemühungen dieser Förderung dokumentieren, nachvollziehbar machen und nächste Schritte in der Zukunft zumindest andeuten" (a.a.O.).

In dieser Publikation finden sich kein Diagnosebogen und auch kein Verweis auf einen solchen, jedoch werden Hinweise gegeben, wie eine Diagnostik durchgeführt werden kann. „Grundsätzlich gehen wir davon aus, dass es sich bei all diesen Bemühungen um eine Beobachtung der positiven, individuellen Möglichkeiten eines schwerstbehinderten Menschen handelt. (...) Eine genaue Beobachtung unter dem Aspekt: ‚was kann das Kind, was macht das Kind und was will das Kind (oder der Jugendliche bzw. der Erwachsene)' steht immer wieder am Anfang neuer Interaktionen, um den genauen und individuellen Förderbedarf abzuschätzen. Zu den Inhalten einer solchen Beobachtung gehören Bewegungs- und Aktivitätsimpulse (...).

Aber nicht nur die aktuelle Bestandsaufnahme ist von Bedeutung, sondern auch biographische Entwicklungen" (a.a.O.)

Zum ersten Male berücksichtigt Fröhlich nun auch in der Diagnostik den Erwachsenen mit schwerster Behinderung. Dies führen er und Bienstein in der gemeinsamen Publikation aus dem gleichen Jahre fort (siehe unten).

Eine spezielle Erwähnung der Bereiche ,orale und olfaktorische Wahrnehmung' bzw. ,Essen und Trinken' fehlt in den Beschreibungen zur Diagnostik. Es finden sich aber in den veröffentlichten Bögen zur Förderplanung und -dokumentation auch Hinweise zum Essen und Trinken (vgl. Fröhlich 1991, 206 und 216-218). Diese Bögen sind im Vergleich zu den Bögen von Begemann, Fröhlich und Penner 1971 verändert und stärker systematisiert und berücksichtigen auch die Förderung des Essens und Trinkens bzw. der oralen und olfaktorischen Wahrnehmung.

Im ersten Werk zur Basalen Stimulation in der Pflege finden sich kurze Hinweise zur „Analyse der Ausgangssituation des Patienten" (vgl. Bienstein und Fröhlich 1991, 39). Es wird empfohlen: „Neben dem Erfassen möglichst umfassender biographischer Hintergründe muss auch der aktuelle Zustand des Patienten besprochen werden. (...) Um eine klare Ausgangsbestimmung vornehmen zu können, empfiehlt es sich, gezielte Stimulationen mit dem Patienten durchzuführen, wobei eine Pflegeperson den aktiven Teil übernimmt und eine weitere (...) beobachtet, ob der Patient Reaktionen zeigt" (a.a.O.). Ein Diagnosebogen o.ä. findet sich nicht. Es werden auch Empfehlungen zur Dokumentation gegeben und deren Wichtigkeit betont. Allerdings findet sich auch hier kein Protokollbogen o.ä. (vgl. Bienstein und Fröhlich 1991, 43).

In der 1997 erschienenen Publikation „Basale Stimulation in der Intensivpflege" führen Nydahl und Bartoszek die von Bienstein und Fröhlich angeregten Ideen zur Diagnostik fort. Sie entwerfen eigene Bögen zur Patientenanamnese und zur Patientenbefragung. Dabei legen die Autoren als Ziele dieser Bögen folgende fest: „In der Basalen Stimulation dient die Anamnese in erster Linie dazu, den Patienten kennenzulernen" (Nydahl und Bartoszek 1997, 29). Neben diesen Bögen machen die Autoren auch Vorschläge zur Beobachtung des Patienten und legen dazu eine Tabelle vor (vgl. Nydahl und Bartoszek 1997, 38). Ebenso entwickeln sie verschiedene Bögen zur Dokumentation (vgl. Nydahl und Bartoszek 1997, 38).

1998 erscheint „Basale Stimulation – Das Konzept". Auch hier findet sich wieder ein Kapitel zur „Lern- und Entwicklungsplanung" (Fröhlich 1998, 285). Im Vergleich zur Publikation von 1991 führt Fröhlich nun das Ziel der Förderdiagnostik einschließlich der Förderplanung und Evaluation genauer aus: „Planung, Evaluation und Diagnostik dienen vielmehr einer ganzheitlichen Förderung, weil sie die Überlegungen und Bemühungen dieser Förderung dokumentieren, nachvollziehbar machen und nächste Schritte in die Zukunft zumindest andeuten" (a.a.O). Im Weiteren orientieren sich die Ausführungen an denen von 1991 (siehe oben). Fröhlich fügt einen Verweis auf den von ihm und Haupt schon 1981 entwickelten Fragebogen zur Förderdiagnostik (vgl. Fröhlich 1998, 287) für Kinder und Jugendliche mit schwerster Behinderung hinzu. Wie bereits oben erwähnt, findet sich hier ein spezielles Kapitel zum Essen und Trinken sowie zu Möglichkeiten einer ,biographischen Anamnese' bei Menschen, die infolge einer späteren Erkrankung eine schwere

Behinderung erworben haben. Für diese biographische Anamnese wird auch ein Befragungsleitfaden zur Verfügung gestellt. In diesem werden Fragen der Zahnpflege und der Essensvorlieben berücksichtigt (vgl. Fröhlich 1998, 287f.). Weiter findet sich in dieser Veröffentlichung wieder der „Förderplan" (vgl. Fröhlich 1998, 257) von 1991, 206.

2001 bringen Nydahl und Bartoszek die dritte, überarbeitete Auflage von „Basale Stimulation in der Intensivpflege" heraus. Hier findet sich der gleiche Anamnesebogen von 1997, 33 nun auf S. 57. Der Patientenbefragungsbogen ist im Bereich des Essens und Trinkens mit der Frage nach den Vorlieben im Essen und im Allgemeinen präzisiert (vgl. Nydahl und Bartoszek [3]2000, 62). Im Bereich der Dokumentation und Beobachtung liegen die gleichen Bögen wie 1997 vor.

Insgesamt haben sich die Möglichkeiten der Diagnostik seit der Konzeptentwicklung präzisiert und ausdifferenziert. Diese wurden erweitert von Kindern und Jugendlichen mit schwerer Behinderung hin zu Erwachsenen mit schweren Behinderungen oder Erkrankungen. Dabei wurde auch bei der Entwicklung diagnostischer Hilfsmittel, wie der Beobachtungs- und Anamnesebögen, die Bedeutung des Essens und Trinkens und der oralen und olfaktorischen Wahrnehmung berücksichtigt und in den Jahren von 1979 bis 1982 für die Pädagogik und von 1991 bis 2000 für die Pflege ausdifferenziert bzw. präzisiert.

Weiter ist zu beachten, dass in allen genannten Publikationen zur Förderdiagnostik jeweils der Einbezug der Eltern/ Angehörigen oder außerschulischen Betreuern eine wichtige Rolle spielt.

4.3.2.9   Berücksichtigung der Eltern bzw. Angehörigen bei der Förderung des Essens und Trinkens und der oralen und olfaktorischen Förderung

1979 ⟶	1982 ⟶
Entwicklungsförderung schwerstbehinderter Kinder - Versuchsdurchführung und Planung: Zielstellung: Beratung der Eltern, Verlaufsplanung: Aufsuchen der Kinder im Elternhaus (Pflegefamilie, Heim) (S. 56) - Ambulante Phase: Familien- und Elternbetreuung; Situation der Familien und Eltern (S. 59)	*Entwicklungsförderung schwerstbehinderter Kinder* - Einleitung: Eltern (S. 7), - Entwicklung des Schulversuchs zur Förderung schwerstkörperbehinderter Kinder: Eltern und Familien (S. 18) - Förderdiagnostik: Eltern und Betreuer (S. 146)

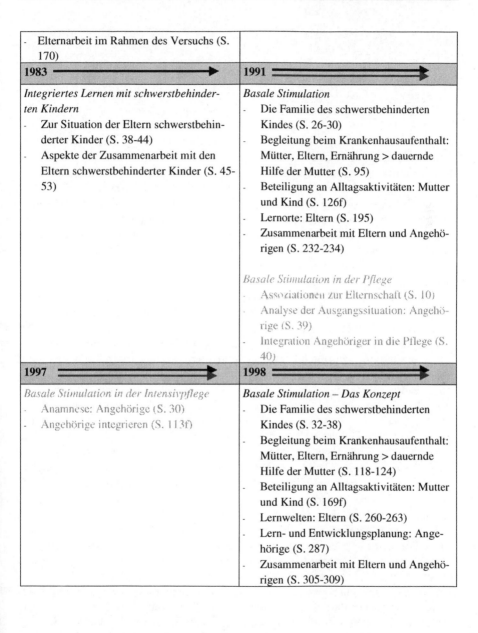

- Elternarbeit im Rahmen des Versuchs (S. 170)	
1983 ➤	**1991** ➤
Integriertes Lernen mit schwerstbehinderten Kindern - Zur Situation der Eltern schwerstbehinderter Kinder (S. 38-44) - Aspekte der Zusammenarbeit mit den Eltern schwerstbehinderter Kinder (S. 45-53)	*Basale Stimulation* - Die Familie des schwerstbehinderten Kindes (S. 26-30) - Begleitung beim Krankenhausaufenthalt: Mütter, Eltern, Ernährung > dauernde Hilfe der Mutter (S. 95) - Beteiligung an Alltagsaktivitäten: Mutter und Kind (S. 126f) - Lernorte: Eltern (S. 195) - Zusammenarbeit mit Eltern und Angehörigen (S. 232-234) *Basale Stimulation in der Pflege* - Assoziationen zur Elternschaft (S. 10) - Analyse der Ausgangssituation: Angehörige (S. 39) - Integration Angehöriger in die Pflege (S. 40)
1997 ➤	**1998** ➤
Basale Stimulation in der Intensivpflege - Anamnese: Angehörige (S. 30) - Angehörige integrieren (S. 113f)	*Basale Stimulation – Das Konzept* - Die Familie des schwerstbehinderten Kindes (S. 32-38) - Begleitung beim Krankenhausaufenthalt: Mütter, Eltern, Ernährung > dauernde Hilfe der Mutter (S. 118-124) - Beteiligung an Alltagsaktivitäten: Mutter und Kind (S. 169f) - Lernwelten: Eltern (S. 260-263) - Lern- und Entwicklungsplanung: Angehörige (S. 287) - Zusammenarbeit mit Eltern und Angehörigen (S. 305-309)

2001
Basale Stimulation in der Intensivpflege
- Anamnese: Angehörige (S. 56)
- Angehörige integrieren (S. 214-217)

Tabelle 28: ‚Berücksichtigung der Eltern bzw. Angehörigen' (eigener Entwurf)

Die Beachtung der Rolle der Eltern und Angehörigen (oder je nach Lebenssituation des Kindes, der Betreuer in der außerschulischen Einrichtung) spielt in der Konzeptentwicklung von Beginn an eine große Rolle und differenziert sich in der Pädagogik von 1979-1998 und in der Pflege von 1991-2000 aus.

Dabei sind zwei Ansätze in der Pädagogik zu erkennen: Die Beratung der Eltern und die Kooperation mit den Eltern (vgl. Begemann, Fröhlich und Penner 1979, 56). Es werden zu Beginn der Entwicklung des Konzepts zuerst die Eltern zu Hause aufgesucht und für die weitere Zusammenarbeit mit Eltern und Angehörige wichtige Erkenntnisse gewonnen:

„Aus den bisherigen Erfahrungen (...) ist mitzuteilen, dass die Eltern- und Familienbetreuung, nicht nur Beratung, fast wichtiger erscheint als die der Schwerstkörperbehinderten selbst" (Begemann, Fröhlich, Penner 1979, 59). Dabei fällt unter dem Aspekt der Beratung auch eine Beratung der Eltern für Pflege und Versorgung, die das Essen und seine Förderung berücksichtigt (vgl. a.a.O.) Neben der ambulanten Form der Elternberatung wird den Eltern auch angeboten in der Einrichtung Beratung und Kooperation zu erfahren, unter anderem werden auch hier Hilfen zur Förderung des Essens gezeigt:

„Die allgemein bekannten Möglichkeiten und Inhalte einer Elternberatung werden bei diesen Besuchen von Eltern in der Einrichtung realisiert: Therapieerklärung, Esshilfe (...)" (Begemann, Fröhlich, Penner 1979, 170). Dabei wird allerdings berücksichtigt, dass Eltern keine ‚Kotherapeuten' sind; sondern Anregungen zur Förderung oder zum Umgang mit dem Kinde nur auf Wunsch der Eltern von den Pädagogen gegeben werden: „Die Eltern werden von uns zu keinem Zeitpunkt aufgefordert, als sog. ‚Kotherapeuten' tätig zu werden. Erst wenn sie selbst danach fragen und den Wunsch äußern, bekommen sie Anregungen und entsprechende Informationen. Wir sind der Überzeugung, dass eine Forderung nach Mitarbeit bei Eltern mit derart schwer behinderten Kindern zunächst unangebracht ist. Die zeitliche und arbeitsmäßige Entlastung soll insbesondere bei und durch die Mutter eine Entspannung der Familiensituation bewirken" (Begemann, Fröhlich, Penner 1979, 171).

1982 werden nur kurz Überlegungen zur Zusammenarbeit mit den Eltern angestellt. Es wird hier darauf verwiesen, dass die Erfahrungen mit den Eltern eine eigene, geplante Veröffentlichung wert sind (vgl. Haupt und Fröhlich 1982, 18). Im Kapitel zur Förderdiagnostik wird auf die Bedeutung der Eltern und Betreuer noch einmal besonders eingegangen: „Eltern und Betreuer sind gleichwertige Partner der Beobachtung" (Haupt und Fröhlich 1982). Das Essen und Trinken und die Zusammenarbeit in diesem Bereich mit den Eltern wird hier indirekt angesprochen durch den entwickelten Bogen zur Förderdiagnostik (vgl. Kapitel 4.3.2.8, Tabelle 28).

In der weiterführenden Veröffentlichung zum Schulversuch 1983 findet sich ein ausführliches Kapitel zur „Situation der Eltern" (Haupt und Fröhlich 1983, 38ff) und über „Aspekte der Zusammenarbeit mit den Eltern" (Haupt und Fröhlich 1983, 45ff). Aspekte der Förderung des Essens und Trinkens oder der oralen und olfaktorischen Wahrnehmung werden hier nicht angesprochen. Es stehen mehr allgemein wichtige Fragen zur Situation der Eltern und zur Zusammenarbeit mit diesen im Vordergrund.

In der 1991 erschienen Publikation „Basale Stimulation" wird neben dem Aspekt der Familien eines behinderten Kindes nun auch der von Angehörigen von Erwachsenen mit erworbener Behinderung aufgegriffen (vgl. Kapitel 4.3.2.7). Fröhlich verweist hier, im Anschluss an die Veröffentlichung von 1983 und seiner Untersuchung von 1986, wieder auf die besondere Situation von Familien schwerbehinderter Kinder (vgl. Fröhlich 1991, 26). Auf die besonders schwierige Situation von Eltern und Kindern auch bezüglich des Essens weist Fröhlich in dem Kapitel „Begleitung bei Krankenhausaufenthalten" (Fröhlich 1991, 92ff) hin: „Wenn Mütter zu jeder Mahlzeit in die Klinik kommen müssen, führt dies zu erheblichen zeitlichen und auch seelischen Belastungen (...). Leider ist festzustellen, dass keineswegs alle Krankenhäuser über geeignete Ernährungsprogramme für schwerstbehinderte Menschen verfügen" (Fröhlich 1991, 95). Im Kapitel „Beteiligung an Alltagsaktivitäten" (Fröhlich 1991, 126ff) stellt Fröhlich die Bedeutung der gemeinsamen Aktivitäten im Rahmen des täglichen Lebens von Mutter und Kind dar. Hier wird auch die Bedeutung der Beteiligung des Kindes bei der Vorbereitung des Essens hervorgehoben (vgl. a.a.O.). Im Kapitel „Lernorte" (Fröhlich 1991, 194ff) wird die Bedeutung der Beratung für die Eltern im Allgemeinen wieder betont. Zum Abschluss der Veröffentlichung findet sich noch einmal ein eigenes Kapitel über „Zusammenarbeit mit Eltern und Angehörigen" (Fröhlich 1991, 232). Auch hier geht es wieder um allgemeinere Fragen der Kooperation mit den Eltern.

Im gleichen Jahr erscheint auch „Basale Stimulation in der Pflege". Hier werden ebenfalls Möglichkeiten der Kooperation mit den Angehörigen beachtet und zwar besonders im Bereich der Analyse der Ausgangssituation eines Patienten: „Eine große Hilfe sind hierbei die Angehörigen, die uns Pflegende über Vorlieben und Abneigungen des Patienten informieren können" (Bienstein und Fröhlich 1991, 39). Weiter werden Möglichkeiten der Integration der Angehörigen in die Pflege aufgezeigt: „Die Krankheit, (...), versetzt die Familie in einen Schockzustand. Das frühe konkrete aktive Einbeziehen der Familienmitglieder in die Förderung des geliebten Angehörigen oder

Freundes verhilft ihnen (den Patienten) zur Wiedergewinnung ihrer Reaktionsfähigkeit und Verarbeitung des Ereignisses" (Bienstein und Fröhlich 1991, 40; Anm. in Klammer A.D.).

1997 erscheint „Basale Stimulation in der Intensivpflege". Wie schon im Bereich der Diagnostik greifen auch hier die Autoren die angedachten Ideen von Bienstein und Fröhlich 1991 auf und vertiefen diese. Die Angehörigen werden besonders im Bereich der Patientenanamnese von Nydahl und Bartoszek berücksichtigt: „Eine gute Quelle zur Erhebung der Anamnese sind die Angehörigen. (...) Allerdings muss bei diesen Angaben berücksichtigt werden, dass die meisten Angehörigen durch die Situation überlastet sind und sich häufig überfordern. Dadurch kann es passieren, dass bestimmte Aufgaben einfach nicht gewusst oder auch beschönigt werden" (Nydahl und Bartoszek 1997, 30). An der gleichen Stelle finden sich auch Hinweise des Einbezugs der Angehörigen in die Pflege. Diesem wird auch noch ein zusätzliches Kapitel mit zwei Fallbeispielen gewidmet. Hier findet sich auch ein Hinweis der Verbesserung des Essens und Trinkens durch den Einbezug der Angehörigen (vgl. Nydahl und Bartoszek 1997, 113f).

In der Veröffentlichung „Basale Stimulation – das Konzept" 1998 finden sich die gleichen Hinweise zu der Zusammenarbeit mit und Beratung von Eltern und Angehörigen wie in der Publikation von Fröhlich 1991. Als erweiterter Aspekt wird der Hinweis der Bedeutung von Angehörigen im Bereich der Lern- und Entwicklungsplanung in die Kooperation mit Angehörigen von Erwachsenen mit erworbenen späteren Erkrankungen, analog zu den Veröffentlichungen von Basaler Stimulation in der Pflege (1991) und in der Intensivpflege (1997) aufgenommen: „Durch Angehörige kann in Erfahrung gebracht werden, welche besonderen Vorlieben bzw. Abneigungen ein Patient bislang gehabt hat" (Fröhlich 1998, 287).

Die Hinweise von Nydahl und Bartoszek in der überarbeiteten Auflage von ³2000 sind identisch zu denen der ersten Auflage.

Es ist abschließend festzuhalten, dass Kooperation und Beratung von Eltern und Angehörigen im Konzept von Beginn an als sehr wichtig in der Förderung des Menschen mit schwerster Behinderung herausgestellt werden. Immer wieder finden sich dabei, besonders in den früheren Publikationen, auch direkte Bezüge zur Förderung des Essens und Trinkens.

4.3.2.10 Darstellung der Bereiche der Wahrnehmungsentwicklung

1977 ⟶	1982 ⟶
Förderversuche mit Schwerstbehinderten im Bereich der Schule für Körperbehinderte	*Entwicklungsförderung schwertbehinderter Kinder*

„Basale Stimulation" – Programmentwicklung zur Förderung schwerstkörperbehinderter Kinder
Für den Erwerb von Handlungsfähigkeiten im Rahmen des Entwicklungsniveaus bedeutungsvolle Bereiche. Diese Bereiche sind genetisch (entwicklungsmäßig) sortiert und bauen aufeinander auf (S. 94f):

1. somatisch
2. akusto-vibratorisch ⎫
3. haptisch   ⎬ Perzeptionsbereiche
4. olfaktorisch   ⎭
5. optisch
6. feinmotorisch   ⎫ Aktivitäts-
7. koordinatorisch ⎬ bereiche
8. grobmotorisch   ⎭
9. Essen   ⎫ Erhaltungs-
10. Kontakt ⎬ bereiche

- Dominanzen der Wahrnehmung (S. 71).
Männchen mit Zuordnung der Wahrnehmungsbereiche.
Nennung folgender Wahrnehmungsbereiche:

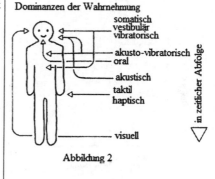

Abbildung 2

1982 ➡

Entwicklungsförderung schwerstbehinderter Kinder (Fröhlich)
- nach unserer Beobachtung kann in etwa, wie im unten dargestellten Schema, Entwicklung angenommen werden (S. 41). Nennung folgender Bereiche:

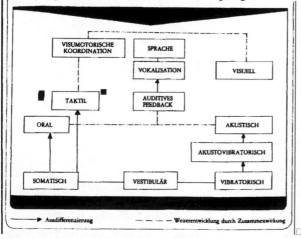

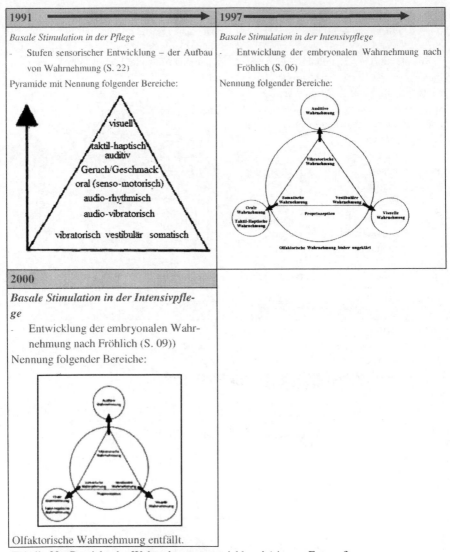

Tabelle 29: ‚Bereiche der Wahrnehmungsentwicklung' (eigener Entwurf)

Fröhlich und seine Ko-Autoren stellen seit Beginn der Publikationen zum Schulversuch 1977 bis 2000, die im Konzept berücksichtigten Entwicklungsbereiche immer wieder auch graphisch in ihrer Abfolge dar. Diese Bereiche sind in die theoretischen Grundlagen des Konzeptes eingebettet mit den dazugehörigen Thesen zur Wahrnehmungsentwicklung und Normalentwicklung, aufgrund derer Fördervorschläge für die verschiedenen Wahrnehmungsbereiche gemacht werden (vgl. Fröhlich 1977, 92 ff; Bienstein und Fröhlich 1991, 22; Nydahl und Bartoszek 1997, 4ff).

Während der somatische und vibratorische Bereich im Rahmen der Förderung von Anfang an als Grundlage gesehen wird, kommt der Bereich der vestibulären Anregung erst ab 1982 hinzu (vgl. Fröhlich 1977, 94 und Haupt und Fröhlich 1982, 71). Von Beginn an wird das Essens bzw. die orale Wahrnehmung als wichtiger Entwicklungsbereich beachtet, dies zieht sich bis zu den neueren Publikationen durch.

Ab der Veröffentlichung von Fröhlich und Haupt (1982, 71) werden der somatische, vestibuläre und vibratorische Bereich zum ersten Male als Grundlagen, auf welche alle anderen Wahrnehmungsbereiche aufbauen, genannt. „Im Laufe der Arbeit mit schwerstbehinderten Kindern und den damit verbundenen systematischen Beobachtungen, gab es Gründe, anzunehmen, dass bestimmte Bereiche der Wahrnehmung in bestimmten Entwicklungsabschnitten bedeutsam sind. (...) Derzeit nehmen wir an, dass auch sehr schwer geschädigte Kinder in drei Grundbereichen durchaus ‚ansprechbar' sind. Es handelt sich um SOMATISCHE, VESTIBULÄRE und VIBRATORISCHE Wahrnehmung. Danach entwickeln sich akusto-vibratorische, akustische, orale, taktile Orientierung, hinzu kommen geruchlich-geschmackliche und visuelle Orientierungsmöglichkeiten" (Haupt und Fröhlich 1982, 70). Diese Hypothese wird in den folgenden Publikationen beibehalten und die Fördermöglichkeiten in den genannten Entwicklungsbereichen beschrieben.

Fröhlich greift das erarbeitete Schema für die Publikationen „Basale Stimulation" (1991) und „Basale Stimulation – Das Konzept" (1998) nicht wieder auf. Jedoch in den Publikationen zur „Basalen Stimulation in der Pflege" (1991) und „Basale Stimulation in der Intensivpflege" (1997/ [3]2000) wird das Modell wieder aufgegriffen und modifiziert um die Wahrnehmungsentwicklung zu verdeutlichen: „Die basale Stimulation orientiert sich an den Entwicklungsstufen, die der Mensch in seinem Werdungsprozess durchläuft. Innerhalb einer Pyramide werden die einzelnen aufeinanderfolgenden Wahrnehmungsstufen deutlich" (Bienstein und Fröhlich 1991, 22). „Die grundlegenden Möglichkeiten der Wahrnehmung haben ihre entwicklungsgeschichtliche Bedeutung und sind für unser Überleben in dieser Welt wichtig" (Nydahl und Bartoszek 1997, 05).

Es wird ab 1982 auch immer betont, dass diese Bereiche nicht isoliert voneinander stehen, sondern vernetzt sind und sich besonders durch die Interaktion und Kommunikation mit Mit- und Umwelt ausdifferenzieren: „Es kommt uns aber darauf an, immer wieder zu betonen, dass die Art der Darstellung und die Art der Durchführung nicht dasselbe sind. Wir müssen ein Thema systematisch Schritt um Schritt abhandeln, das bedeutet jedoch keinen Verzicht auf ein kindorientiertes, ganzheitliches Vorgehen" (Haupt und Fröhlich 1982, 70). „Die entwicklungsbedingte Ausgestaltung und Vernetzung der Wahrnehmungsbereiche unterliegen dabei ganz individuellen Besonderheiten" (Nydahl und Bartoszek [3]2000, 08). Diese Hypothesen Fröhlichs und der Koautoren gelten auch für die Entwicklung des Essens bzw. der oralen Entwicklung. Eine Besonderheit stellt die olfaktorische Wahrnehmungsentwicklung dar. Während diese in der Publikation von 1977 noch erwähnt wird, fällt sie aus nicht genannten Gründen ab 1982 weg. 1991 wird bei Bienstein und Fröhlich der Geruch als Wahrnehmungsentwicklungsschritt wieder aufgegriffen (vgl. Bienstein und Fröhlich 1991, 22). Nydahl und Bartoszek erklären 1997 die Entwicklung der geruchlichen Wahrnehmung als nicht geklärt (vgl. Nydahl und Bartoszek 1997, 06) und greifen diese in der Publikation 2000 nicht mehr im Schema auf (Nydahl und Bartoszek [3]2000, 09). Damit ist festzuhalten, dass Fröhlich und seine Koautoren im Bereich der Wahrnehmungsentwicklung Essen und orale Wahrnehmung immer als bedeutend für die Gesamtentwicklung und die Förderung eines Menschen erachten.

4.3.2.11 Zusammenfassung und Kritik

Die Förderung des Essens und Trinkens und der oralen und olfaktorischen Wahrnehmung ist bei Fröhlich in das umfassende Förderkonzept der Basalen Stimulation eingebettet.
Basale Stimulation versteht sich wie folgt: „Basale Stimulation ist keine Methode, ist keine Technik. Basale Stimulation versteht sich als ein Konzept, das heißt eine gedankliche Annährung an die Probleme und Schwierigkeiten sehr schwer beeinträchtigter Menschen" (Fröhlich 1998, 10). Im Mittelpunkt des Konzepts stehen seit Beginn der Konzeptentwicklung Kinder mit individuellen schwersten Behinderungen. Ab Mitte der 1980er Jahre, durch die Zusammenarbeit von Bienstein mit Fröhlich, wird das Konzept auf Erwachsene mit schwerer Krankheit und/oder schwerster Behinderung übertragen.
Sowohl bei Kindern, Jugendlichen und Erwachsenen mit schwerster Behinderung als auch bei Erwachsenen mit schweren Erkrankungen sind Schwierigkeiten beim Essen und Trinken sowie der oralen und olfaktorischen Wahrnehmung häufig ein Teil der jeweiligen Problematik. Da diese Schwierigkeiten von Beginn an bei der Entwicklung des Konzeptes beachtet wurden, finden sich in diesem von Anfang an verschiedene andere Autoren zu diesen Problemen. Deren Erkenntnisse werden von Fröhlich in die Förderung des Essens und Trinkens und die Förderung der oralen und olfaktorischen Wahrnehmung integriert. Dies sind besonders Konzepte, die der Physiotherapie und Logopädie zugeordnet werden (vgl. Kapitel 4.3.2.3). Daneben werden auch Erkenntnisse zur Entwicklungsphysiologie und -psychologie bezüglich der Entwicklung des Essens und

Trinkens berücksichtigt, sowie Überlegungen zur Kommunikation in der Beziehung zum Essen angestellt (vgl. Kapitel 4.3.2.3). In den Überlegungen zur Wahrnehmungsentwicklung wird das Essen und Trinken bzw. die orale und olfaktorische Wahrnehmungsentwicklung berücksichtigt. Die Bedeutung dieser Bereiche kommt auch in verschiedenen anderen Überlegungen des Konzepts immer wieder zur Sprache. Es finden sich Überlegungen zur Förderung selbst mit konkreten Fördervorschlägen, Überlegungen zur Diagnostik, zur Pflege, zur Kooperation mit den Eltern und Angehörigen (vgl. Kap. 4.3.2.5; 4.3.2.6; 4.3.2.8; 4.3.2.9). Dabei wird bei der Erarbeitung des Konzeptes deutlich, dass ein individueller Mensch mit seiner eigenen Entwicklung und den ihm eigenen Schwierigkeiten und Bedürfnissen stets im Vordergrund der Überlegungen und der Vorschläge zu den genannten Aspekten steht.

Alle Möglichkeiten der Förderung des Essens und Trinkens und der oralen und olfaktorischen Wahrnehmung die das Konzept aufweist, müssen vor dem genannten Hintergrund und vor dem Hintergrund der allgemeinen Überlegungen zur Entwicklungsphysiologie und -psychologie sowie zur Wahrnehmungsentwicklung, abgestimmt auf die Bedürfnisse für diesen einzelnen Menschen, genutzt werden.

Kritik

Die Kritik an Fröhlichs Konzept kann an verschiedenen Punkten (Problematiken beim Essen und Trinken, Terminologie) anknüpfen:

a) Problematiken beim Essen und Trinken

Fröhlich und seine Koautoren beachten wenig die besondere Problematik der Aspiration bei der Förderung des Essens und Trinkens. So geht z.B. das Wissen um die Möglichkeit und Gefahr von Aspiration sehr spät in das Konzept ein und es wird nur die Gefahr der Aspiration im Allgemeinen kurz erwähnt: „Essen und Trinken ist für Menschen mit schwerster Behinderung nicht selten ein andauerndes Problem. Schluckschwierigkeiten, Saugschwierigkeiten und Aspiration (...) etc. machen die Aufnahme jeglicher Nahrung sehr schwer" (vgl. Fröhlich 1991, 20 und 1998, 25). „Aspiration führt nicht selten zu akuten, lebensbedrohlichen Krisen - gelegentlich kommt es sogar zu Todesfällen" (Fröhlich 1998, 129). Wie Aspirationen jedoch zu erkennen sind, welche Schweregrade der Aspiration bekannt sind, welche Möglichkeiten der Hilfe es zur Erkennung und welche Spezifika bei der Förderung berücksichtigt werden müssen, wird außer Acht gelassen. Dies wäre jedoch wünschenswert, da gerade die von Fröhlich erwähnten unklaren Fieberschübe (vgl. Fröhlich 1998, 25) eben nicht nur auf die Durstsituation, sondern auch auf durch Aspirationen entstandene Atemwegserkrankungen zurückgeführt werden können und Aspirationen durch die ständige Belastung der Atemwege für den Menschen mit Behinderung oder schwerer Erkrankung eine zusätzliche Lebensgefährdung darstellen. Diese Aspirationspneumonien können so weit führen, dass ein Mensch mit schwerer Behinderung durch das ständige Fieber in seiner Entwicklung gehemmt wird und ernsthafte Komplikationen mit der Notwendigkeit von Intensivbehandlung und unter Umständen Beatmung auftreten können.

b) Terminologie
Fröhlich verwendet zur Beschreibung der Problematik und der Fördermöglichkeiten des Essens und Trinkens und der oralen und olfaktorischen Wahrnehmung eine Vielzahl von Termini, die das Essen und Trinken bezeichnen. So spricht Fröhlich von „Nahrungsaufnahme" (Fröhlich 1998, 124), „Verabreichen von Flüssigkeit und anderen Nahrungsformen" (Fröhlich 1998, 125); „entwicklungsorientiertem Füttern" (Fröhlich 1998, 125); „Entwicklung der Nahrungsaufnahme" (Fröhlich 1998, 126) usw. Damit gebraucht Fröhlich gerade beim Trinken und Essen häufig Termini, die den Menschen mit Behinderung in eine passive Position bringen und die die Bedeutung von Interaktion, Normalität und die Wichtigkeit des Vorgangs Essen und Trinken zum täglichen Überleben nicht verdeutlichen. Anders als beim so genannten nichtbehinderten Menschen, der isst und trinkt, nimmt ein Menschen mit Behinderung nach der Beschreibung Fröhlichs ,Nahrung auf' und ,bekommt Flüssigkeit verabreicht'. Diese Termini stehen konträr zu anderen Aspekten des Konzepts. Es geht im Konzept um die Idee, bei allen Interaktionen zwischen einem Menschen mit Behinderung bzw. schwerer Erkrankung Kommunikationsanlässe und/oder positive Anlässe für einen Menschen mit Behinderung und dessen Betreuer zu schaffen und dies eben auch beim Essen und Trinken. „In der frühesten Kindheit fallen Nahrungsaufnahme und Kommunikation jedoch unmittelbar zusammen. (...) Ein lebenslanges Bedürfnis nach unterschiedlichen Anregungen des Mundes bleibt jedoch bestehen. Die Eß- und Trinkkultur hat wohl auch stark kommunikative Anteile" (Fröhlich 1998, 66). „Wir fordern dazu auf, mit Kreativität und Sensibilität darüber nachzudenken, wie Nahrungsaufnahme human gestaltet werden kann" (Fröhlich 1998, 129). Da das Essen und Trinken im Bereich der Förderung von Menschen mit schweren Behinderungen bzw. Erkrankungen aber nach Angaben von Fröhlich und nach meinen Erfahrungen häufig eine für alle Beteiligten sehr problembeladene Situation ist (vgl. Fröhlich 1998, 124), sollten gerade hier Termini gewählt werden, die sich am Alltagsleben eines Menschen orientieren um so zu verdeutlichen, dass Essen und Trinken eine für alle Menschen bedeutende und lebensnotwendige Aktivität des täglichen Lebens darstellt, die trotz der starken Behinderung würdevoll und kommunikativ gestaltet werden muss. Denn nur so ist eine adäquate Förderung des Essens und Trinkens im Sinne der Basalen Stimulation möglich. Es wäre deshalb wünschenswert, sich im Konzept der Basalen

Stimulation auf eine Terminologie bezüglich der Förderung des Essens und Trinkens zu einigen, die kommunikative, interaktive und normalisierende Aspekte der Förderung hervorhebt. Im Rahmen der Arbeit wird vorgeschlagen, statt von ‚Nahrungsaufnahme'/‚Füttern' von ‚Essen und Trinken' zu sprechen und statt von ‚Anreichen der Nahrung'/‚Verabreichen von Flüssigkeit' von ‚Unterstützung eines Menschen mit Behinderung beim Essen und Trinken' zu sprechen. Damit wird das Bedürfnis des Essens und Trinkens eines (behinderten) Menschen hervorgehoben und der Pädagoge in die Position des unterstützenden, helfenden, assistierenden bei dieser Notwendigkeit des täglichen Lebens gebracht. Damit kann man der oben genannten Forderung Fröhlichs folgen, die Situationen des Essens und Trinkens humaner (am einzelnen Menschen orientierter) zu gestalten.

4.3.2.12 Abschließende Bewertung

Abschließend ist festzuhalten, dass Fröhlichs Konzept viele unterschiedliche Aspekte der Förderung des Essens und Trinkens und der oralen und olfaktorischen Wahrnehmung aufgreift und diese in andere wichtige Überlegungen zur Förderung integriert. Dabei steht der individuelle Mensch mit der ihm eigenen Entwicklung immer im Mittelpunkt der Überlegungen.

Fröhlich legt damit ein umfassendes Förderkonzept für schwer behinderte Menschen in allen Altersstufen vor. Die Fördervorschläge und die Vorgehensweise des Konzeptes im Bereich der Förderung des Essens und Trinkens und der oralen und olfaktorischen Wahrnehmung sind vielfältig und logisch auf die Erkenntnisse der Wahrnehmungsentwicklung und der physischen und psychischen Entwicklung abgestimmt.

Das Konzept ist insgesamt ein pädagogisch-pflegerisches Konzept, bei welchem weniger Pathologien eines schwerbehinderten Menschen im Vordergrund stehen, sondern vielmehr Überlegungen, welche Bedürfnisse Menschen mit schwerer Behinderung und ihre Betreuer haben können und wie man diesen Bedürfnissen gerecht werden kann.

Wünschenswert wäre, wenn die individuelle Haltung des Konzepts auch im Bereich der Förderung des Essens, Trinkens und Schluckens durch die Wahl am Alltag und an den Aspekten der Kommunikation, Interaktion und Kooperation orientierter Terminologien stärker unterstrichen würde.

4.3.2.13 Darstellung der Schwerpunkte der Förderung des Essens und Trinkens und der oralen und olfaktorischen Wahrnehmung im Konzept Basale Stimulation

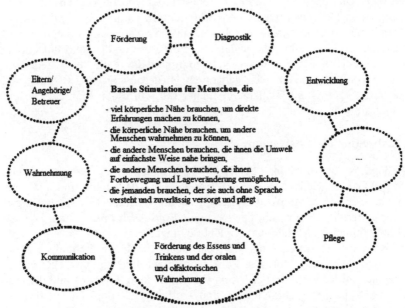

Abbildung 31: ,Schwerpunkte der Förderung des Essens und Trinkens und der oralen und olfaktorischen Wahrnehmung im Konzept Basale Stimulation' (eigener Entwurf; vgl. Fröhlich und Haupt 1991)

4.4 Zusammenfassende Betrachtung der beiden Konzepte Funktionelle Dysphagietherapie und Basale Stimulation

Bereits in Kapitel 2.3.5 wurde darauf verwiesen, dass die beiden ausgewählten Konzepte verschiedenen Ursprungs (klinischer bzw. schulischer Bereich) sind. In den Einzelanalysen der Konzepte wird deutlich, dass auch die Herangehensweise beider Autoren an die Problematik des Essens, Trinkens und Schluckens verschieden ist. Dies wird auch durch die von beiden Konzepten verwendete Terminologie deutlich. Es kann hier deshalb nicht darum gehen, die beiden Konzepte direkt miteinander zu vergleichen, sondern es werden Übereinstimmungen und Unterschiede der beiden Konzepte aufgrund der vorangegangenen Analysen herausgearbeitet.

Eine direkt vergleichende Gegenüberstellung erfolgt nicht, da beide Konzepte in unterschiedlichen beruflichen Handlungsfeldern begründet worden (vgl. Kapitel 4.2.1.1, 4.2.2.1, 4.3.1 und 4.3.2) sind und in Kapitel 5 die Bedeutung der beiden Konzepte in der Fördersituation von Menschen im Koma und den frühen Komaremissionsphasen dargestellt werden wird.

Als Hilfe für diese zusammenfassende Betrachtung dienen die in Kapitel 2.3.5 genannten Leitfragen nach König und Bentler.

a) Professionelle Hintergründe

Die Autoren beider Konzepte sind Sonderschullehrer, die sich jeweils in der Heilpädagogik auf, bis zu dem Zeitpunkt ihrer Veröffentlichungen, noch wenig bedeutsamer Arbeitsfelder spezialisiert haben (klinische Dysphagietherapie und Förderung von Menschen mit schweren Behinderungen). Dabei können beide Autoren mit ihren Konzepten als bedeutsam für die jeweiligen Spezialgebiete im deutschsprachigen Raum angesehen werden. Es ist allerdings hinzuzufügen, dass das Konzept Bartolomes insbesondere im klinischen Bereich der Dysphagietherapie eine herausragende Rolle spielt und im sonderpädagogischen Bereich kaum beachtet wird, während das Konzept Fröhlichs in der pädagogischen und pflegerischen Förderung schwerstbehinderter Menschen etabliert ist, allerdings in der klinischen Dysphagietherapie eine untergeordnete Rolle spielt.

b) Historische Entwicklungen

Während die FDT von Bartolome seit 1990 ausdifferenziert wurde, reichen die Anfänge der Basalen Stimulation über 20 Jahre zurück. Dabei betritt Bartolome in den 1990er Jahren ein wissenschaftliches Feld, in dem im pädagogischen und medizinischen Bereich schon erste Erkenntnisse vorliegen. Diese fasst sie zusammen und differenziert sie weiter aus. Fröhlich kann zu Beginn der Entwicklung seines Konzeptes lediglich auf Erfahrungen der Physiotherapie (Bobath) und erste Forschungen der Neurologie (Pechstein) sowie der Entwicklungspsychologie (Piaget) (vgl. Fröhlich 2001, 149) zurückgreifen.

c) Zielgruppen

Bartolome hat sich in ihrem Konzept ausschließlich auf die Betrachtung der Pathologie von Schluckstörungen bei neurologisch erkrankten Erwachsenen, die zum großen Teil gut kooperieren können, im klinischen Bereich spezialisiert. Im Moment weitet sie ihr Konzept auf Erwachsene mit onkologischen Erkrankungen und speziellen neurologischen Erkrankungen, darunter auch Menschen mit schweren neurologischen Erkrankungen im Koma und den frühen Komaremissionsphasen, aus.

Fröhlich hat sich in den Anfängen seines Konzepts ausschließlich mit der schulischen Förderung schwerstbehinderter Kinder und Jugendlicher befasst. Die Zielgruppe der Basalen Stimulation erweiterte sich durch die Zusammenarbeit mit der Diplom-Pädagogin und Krankenschwester Christel Bienstein auf den klinischen Bereich in die Förderpflege schwer kranker Erwachsener und sehr früh geborener Säuglinge. Die pflegerischen Überlegungen werden als ‚Basale Stimulation in der Pflege' separat aufgezeigt. Dabei spielen in beiden Bereichen des Konzeptes der Basalen Stimulation neben anderen Förderaspekten auch immer die Förderung des Essens und Trinkens und der oralen und olfaktorischen Wahrnehmung eine wichtige Rolle. Durch die in beiden Konzepten hinzugekommenen neuen Zielgruppen finden sich hier auch Überschneidungsbereiche der medizinisch-funktionellen Therapie von Menschen mit neurologischen Erkrankungen.

d) Theoretische Grundlagen
Trotz der unterschiedlichen Spezialbereiche beider Autoren greifen beide zum Teil in der Entwicklung ihrer Vorschläge zur Förderung des Essens und Trinkens und der oralen und olfaktorischen Wahrnehmung bzw. der Dysphagietherapie auf die gleichen Autoren (z.B. Bobath, Morales, Affolter) zurück und ergänzen diese in ihren Arbeitsbereichen. Bartolome erwähnt in einer Veröffentlichung von 1996 auch Fröhlich. Fröhlich erwähnt Bartolome nicht.

e) Interdisziplinäre Zusammenarbeit
Beide Autoren arbeiten eng mit anderen Berufgruppen ihrer Arbeitsbereiche zusammen (z.B. Ärzte, Pflegende, Logopäden) und veröffentlichen z.T. mit diesen. Um die spezifische Vorgehensweise in der Förderung bzw. Therapie in ihren Konzepten sorgfältig zu begründen und Bedürfnisse bzw. Defizite der jeweiligen Zielgruppe festzustellen legen beide Autoren für ihre Konzepte differenziert abgestimmt Diagnostikinstrumente in Form von Beobachtungs- und Fragebögen vor.

f) Ergänzende Aspekte
Die Förderung des Essens und Trinkens und der oralen und olfaktorischen Wahrnehmung bzw. die Dysphagietherapie wird von beiden Autoren jeweils ergänzt durch andere den Bereich unmittelbar betreffende Aspekte:
Bartolome ergänzt ihr Konzept durch die genaue Beschreibung der unterschiedlichen Schluckphasen, der verschiedenen Formen der Aspiration und durch den

Versuch die Bedeutsamkeit ihres Konzeptes anhand quantitativer Studien zu belegen.
Aspekte der ‚Förderung des Essens und Trinkens' und der ‚oralen und olfaktorischen Wahrnehmung' finden sich im Konzept Fröhlichs in den Bereichen Förderung, Pflege, Diagnostik, Kooperation mit Eltern und Angehörigen, Kommunikation, Wahrnehmung und Entwicklung. Dabei nimmt die Förderung des Essens und Trinkens besonders im Bereich der Förderpflege eine wichtige Stellung ein.

g) Angehörige
Die Angehörigen werden im Konzept von Bartolome kaum berücksichtigt.
Fröhlich dagegen betont immer wieder die Bedeutung der Kooperation mit den Angehörigen.

h) Interaktion Pädagoge und erkrankter Mensch
Während bei Fröhlich beharrlich auf die Bedeutung der Wahrnehmung und der Interaktion zwischen dem kranken/behinderten Menschen und seinem Betreuer hingewiesen wird, stellt Bartolome die Behandlungstechniken in den Vordergrund. Auch bei ihrem 1999 erweiterten Konzept um schwer bewusstseinsgestörte Menschen verändert sie ihre Herangehensweise nicht. Während die funktionelle Ausrichtung bei der Zusammenarbeit mit kranken Menschen, die kooperieren können, noch sinnvoll erscheint, erscheint diese Ausrichtung bei der Erweiterung ihres Konzepts auf schwer bewusstseingestörte Menschen fraglich, da hier nur am Menschen und weniger mit ihm gearbeitet wird.

i) Bedürfnisorientierung bzw. Orientierung am Krankheitsbild
Während Fröhlich auch immer wieder herauszuarbeiten versucht, welche Bedürfnisse ein schwer kranker oder behinderter Mensch hat, betont Bartolome bei welchen vorliegenden Erkrankungen wie von medizinisch-hilfswissenschaftlich-therapeutischer Seite zu reagieren ist.

j) Kooperation mit anderen Berufsgruppen
Fröhlich bezieht in sein Konzept alle möglichen, in der Pädagogik und im klinischen Bereich beschäftigten Berufsgruppen mit ein.
Bartolome berücksichtigt in ihren Ausführungen die Berufsgruppe der Pädagogen nicht und beachtet auch wenig die Krankenpflege oder neben der Physiotherapie und Logopädie im klinischen Bereich vorhandene andere Berufsgruppen der medizinisch-therapeutischen Hilfswissenschaften. Sie arbeitet jedoch sehr eng mit verschiedenen Fachärzten zu diesem Thema zusammen.

k) Gemeinsamkeiten

Trotz der Unterschiede in Arbeitsfeld und Zielgruppe finden sich auch in der Vorgehensweise in der Therapie und Förderung immer wieder Gemeinsamkeiten:

So machen beide Konzepte ihr wissenschaftliches und praktisches Vorgehen transparent. Beide Autoren machen deutlich, auf welche theoretischen Grundlagen sie aufbauen und versuchen ihr Vorgehen in der Förderung mit diesen zu belegen.

Eine weitere Gemeinsamkeit findet sich bei den Hinweisen auf die Bedeutung der guten Positionierung des kranken bzw. behinderten Menschen oder auf die Bedeutung des In-Kontakt-Tretens und der Vorbereitung durch Berührung. Auch bei den vorgeschlagenen Hilfsmitteln finden sich viele Überschneidungen z.B. beruhen die Goldschmidt- bzw. Ramseyflasche auf den gleichen Ideen.

Abschließend ist festzuhalten, dass beide Autoren in ihren Konzepten unterschiedliche Zugangsweisen zur Problematik des Essen, Trinkens und Schluckens wählen. Dies ist sicher durch die unterschiedlichen Arbeitsbereiche und deren spezielle Anforderungen und die zu Beginn sehr verschiedenen Zielgruppen zu begründen. Trotz der bestehenden Unterschiede finden sich jedoch auch immer wieder Überschneidungsbereiche bzw. sinnvolle Ergänzungen der beiden Konzepte. Als solche sind z.B. zu nennen: Die ausdifferenzierten, diagnostischen Möglichkeiten in beiden Konzepten, die von Bartolome aufgezeigten Problematiken der Aspiration, die von Fröhlich genannten Möglichkeiten der Kooperation mit den Angehörigen usw.

Diese Ergänzungen und Überschneidungen sind gerade für die vorliegende Arbeit interessant und werden im Verlauf der weiteren Arbeit eine wichtige Rolle einnehmen (vgl. Kapitel 5).

Folgendes Schaubild zeigt die wichtigsten Überschneidungsbereiche beider Konzepte noch einmal auf:

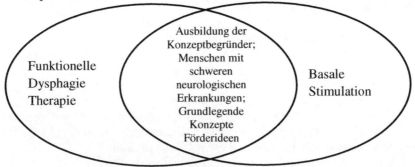

Abbildung 32:   ‚Unterschiede/Überschneidungsbereiche beider Konzepte' (eigener Entwurf)

Folgendes Schaubild zeigt die verschiedenen, von beiden Autoren erwähnten, sich ergänzenden Aspekte des Essen, Trinkens und Schluckens noch einmal auf, dabei stehen alle genannten Aspekte des Essens, Trinkens und Schluckens in ihrer Bedeutsamkeit gleichberechtigt nebeneinander.

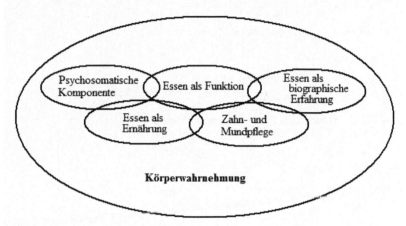

Abbildung 33:   ,Verschiedene Aspekte des Essen, Trinkens und Schluckens in beiden Konzepten' (eigener Entwurf)

Während Fröhlich versucht, alle drei genannten Positionen in seinem Konzept zu berücksichtigen (vgl. Abbildung 34), stehen bei Bartolome vor allem funktionelle Aspekte der Förderung im Vordergrund (vgl. Abbildung 35).

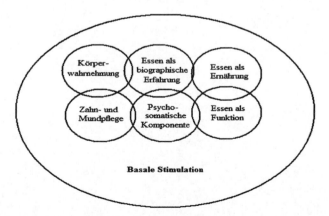

Abbildung 34: ,Aspekte der Förderung bei Fröhlich' (eigener Entwurf)

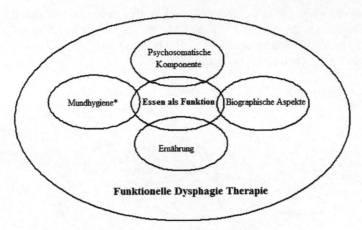

*genannt bei FDT bei schwer bewusstseinsgestörten Patienten

Abbildung 35:   ‚Aspekte der Förderung bei Bartolome' (eigener Entwurf)

Teil IV

5 Integration der Konzepte Basale Stimulation und Funktionelle Dysphagietherapie bei der Förderung des Essens, Trinkens und Schluckens von Menschen mit schweren neurologischen Beeinträchtigungen im Koma und in den frühen Komaremissionsphasen

5.1 Vorstellung des Arbeitsfeldes neurologisch-neurochirurgische Frührehabilitation bezüglich der Förderung des Essens, Trinkens und Schluckens von Menschen im Koma und in den frühen Komaremissionsphasen

Bevor nun nach den pädagogischen Konsequenzen (vgl. Kapitel 2.4.2) der bisher gewonnen Erkenntnisse gefragt wird, soll kurz der Bezugsrahmen der Arbeit dargestellt werden.

Anknüpfungspunkte an die vorausgegangene Analyse finden sich vor allem in meinem früheren Arbeitsfeld: Der Förderung des Essens, Trinkens und Schluckens im Rahmen der Sprachtherapie in einer Klinik für neurologisch-neurochirurgischen Frührehabilitation (vgl. auch Kapitel 3.2 bis 3.4). Dort wurde mit den in Kapitel 4 vorgestellten Konzepten methodenintegrativ, im klinischen Alltag mit Menschen mit schweren neurologischen Erkrankungen im Koma und in den frühen Komaremissionsphasen gearbeitet.

Durch die Vorstellung des Arbeitsfeldes und meiner Vorgehensweise im Rahmen der Förderung werden im Folgenden die Anknüpfungspunkte an das bisher Erarbeitete im Bezug zur eigenen Fragestellung deutlich.

5.1.1 Vorstellung des Arbeitsfeldes neurologisch-neurochirurgische Frührehabilitation

Ich arbeitete als Heilpädagogin im Rahmen der Sprachtherapie mit Menschen mit schweren neurologischen Erkrankungen im Koma und den frühen Komaremissionsphasen in einer Klinik für neurochirurgisch-neurologische Frührehabilitation. Die neurochirurgisch-neurologische Frührehabilitation definiert sich wie folgt: „Unter dem Begriff versteht man den frühestmöglichen Einsatz eines eigenständigen Therapiekonzeptes, um den Schwersthirngeschädigten eine bestmögliche körperliche, geistige und soziale Genesung zu sichern, so dass mit eigenen Mitteln ein relativ normaler Platz in der Gesellschaft eingenommen werden kann" (Anagnotopoulos-Schleep 1999, 1 und vgl. Kapitel 3.2).

Es wird nun der Aufgabenbereich der Sprachtherapie in der neurologisch-neurochirurgischen Frührehabilitationsklinik im Allgemeinen und in der Klinik, in der ich tätig war, vorgestellt. Anschließend werden die Möglichkeiten der Förderung des Essens, Trinkens und Schluckens bei Menschen in der neurologisch-neurochirurgischen Frührehabilitation im Koma und den frühen Komaremissionsphasen unter Berücksichtigung der Konzepte Basale Stimulation und Funktionelle Dysphagie Therapie aufgezeigt. Es wird dargestellt, wie die Förderangebote für das Essen, Trinken und Schlucken von mir für Menschen mit schweren neurologischen Erkrankungen, aufbauend auf diese beiden Konzepte, gestaltet werden. Es wird also nach den pädagogischen Konsequenzen der in Kapitel 4 erfolgten Analyse gefragt (vgl. Kapitel 2.4.2).

5.1.2 Sprachtherapie in der neurologisch-neurochirurgischen Frührehabilitation - Stellung im Team der medizinisch-therapeutischen Hilfswissenschaften und Aufgabenfelder

Die Sprachtherapie ist, wie alle anderen Berufsgruppen der medizinischen Hilfswissenschaften in der neurologisch-neurochirurgischen Frührehabilitation den Ärzten unterstellt und gehört insgesamt dem medizinisch-hilfswissenschaftlichen Team an.

Nach den Empfehlungen von Voss und Ortega-Suhrkamp (2000) ist die Sprachtherapie in der Gruppe der medizinischen Hilfswissenschaften mit der Ergotherapie und dem Sonderpädagogischen Dienst die drittgrößte Berufsgruppe in der neurologisch-neurochirurgischen Frührehabilitation (vgl. Kap. 3.2.2, Tabelle 1).

Als Aufgaben der Sprachtherapie werden von Voss und Ortega-Suhrkamp (2000) folgende genannt:

„Sprachtherapeuten behandeln schwerpunktmäßig Störungen der Kau-, Schluck- und Sprechmotorik sowie Sprach- und Kommunikationsstörungen. Dies geschieht durch:

- Abbau oropharyngealer pathologischer Reflexaktivitäten,
- Stimulation von an Schluck- und Sprechvorgängen beteiligten Muskeln,
- Mobilisationstechniken und Bewegungsanbahnung,
- Bewegungsübungen zum Anbahnen der Nahrungsaufnahme und Sprechfunktionen,
- Kommunikationstraining und Anpassung von Kommunikationshilfen,
- Diagnostik und Therapie von Sprachstörungen" (Voss und Ortega-Suhrkamp 2000, 09).

Schon in Kapitel 3 wurden als „Rehabilitationsbezogenen Aufgaben" der Phase B sowohl die orofaciale Therapie als auch die Kommunikations- und Interaktionsbehandlung und Sprachtherapie genannt (vgl. Kapitel 3.2). Ebenso wird in allen Veröffentlichungen zur Neurologischen Rehabilitation als eine der wichtigsten Aufgaben zur Förderung eines neurologisch schwer erkrankten Menschen in der neurologischen und neurochirurgischen Frührehabilitation die Förderung des Essens, Trinkens und Schluckens mit ihren komplexen Aufgaben angesehen (vgl. Bartolome [2]1999, 107ff; Gobiet und Gobiet [2]1999, 138f; Prosiegel, Wagner-Sonntag, Diesener 2000, 116ff; Hauptmann 1998, 219ff; Schlaegel u.a. 2000, 95ff). Es finden sich jedoch weder bei BAR noch in der weiteren Literatur genauere Hinweise, welche Berufsgruppe in der neurologischen und neurochirurgischen Frührehabilitation für die Förderung des Essens, Trinkens und Schluckens zuständig ist. Vereinzelt werden Hinweise auf die Wichtigkeit des interdisziplinären Arbeitens im Rahmen der Förderung des Essens Trinkens und Schluckens (vgl. Schlaegel 2000, 95ff und Schlaegel 2000, 230) gegeben.

Es bleibt also der jeweiligen Klinik überlassen, welche Berufsgruppen in der Förderung des Essens, Trinkens und Schluckens zusammenarbeiten. Dies bestätigt auch eine von mir im Rahmen dieser Arbeit, durchgeführte Umfrage im Jahre 2002. Es wurden 123 Kliniken per Fragebogen dahingehend untersucht, welche Berufsgruppen in der Funktionellen Dysphagie Therapie tätig sind. Es antworteten 52 Kliniken (42%) (vgl. Kapitel 4.2.1.8.). Deutlich zeichnet sich aufgrund der Untersuchung ab, dass neben den Sprachtherapeuten mit unterschiedlichsten Ausbildungen (Logopäden, Sprachheilpädagogen, Linguisten usw.) vor allem auch die Ergotherapie und die Krankenpflege bei der Förderung des Essens, Trinkens und Schluckens beteiligt sind (vgl. Anlage 11).

Diese Zuordnung ist auch zu finden bei Voss und Ortega-Suhrkamp (2000), die z.B. der Ergotherapie Anteile an der Förderung des Essens, Trinkens und Schlucken zusprechen; in der Klinik, in welcher ich tätig war, die der Krankenpflege auch Verantwortlichkeiten in diesem Förderbereich zuspricht, ebenso sehen z.B. Gobiet und Gobiet die Krankenpflege als zuständig für diesen Förderbereich (vgl. Gobiet und Gobiet [2]1999, 138).

Insgesamt ist aufgrund der obigen Betrachtungen festzustellen, dass sowohl die aktuelle Literatur als auch die einzelnen Kliniken der Forderung des BAR, nach einer Förderung des Essens, Trinkens und Schluckens (orofazialen Therapie) große Bedeutung zumessen.

5.1.3 Sprachtherapie im Arbeitsfeld der Verfasserin - Stellung im medizinisch-hilfswissenschaftlichen Team und Aufgabenfelder

Ebenso wie von Voss und Ortega-Suhrkamp (2000) beschrieben, ist auch die Sprachtherapie in der Klinik, in der ich tätig war, den Ärzten unterstellt und gehört dem medizinisch-hilfswissenschaftlichen Team an. Hier bildet sie nach der Krankenpflege und Physiotherapie zusammen mit der Ergotherapie die drittgrößte Berufsgruppe innerhalb der medizinisch-therapeutischen Hilfswissenschaften.

Als Aufgabenfelder der Sprachtherapie werden folgende beschrieben:
„Schwerpunkt der **Sprachtherapie** *ist die Wiederherstellung kommunikativer Fähigkeiten sowie die funktionelle Dysphagiebehandlung.* Im Einzelnen bedeutet dies:
* Die Behandlung von Sprachstörungen (Aphasien) in allen Modalitäten
* Stimmstörungen
* Die Therapie von Störungen der Sprechmotorik und
* Behandlung der Störungen des faziooralen Traktes (Dysphagien)

Sind die sprachlichen Output-Kanäle durch motorische Behinderungen ausgefallen, werden von den Sprachtherapeuten substituierende Verfahren angepasst (computerunterstützte *Kommunikationshilfen*). In Kooperation mit anderen Berufsgruppen werden Defizite fachübergreifender z.B. bezüglich der (Sprech-) Atmung, neuropsychologisch kognitive Leistungen umfassend behandelt. *Musiktherapeutische Aspekte* fließen ebenfalls in die Behandlung mit ein" (Arbeitsrichtlinien Klinik für neurochirurgische/neurologische Frührehabilitation, ohne Jahr S. 21).

Damit decken sich die Stellung der Sprachtherapie im medizinisch-hilfswissenschaftlichen Team und die Arbeitsfelder in dieser Klinik weitgehend mit den von Voss und Ortega-Suhrkamp (2000) vorgestellten Inhalten.

Hervorzuheben ist, dass Voss und Ortega-Suhrkamp (2000) eindeutig die Förderung der kommunikativen Fähigkeiten im Allgemeinen betonen, während diese in den Arbeitsrichtlinien in meinem Arbeitsfeld als spezifische Aufgabenfelder der Sprachtherapie (‚Behandlung von Sprach- und Stimmstörungen') bezeichnet werden. Kommunikationsförderung spielt aber in beiden Definitionen eine zentrale Rolle.

Die Arbeitsstrukturen der Sprachtherapie in ‚meiner' Klinik können wie folgt beschrieben werden: Es sind für 30 Betten zwei Sprachtherapeuten zuständig.

	Empfehlung nach Voss und Ortega-Suhrkamp (2000)	Klinik, in welcher die Verfasserin tätig war
Größe der Klinik	Klinik mit 20 Betten	Klinik mit 30 Betten
Sprachtherapie	3,3 (1:6)	2 (1:15)

Tabelle 30:   ‚Personalschlüssel' (eigener Entwurf)

Aus der Tabelle wird deutlich, dass damit der Personalschlüssel weit unter dem in der Literatur geforderten liegt.

Während der Zeit, in der ich in der Klinik tätig war, war die Versorgung der erkrankten Menschen zwischen den beiden Sprachtherapeuten wie folgt aufgeteilt:
- Eine Sprachtherapeutin war im Schwerpunkt zuständig für die Förderung des Essens, Trinkens und Schluckens und die frühe Kommunikationsanbahnung,
- die andere für die Förderung bei Sprach- und Stimmstörungen.

Damit waren die in den Arbeitsrichtlinien angegebenen Schwerpunkte der sprachtherapeutischen Arbeit weitgehend abgedeckt. Ich war für den erstgenannten Schwerpunkt zuständig.
Die reguläre Arbeitszeit der Sprachtherapie war jeweils von 7.30-16.00, darin sind 45 Minuten Pause enthalten und eine jeweilige Teambesprechung von 30 Minuten, d.h. es bleiben für die Diagnostik, Förderung und Dokumentation in der Regel sechs Arbeitsstunden übrig. Die Dokumentation wurde aufgrund der engen personellen Besetzung sehr kurz gehalten. Eine Fördereinheit betrug in der Regel 30 Minuten, d.h. es waren täglich etwa 13 Fördereinheiten möglich.
Weiter war es üblich, dass alle kranken Menschen, die dem jeweiligen Sprachtherapeuten zugeordnet wurden, von diesem täglich um etwa die gleiche Zeit gefördert wurden. Eine Ausnahme bildete einmal im Monat die Woche der Spätschicht (10.30 Uhr-19.15 Uhr). Ein idealtypischer Tagesablauf sah damit wie folgt aus:

Zeit	Aktivität
7.30-8.30	1. und 2. Fördereinheit: Fördereinheit im Bereich somatischer Dialog: Kontaktaufnahme durch GKW
8.30-9.30	3. und 4. Fördereinheit: Fördereinheit im Bereich somatischer Dialog: Kontaktaufnahme durch GKW
9.30-10.00	5. Fördereinheit Essen, Trinken und Schlucken (am Bett)
10.00-10.15	*Frühstückspause*
10.15-10.45	6. Fördereinheit Essen, Trinken und Schlucken (am Bett)
10.45-11.15	7. Fördereinheit Essen, Trinken und Schlucken (am Bett)
11.15-11.45	8. Fördereinheit Essen, Trinken und Schlucken (am Bett)
11.45-12.15	9. Fördereinheit Essen, Trinken und Schlucken (am Bett)

Zeit	Aktivität
12.15-12.45	10. Fördereinheit Unterstützung beim Essen und Trinken (im Tagesraum)
12.45-13.15	Mittagspause
13.15-13.45	Teamsitzung
13.45-14.15	11. Fördereinheit Essen, Trinken und Schlucken (am Bett)
14.15-14.45	12. Fördereinheit Essen, Trinken und Schlucken (am Bett)
14.45-15.15	13. Fördereinheit Essen, Trinken und Schlucken (am Bett)
15.15-15.30	Dokumentation des Tages
15.30-16.00	Pufferzeit, die in der Regel dringend notwendig war, da Fördereinheiten häufig in 30 Minuten nicht abgeschlossen werden konnten, Organisationen notwendig waren, Angehörige angeleitet wurden, usw.

Tabelle 31:   ‚Idealtypische Arbeitsstruktur' (eigener Entwurf)

Es wird deutlich, dass vor allem die direkte Förderung des erkrankten Menschen im Vordergrund steht. Für Dokumentation und Diagnostik bleibt im Berufsalltag kaum Zeit. Für diese sollte jedoch im Tagesablauf genügend Zeit eingeräumt werden, denn die reguläre Dokumentation und Diagnostik dient auch dazu die Geschehnisse während der Förderung immer wieder zu reflektieren und Rehabilitationsmöglichkeiten und -verläufe besser beurteilen zu können.

5.1.4 Welche Menschen bedürfen einer Förderung des Essens, Trinkens und Schluckens in der neurologisch-neurochirurgischen Frührehabilitation?

Welche Menschen in Kliniken der neurologisch-neurochirurgischen Frührehabilitation gefördert werden, wurde schon im Kapitel 3.4 dargestellt. Es stellt sich nun die Frage, welche dieser erkrankten Menschen einer Förderung des Essens, Trinkens und Schluckens bedürfen, bzw. warum dieser Förderung in der neurologisch-neurochirurgischen Frührehabilitation soviel Bedeutung zugemessen wird?

„Der Schlaganfall ist die häufigste Ursache neurogener Dysphagie überhaupt. Innerhalb der ersten zwei Wochen nach Schlaganfall weisen knapp die Hälfte der Patienten Dysphagiesymptome auf, wobei bei ca. 55% der Betroffenen mit Verdacht auf Dysphagie Aspirationen auftreten. Patienten mit Dysphagie nach Hirnstamminfarkt weisen in über 60% Aspirationen

auf. (...) Bei ca. 25% der Patienten mit schwerem Schädel-Hirn-Trauma tritt eine Dysphagie auf, hiervon entwickeln ca. 40% eine Aspiration. (...)
Bei Patienten der Phase B sind die entsprechenden Häufigkeiten bedeutend höher anzusetzen.

So lässt sich aufgrund des Zahlenmaterials einiger Autoren dieses Buches die Prävalenz von Dysphagien wie folgt angeben: jeweils knapp 70% der Patienten nach Schädelhirntrauma bzw. nach Schlaganfall; jeweils knapp 60% der Patienten nach zerebralen Hypoxien bzw. nach Operation benigner Hirntumore (*E. Orthega-Suhrkamp*; Patienten des Jahres 1997); ca. 84% aller Patienten (*W. Gobiet*, Patienten der Jahre 1995-1997); ca. 80% aller Patienten (*M. Prosiegel* und *E. Wagner-Sonntag)*; ca. 63% aller Patienten, ca. 62% Schlaganfallpatienten, ca. 67% Schädel-Hirn-Traumatiker (*D.Steube*; Patienten der Jahre 1996-1997). *Insgesamt betrachtet bewegt sich also die Häufigkeit von Dysphagien der Phase B-Patienten zwischen 60 und 85%* (...).

Dysphagien sind besonders häufig, wenn die Zeit zwischen dem hirnschädigenden Ereignis und der Aufnahme in die Frührehabilitationseinrichtung sehr kurz ist, weil dann oft noch schwere quantitative Bewusstseinsstörungen vorliegen, die in der Regel eine Dysphagie zur Folge haben. Diese auf Bewusstseinsstörungen beruhenden Schluckstörungen sind allerdings klinisch genauso bedeutsam bzw. erfordern denselben therapeutischen Aufwand, wie neurogene Dysphagien im engeren Sinne" (Prosiegel, Wagner-Sonntag, Diesner 2000, 117, Hervorhebung: A.D.). In der Klinik in der ich tätig war, wurde für das Jahr 2001 eine Schluckstörung mit Hilfe der endoskopischen Dysphagieuntersuchung bei 64% aller erkrankten Menschen diagnostiziert (vgl. Schleep, persönl. Mitteilung am 14.09.2003).

Die genannten Zahlen sind die einzigen, die für diese Arbeit in der aktuellen deutschen Literatur gefunden wurden. Es wird am Zahlenmaterial deutlich, dass die Angaben, wie viele der erkrankten Menschen in Frührehabilitationskliniken unter Problemen des Essens, Trinkens und Schluckens leiden, eher ungenaue Schätzungen und schwankend sind, die Anzahl der erkrankten Menschen mit Problemen beim Essen, Trinken und Schlucken in diesen Kliniken jedoch hoch ist. Dies verdeutlicht auch, warum die BAR eine dringende Notwendigkeit der Förderung in diesem Bereich sieht.

Die Angaben zu Problemen des Essens, Trinkens und Schluckens werden in der Literatur zur neurologischen Rehabilitation in zwei Kategorien getrennt:

a) es werden Angaben zur Korrelation zwischen Krankheitsbildern und Problemen mit dem Essen, Trinken und Schlucken gemacht,

b) es wird darauf aufmerksam gemacht, dass Menschen mit schweren Bewusstseinsstörungen in der Regel Probleme mit dem Essen, Trinken und Schlucken haben.

Parallel zu den Beschreibungen in Kapitel 3.2.4 von erkrankten Menschen in der neurologisch-neurochirurgischen Frührehabilitation, schließen sich auch die

Angaben zu Problemen des Essen, Trinkens und Schluckens wieder nicht gegenseitig aus, sondern ergänzen sich vielmehr. Auch hier ist festzuhalten, dass in der medizinischen Literatur nur die Schluckstörungen anhand von Pathologie beschrieben werden. Auf Möglichkeiten und Bedürfnisse, die ein erkrankter Mensch trotz der Schluckstörung oder im Rahmen der individuellen Schluckstörung noch haben kann wird nicht eingegangen (vgl. Kapitel 3.2.4). Insgesamt ist festzuhalten, dass in Kliniken für neurologisch-neurochirurgische Frührehabilitation eine hohe Anzahl erkrankter Menschen eine Förderung des Essens, Trinkens und Schluckens aufgrund verschiedener vorliegender Erkrankungen bedarf, Angaben über die vorliegenden Krankheitsbilder bei dieser Problematik gemacht werden, die medizinische Literatur jedoch nicht auf Ressourcen der erkrankten Menschen mit Problemen beim Essen, Trinken und Schlucken hinweist.

5.2 Die Förderung des Essens, Trinkens und Schluckens in einer Klinik für neurologisch-neurochirurgische Frührehabilitation – allgemeine Bedingungen und Vorgehensweisen

5.2.1 Menschen mit schweren neurologischen Erkrankungen und mit Problemen beim Essen, Trinken und Schlucken – mögliche zusätzliche Problematiken und deren Bedeutung für die Förderung

Wie aus den obigen Ausführungen deutlich wird, haben Störungen beim Essen, Trinken und Schlucken bei Menschen mit schweren neurologischen Erkrankungen verschiedene Ursachen und hängen auch mit deren Fähigkeiten der Kooperation mit der Um- und Mitwelt unmittelbar zusammen. Auf die unterschiedlichen möglichen Ursachen und den damit einhergehenden Problematiken wurde schon in den Kapiteln 3.2.4 und 3.4 eingegangen. Zu den genannten Erkrankungen können bei der Förderung von Menschen mit schweren neurologischen Erkrankungen folgende, Problematiken[72] hinzukommen (vgl. auch Kapitel 3.6.3):

a) **Atmung**
   • *Um die Atmung zu erleichtern und den erkrankten Menschen vor Aspiration und damit vor Erkrankungen der Atemwege zu schützen, sind viel erkrankte Menschen mit einer **geblockten Trachealkanüle** versorgt.*

---

[72] In Kap. 3.6.3 sind auch Literaturhinweise zu den Problematiken Aphasie, Neclect, Spastiken zu finden

„In den Jahren 1996 bis 1998 hatten ca. 1/3 aller Patienten, die im Therapiezentrum Burgau mit einer schweren Hirnschädigung aufgenommen wurden, eine geblockte Trachealkanüle" (Schlaegel 2000, 95).
Diese Kanülen sind zum Schutz der Atemwege und zur Unterstützung der Atmung des erkrankten Menschen unumgänglich (vgl. Kapitel 3.6.3). Für die Förderung des Essens, Trinkens und Schluckens ergeben sich aber auch Probleme aus der Kanülenversorgung:
Der physiologische Schluckvorgangs bzw. das Wiedererlernen des Schluckens wird durch die Kanüle behindert, Riechen und Schmecken sind stark beeinträchtigt; die Bildung von Lauten ist nicht möglich (vgl. Schlaegel 2000, 95). Daraus ergeben sich Konsequenzen für die Sprachtherapie: Um eine adäquate Förderung des Essens, Trinkens und Schluckens anbieten zu können, sollte der Pädagoge die Vor- und Nachteile einer geblockten Trachealkanüle kennen und den Umgang mit einer Trachealkanüle im Rahmen der Förderung, sowie die Reinigung der selben beherrschen.
Weiter sollte der Pädagoge über Möglichkeiten zur Entwöhnung des erkrankten Menschen von der Trachealkanüle, d.h. zur Förderung der regulären Atmung informiert sein (vgl. Kapitel 4.3).

b) Kooperation
- *Der erkrankte Mensch ist aufgrund der oben genannten Probleme häufig nur sehr **eingeschränkt oder gar nicht** in der Lage mit dem Sprachtherapeuten während der Förderung des Essens, Trinken und Schluckens zu **kooperieren.***

Aus den genannten Gründen sollte der Pädagoge Möglichkeiten der nonverbalen Kommunikation kennen und diese durch eine genaue Diagnostik und intensive Kooperation mit den Angehörigen und den anderen Berufsgruppen der Frührehabilitation (siehe unten) individuell für den erkrankten Menschen herausfinden. Er sollte dazu auch die eigene Beobachtungsfähigkeit schulen und auf technische Hilfen (z.B. Videodokumentation) zur Beobachtung zurückgreifen können (vgl. Kapitel 4.3.1.8; 4.3.2.8 und Kapitel 5.2.2).

c) Sondierung
- *Viele der erkrankten Menschen werden aufgrund ihrer Schluckstörungen über **Sonde** ernährt.*

In der Regel wird bei Menschen mit schweren neurologischen Erkrankungen in der Frührehabilitation eine perkutane endoskopische Gastrostomie (PEG) (vgl. Kapitel 3.6.5) durchgeführt. Bei dieser Art von Sondierung wird ermöglicht, dass die Sonde direkt über die Bauchdecke in den Magen führt. Irritationen im

Gesicht und Nasen-, Hals- und Rachenraum werden dadurch vermieden. Für die Förderung ergeben sich daraus folgende Forderungen: Der Pädagoge sollte die verschiedenen Möglichkeiten der Sondierung und der Sondenernähung kennen und über den Umgang mit diesen und mit einem sondenernährten Menschen informiert sein. Er sollte aber auch Möglichkeiten der Förderung des Essens, Trinkens und Schluckens kennen, die dem erkrankten Menschen ermöglichen, langfristig wieder ohne Sondenernährung auszukommen bzw. diesem trotz seiner Einschränkungen beim Essen, Trinken und Schlucken orale Erfahrungen zu ermöglichen.

Schließlich können auch noch andere, neurologische Probleme (z.B. posttraumatische Depressionen oder individuelle Probleme, z.B. Diabetes) bestehen, über die der Pädagoge unbedingt informiert sein und auf die er eingehen sollte.

5.2.2 Diagnostische Möglichkeiten für Menschen mit schweren neurologischen Erkrankungen und Problemen beim Essen, Trinken und Schlucken

Möglichkeiten der Diagnostik für Menschen mit schweren neurologischen Erkrankungen wurden anhand der Konzepte Funktionelle Dysphagie Therapie und Basale Stimulation schon den Kapiteln 4.3.1.8 und 4.3.2.8 aufgezeigt. Es sollen hier noch einmal kurz die diagnostischen Möglichkeiten aufgezählt und auf die endoskopische Dysphagiediagnostik besonders eingegangen werden, da diese das reguläre diagnostische Verfahren in der Klinik, in der ich tätig war, ist.

Insgesamt unterliegt die Diagnostik dem interdisziplinären Team der Frührehabilitationsklinik. Im Schwerpunkt sind dafür der Arzt bei invasiver Diagnostik; der Pädagoge oder alle anderen medizinisch-therapeutische Hilfswissenschaften bei nichtinvasiver Diagnostik zuständig. Zusätzlich ist eine Kooperation mit den Angehörigen im Rahmen der Diagnostik häufig sinnvoll (vgl. Kapitel 5.3.2).

Die Diagnostik wird in der Phase B in der Regel am Bett des erkrankten Menschen durchgeführt (Bedside-Test).

Zur invasiven Diagnostik zählen:
* *Die Videofluoroskopie*
  Dieses diagnostische Verfahren ist für die Zielgruppe dieser Arbeit in der Regel selten durchführbar, weil der diagnostische Prozess auf die Kooperationsfähigkeit eines erkrankten Menschen angewiesen ist (vgl. z.B. Prosiegel, Wagner-Sonntag und Diesener 2000, 118f).

- *pH-Metrie*
  Die pH-Metrie wird durchgeführt, um Refluxerkrankungen zu diagnostizieren.
  „Phase B-Patienten können in der Regel Refluxsymptome wie Sodbrennen etc. nicht schildern. (...) Patienten, bei denen sich durch pobatorische Gabe eines Protonenpumpenhemmers die Symptomatik nicht vollständig zum Verschwinden bringen lässt, sollten auch in der Phase B der wenig invasiven pH-Metrie unterzogen werden"
  (Prosiegel, Wagner-Sonntag und Diesener 2000, 119).

- *Die endoskopische Untersuchung*
  Diese Untersuchungen werden „in der Phase B in der Regel am Patientenbett (sog. Bedsite-Test) mit flexiblem Endoskop bzw. Lupenlaryngoskop durchgeführt. (...) Die Untersuchung stellt in der Regel keine große Belastung für den Patienten dar. (...) Falls der Patient noch nicht ausreichend kooperationsfähig ist, können zumindest Reflexe und Schutzmechanismen überprüft werden. Die endoskopische Untersuchung ist auch unerläßlich für die Indikationsstellung zur enteralen Sondenernährung einschließlich PEG und zur Tracheotomie bzw. Dekanülierung. Die Endoskopie ist aus den genannten Grunden bei Patienten der Phase B unverzichtbar"
  (Prosiegel, Wagner-Sonntag und Diesener 2000, 118f).

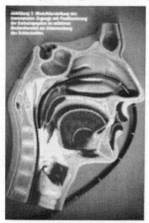

Abbildung 36: ‚Positionierung des Endoskops und der Endoskopspitze für die endoskopische Dysphagieuntersuchung' (Schleep 1998, 60)

Ebenso dient die endoskopische Untersuchung auch der Verlaufskontrolle der Förderung und kann zur Bestimmung der Vorgehensweise beim Aufbau des regulären Essens, Trinkens und Schluckens genutzt werden.

Trotz der eindeutigen Vorteile dieser Untersuchungsmethode gerade für erkrankte Menschen in der Frührehabilitation wird sie an anderer Stelle in der Literatur kritisch bewertet: „Gravierendster Nachteil dieser Methode ist die Relativität der Aussagen bezüglich der Aspirationsgefährdung. Die rhino-laryngoskopisch festgestellte Aspirationsgefährdung gilt nur für den Zeitpunkt der Untersuchung und die jeweils gewählten bzw. vorzufindenden nicht immer direkt manipulierbaren Rahmenbedingungen der Untersuchung (wie beispielsweise die Ausgangspositionen, die Wachheit, die Aufmerksamkeit und Konzentration sowie die üblichen Schwankungen der körperlichen Verfassung in Abhängigkeit von Tagesform und anderen die Leistung beeinflussenden Parameter), d.h. das Untersuchungsergebnis kann nicht ganz selbstverständlich auf die stationsüblichen Alltagsbedingungen zu irgendeinem anderen Zeitpunkt übertragen werden" (Seibold 2000, 105f).
Diese Kritik der ‚künstlichen' bzw. ‚aktuellen' Diagnostiksituation ist für alle diagnostischen Verfahren zutreffend. Denn die genannten, kritischen Rahmenbedingungen können bei jeder Art von Diagnostik zutreffen. Diagnostik kann immer nur einen für gerade diese aktuelle Situation zutreffenden Status erheben.

Insgesamt ist festzuhalten, dass, soweit möglich, die endoskopische Dysphagiediagnostik das Mittel erster Wahl bei der Abklärung von Störungen des Essens, Trinkens und Schluckens bei Menschen mit schweren neurologischen Erkrankungen in der Phase B sein sollte, weil diese direkt am Bett durchgeführt werden kann und wenig auf die Kooperation des erkrankten Menschen angewiesen ist. Bei allen anderen invasiven, diagnostischen Verfahren muss im Einzelfall über den Einsatz der Methode entschieden werden.

Zur nichtinvasiven Diagnostik zählen
Die Möglichkeiten der Diagnostik wurden schon in den Kapiteln 4.3.1.8 und 4.3.2.8 erläutert. Es seien hier noch einmal zur Vollständigkeit aufgezeigt, welche diagnostische Möglichkeiten in der Phase B bestehen:
- *Biographische Anamnese mit besonderer Berücksichtigung der Vorlieben beim Essen und Trinken sowie der Gesichts- und Mundpflege*
- *Beobachtung des erkrankten Menschen in verschiedenen Settings*
- *Untersuchung des gesamten Körpers und des Gesichts-Mundbereiches im Ruhezustand*
- ...

Abschließend ist festzuhalten, dass die Diagnostik für die Förderung des Essens, Trinkens und Schluckens eine umfassende, interdisziplinäre Aufgabe ist, die insbesondere die Ärzte, die Krankenpflege und die für die Förderung des Essens, Trinkens und Schluckens anderen verantwortlichen Berufsgruppen sowie die jeweiligen Angehörigen mit einbeziehen sollte.

5.2.3 Fördermöglichkeiten

Zur Förderung von Menschen mit schweren neurologischen Erkrankungen gibt es verschiedene Förderansätze aus unterschiedlichen therapeutischen oder pädagogischen Richtungen. Eine Auswahl dieser wurde bereits in Kapitel 4.2 aufgezeigt.

Es sei hier noch einmal kurz erwähnt: Man unterscheidet in der medizinisch-therapeutischen Literatur zur neurologisch-neurochirurgischen Frührehabilitation *invasive* und *nichtinvasive* Therapie. Auch hier ist die invasive Therapie wieder dem Arzt vorbehalten. Im Rahmen der Förderung des Essens, Trinkens und Schluckens heißt das:

Invasive Therapie
Zur invasiven Therapie zählen alle Möglichkeiten, die direkt in das körperliche Geschehen des erkrankten Menschen eindringen und dieses beeinflussen.
„Unter den invasiven Verfahren sind bei Patienten der Phase B fast ausschließlich die Tracheotomie und die perkutane endoskopische Gastronomie (PEG) erwähnenswert" (Prosiegel 2000, 120).

Nichtinvasive Therapie
Zur nichtinvasiven Therapie zählen alle Angebote, die von außen an den erkrankten Menschen herangetragen werden. Dazu zählen z.b. alle Förderkonzepte, die in Kapitel 4 genannt sind.

Es sei an dieser Stelle darauf hingewiesen, dass ich für Menschen mit verschiedenen neurologischen Erkrankungen zuständig war. Gemeinsam war allen erkrankten Menschen, ihre stark eingeschränkte Kooperations-; Kommunikations- und Interaktionsfähigkeit. Häufig konnte ich daher während der Förderung dieser Menschen nicht sicher sein, ob diese meine verbalen Aufforderungen einfach nicht verstehen, oder ob sie diese aufgrund ihrer neurologischen Beeinträchtigungen nicht ausführen können (vgl. Kapitel 3.4.5).
Ich möchte an dieser Stelle nochmals ausdrücklich darauf hinweisen, dass in der aktuellen Literatur kaum Möglichkeiten zur Förderung von Men-

schen mit schweren neurologischen Erkrankungen sowie sehr starken Einschränkungen in der Kooperationsfähigkeit zu finden sind. Die meisten Ansätze gehen von einer möglichen Kooperation des erkrankten Menschen mit dem Pädagogen oder Therapeuten aus und streifen allenfalls Möglichkeiten der Förderung von Menschen, die nicht kooperieren können. Letztendlich bieten nur die Konzepte von Castillo Morales, Morris und Klein (allerdings nur für Kinder) und das Konzept Basale Stimulation differenzierte Angebote zur Förderung von Menschen mit schweren Behinderungen an. Bartolome, Schalch und Yossem stellen erste Überlegungen zu dem Thema an. Die Förderangebote des Konzeptes Basale Stimulation sind schon zum Teil auf die Krankenpflege von Menschen mit schweren Erkrankungen übertragen, jedoch nicht spezifisch für die Förderung von Menschen mit schweren neurologischen Erkrankungen in der neurologisch-neurochirurgischen Frührehabilitation weiterentwickelt und präzisiert.

Es soll im folgenden Kapitel versucht werden, erste Überlegungen der Übertragung der Förderangebote des Konzeptes Basale Stimulation unter Berücksichtigung der Angebote des Konzepts der Funktionellen Dysphagie Therapie und deren Bedeutung zur Förderung des Essens, Trinkens und Schluckens für Menschen mit schweren neurologischen Erkrankungen im Koma und den frühen Komaremissionsphasen darzustellen.

5.3   Die Förderung des Essens, Trinkens und Schluckens von Menschen im Koma und in den frühen Komaremissionsphasen

Im Folgenden soll meine Arbeitsweise mit Menschen mit schweren neurologischen Erkrankungen im Koma und den frühen Komaremissionsphasen im klinischen Arbeitsfeld neurologisch-neurochirurgische Frührehabilitation vorgestellt werden.

5.3.1 Vorgehensweisen im Rahmen der Förderung

Es werden nun die theoretischen Grundlagen des Konzeptes Basale Stimulation mit der theoretischen und praktischen Vorgehensweise der Förderung des Essens, Trinkens und Schluckens bei Menschen mit schweren neurologischen Erkrankungen im Koma und den frühen Komaremissionsphasen verknüpft bzw. erweitert.

Dabei folgen die theoretischen Grundlagen folgenden Leitgedanken:

- Berücksichtigung der Gedanken von der Ganzheitlichkeit eines Menschen unter Beachtung der Förderung des Essens, Trinkens, Schluckens
- Unterstützung vorhandener Grundfähigkeiten
- Bedürfnisorientierung
- Kooperation, Kommunikation, Interaktion
- Förderdiagnostik
- Berücksichtigung des Konzeptes Funktionelle Dysphagie Therapie

5.3.1.1 Berücksichtigung der Ganzheitlichkeit eines Menschen unter Beachtung der Förderung des Essens, Trinkens und Schluckens

Um die von mir gestellten Forderungen an die Förderung des Essens, Trinkens und Schluckens zu erfüllen, ist eine ganzheitliche Vorgehensweise bei der Förderung der erkrankten Menschen unerlässlich. Dabei bin ich mir bewusst, dass „Ganzheitlichkeit sich weitgehendst wissenschaftlicher Beschreibung entzieht; die Gesamtheit aller nur denkbaren Aspekte und Elemente sowie deren Wechselbeziehungen sind so komplex, dass sie nicht mehr fassbar sind" (Fröhlich 1998, 63). Es soll hier trotzdem versucht werden, in Anlehnung an das Modell zur Definition von Ganzheitlichkeit von Fröhlich und Haupt (1998, 64), eine Definition von Ganzheitlichkeit bei der Förderung des Essens, Trinkens und Schluckens zu entwerfen:

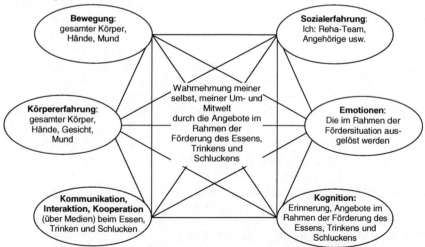

Abbildung 37:   ‚Versuch einer Definition einer ganzheitlichen Förderung des Essens, Trinkens und Schluckens' (eigener Entwurf)

Es ist zu betonen, dass die Darstellung der Ideen von Ganzheitlichkeit bei der Förderung des Essens, Trinkens und Schluckens sowohl den erkrankten Menschen als auch den Pädagogen betreffen. Das Essen, Trinken und Schlucken sind immer Vorgänge, bei denen der gesamte Körper, die eigenen Vorerfahrungen und die Sinneseindrücke unmittelbar zusammenspielen (vgl. Kapitel 3.5.3 und 3.6).
Aufgrund dessen ist für mich eine Förderung des Essens, Trinkens und Schluckens nie ohne Versuch des Einbezugs eines gesamten Menschen und dessen Vorerfahrungen, dessen Körper und dessen Sinnesbereiche möglich. Die Förderung des Essens, Trinkens und Schluckens darf damit nicht nur „vom Scheitel bis zum Brustkorb" gehen, sondern muss versuchen die betroffene Person in möglichst vielen Facetten zu beachten und kennen zu lernen.

5.3.1.2 Unterstützung vorhandener Fähigkeiten

Ich greife für die Begründung meines eigenen Vorgehens in der Fördersituation vor allem auf die theoretischen Grundlagen des Konzeptes Basale Stimulation zurück. Das heißt, ich gehe grundsätzlich davon aus, dass bei erwachsenen Menschen mit schweren neurologischen Erkrankungen Verhaltensweisen bezüglich des Essens, Trinkens und Schluckens zu beobachten sind, die sie in sehr früher Kindheit erworben haben und auf die sie sich aufgrund ihrer schweren Erkrankung nun wieder zurückziehen (vgl. Kapitel 3.5.3 und 3.5.3.3). Ich folge damit den Überlegungen Fröhlichs, der das Lernen als eine Anpassungsleistung des Menschen an seine Um- und Mitwelt sieht. „Zu diesen Anpassungsleistungen zählen auch Reflexe, Automatismen und möglicherweise Stereotypien. In Extremfällen einer akuten (gesundheitlichen) Krise kann auch die lebenserhaltende Reduktion von Aktivitäten eine solche Anpassungsleistung darstellen" (Fröhlich [2]1994, 38). Ich lehne es deshalb ab, von pathologischen Mustern beim Essen, Trinken und Schlucken zu sprechen, sondern sehe diese von der Medizin und medizinischen Hilfswissenschaften pathologisierten Verhaltensweisen (z.B. Beißreflex, Saugreflex, u.a.) viel mehr als Ressourcen des erkrankten Menschen, an welche es bei der Förderung anzuknüpfen gilt. Die mir angedeutete Auffassung wird auch im Konzept FDT unterstützt:
„Insbesondere bei Patienten nach schweren Hirnverletzungen kann die sensomotorische Entwicklungsfolge den Leitfaden für den hierarchischen Aufbau oralmotorischer Bewegungsbahnung vorgeben" (Bartolome 1999, 185). Bartolome verfolgt diesen Gedanken jedoch nicht konsequent (vgl. Kapitel 4.3.1.10).
Meine Vorgehensweise bei der Förderung eines Menschen mit schwerer neurologischer Erkrankung orientiert sich an folgendem Leitsatz von Fröhlich (1998,126; Hervorhebung A.D): „Es geht nicht (...) um eine defektorientierte Korrektur

der Eß- und Trinkmotorik, sondern um eine **Unterstützung der jeweils vorhandenen Grundfähigkeit, Nahrung aufzunehmen bzw. Erfahrungen im Gesichts- und Mundbereich zu machen.** Die Vermeidung pathologischer Muster steht nicht mehr absolut im Vordergrund, vielmehr geht es darum eine akzeptable Form der Nahrungsaufnahme zu finden – ohne schädliche Nebenwirkungen". Dabei wird während der Förderung eines erkrankten Menschen darauf geachtet, welche individuellen Möglichkeiten zum Essen, Trinken und Schlucken bei ihm noch vorhanden sind, an welche seiner Möglichkeiten unmittelbar zur Verbesserung des Essens, Trinkens und Schluckens angeknüpft werden kann. Dies dient selbstverständlich *auch* einer Verbesserung der vorhandenen Fähigkeiten und hat auch zum Ziel, dass ein erkrankter Mensch sich soweit erholt, dass er wieder selbstständig Speisen und Getränke zu sich nehmen kann.

5.3.1.3 Bedürfnisorientierung

Für die eigene Vorgehensweise erscheint in Anlehnung an das Konzept Basale Stimulation eine Orientierung an den Bedürfnissen schwerstbehinderter Menschen sinnvoll.

„Für den Ansatz der Förderung schwerstbehinderter Menschen ist kennzeichnend, dass diese Menschen aufgrund ihrer erlittenen Schädigungen und der erlebten Beeinträchtigungen ganz besondere Bedürfnisse für ihre eigene Entwicklung und für den Umgang mit anderen haben. (...)

* Sie brauchen viel körperliche Nähe, um direkte Erfahrungen machen zu können.
* Sie brauchen körperliche Nähe, um andere Menschen wahrnehmen zu können.
* Sie brauchen andere Menschen, die ihnen die Umwelt auf einfachste Weise nahe bringen.
* Sie brauchen andere Menschen, die ihnen Fortbewegung und Lageveränderung ermöglichen.
* Sie brauchen jemanden, der sie auch ohne Sprache versteht und zuverlässig versorgt und pflegt.

Die Welt schwerstbehinderter Menschen ist nach unserem derzeitigen Kenntnisstand reduziert oder konzentriert auf die unmittelbare Körpersphäre und ein ganzheitlich körperlich-seelisches Erleben" (Fröhlich 1998, 16).
Die Orientierung an den von Fröhlich genannten Bedürfnissen von Menschen mit schweren Behinderungen/Erkrankungen hilft, in der Fördersituation adäquate und individuell auf einen erkrankten Menschen ausgerichtete Angebote zum Essen, Trinken und Schlucken zu finden. Es sollte auch hier nie vergessen werden, welche Bedeutung das Essen, Trinken und Schlucken im Lebenskontext eines Menschen hat (vgl. Kapitel 3.5.2).

Um diesen von Fröhlich genannten Bedürfnissen schwer kranker Menschen möglichst gerecht zu werden, versuche ich in die Förderung eines erkrankten Menschen Folgendes zu integrieren (vgl. Kapitel 5.3.3):

- Eine sinnvolle, an den individuellen Bedürfnissen und Vorerfahrungen eines erkrankten Menschen orientierte Förderstruktur aufbauen.
- Räumliche Nähe zu einem erkrankten Menschen aufbauen, d.h. Förderung am und im Krankenbett.
- Anbieten der verwendeten Speisen, Getränke und anderer Materialen in der Fördersituation am Körper des erkrankten Menschen (Hand-Mund-Kontakt).
- Bekannte, strukturierte Angebote in der Fördersituation verwenden und diese immer zuerst über die Hand anbieten (Hand-Mund-Kontakt).
- Die Position eines erkrankten Menschen so zu verändern, dass er mich und die Förderangebote entsprechend seiner Möglichkeiten optimal wahrnehmen kann.
- Durch Beobachtung eines erkrankten Menschen, biographische Anamnesegespräche mit seinen Angehörigen, Austausch mit den Kollegen, versuchen, seine nonverbalen Signale zu deuten und die Zuständigkeit für Versorgung und Pflege während meiner Anwesenheit bei ihm so vollständig wie möglich zu übernehmen.

Dies bedeutet, Menschen mit schweren neurologischen Erkrankungen im Koma und den frühen Komaremissionsphasen und mit Problemen des Essens, Trinkens und Schluckens brauchen:

- Einen anderen Menschen, der ihnen mit seiner Nähe signalisiert, dass er anwesend ist, um somit die Kooperation, Kommunikation und Interaktion zu ermöglichen/ erleichtern.
- Einen anderen Menschen, der ihnen adäquate Angebote macht um ihnen die Wahrnehmung ihres Körpers, ihrer Hand, ihres Gesichts und ihres Mundes zu ermöglichen.
- Einen anderen Menschen, der ihnen strukturierte Angebote zur Wahrnehmung ihres Körpers, ihrer Hand, ihres Gesichts- und ihres Mundes macht, um ihnen die Wahrnehmung derselben zu ermöglichen.
- Einen anderen Menschen, der ihre Position so gestaltet, dass ihnen die Wahrnehmung der Angebote im Rahmen der Förderung des Essens, Trinkens und Schluckens möglich wird.
- Einen anderen Menschen, der sie auch ohne Sprache versteht und zuverlässig versorgt und pflegt.

Dabei steht immer der einzelne, individuelle Mensch, mit seiner ganz persönlichen Biographie und seinen individuellen Kooperationsmöglichkeiten im Vordergrund. An diese gilt es im Rahmen der Förderung anzuknüpfen. „Wir verstehen den Patienten (...) als einen ganzheitlichen Menschen mit einer individuellen Geschichte" (Nydahl und Bartoszek ³2000, 03).

5.3.1.4 Kooperation, Kommunikation, Interaktion

Auch im Bereich der Kooperation, Kommunikation und Interaktion orientiere ich mich an dem Konzept Basale Stimulation, bei welchem die Förderung der Kommunikation die zentrale Aufgabe des Pädagogen ist. Für die eigene Arbeit kann die Aussage von Fröhlich (1998, 62) „Leben und Kommunikation fallen fast zusammen" wie folgt erweitert werden: Essen, Trinken sowie Kommunikation, Interaktion und Kooperation fallen in den ersten Lebensmonaten eines Menschen zusammen und auch im weiteren Leben spielen Kommunikation, Kooperation und Interaktion gerade im Zusammenhang mit Essen, Trinken und Schlucken eine bedeutende Rolle (vgl. Kapitel 3.5.2 und 3.5.3).

Es wurde schon mehrmals darauf hingewiesen, dass die Förderung des Essens, Trinkens und Schluckens in unmittelbarem Zusammenhang mit der Förderung zum Wiedererlangen der Sprechfähigkeit steht. Die Förderung des Essens, Trinkens und Schluckens sowie Kommunikations-, Kooperations- und Interaktionsförderung sind somit unmittelbar miteinander verbunden.

Im Mittelpunkt jeder Förderung stehen deshalb für mich der Aufbau einer Beziehung mit dem erkrankten Menschen und die Ermöglichung von Kooperation, Kommunikation und Interaktion. Kommunikation wird im Rahmen dieser Arbeit, wie auch bei Fröhlich, in seiner ursprünglichen Bedeutung von ,communicare' (lat.) „Gemeinsamkeit herstellen" verstanden. Es wird sowohl im Rahmen des Konzeptes Basale Stimulation als auch bei der hier vorgestellten Förderung des Essens, Trinkens und Schlucken versucht diese Gemeinsamkeit auch herzustellen, wenn dies nicht auf konventionellem Wege möglich ist: „Im Zentrum der Förderung steht der Mensch in seiner physischen Realität, die uns auch dann einen persönlichen Zugang eröffnet, wenn scheinbar alle kommunikativen und geistigen Beziehungen verhindert sind" (Fröhlich 1998, 10). Es wird versucht im Rahmen der Förderung des Essens, Trinkens und Schluckens mit einem erkrankten Menschen gemeinsam zu handeln und ein aufeinander bezogenes Handeln zu ermöglichen (vgl. Kapitel 3.4.5). Dabei wird es möglich einen Menschen mit schwerer neurologischer Erkrankung durch die Förderung von Essen, Trinken und Schlucken auch dann zu unterstützen, wenn er – von ,außen' betrachtet, eben nur in seiner physischen Realität anwesend ist. Es geht also im Rahmen der Förderung des Essens, Trinkens und Schluckens darum, mit dem erkrankten Menschen

Gemeinsamkeiten zu finden, die ein gemeinsames Handeln mit ihm ermöglichen. Dabei spielen die oben aufgezeigten und in den Kapiteln 4.3.1.8 und 4.3.2.8 dargestellten diagnostischen Möglichkeiten eine wichtige Rolle (Biographische Anamnese, Zusammenarbeit mit den Angehörigen, Verhaltensbeobachtung, interdisziplinärer Austausch im Team). Diese bieten Möglichkeiten auf die individuellen Erfahrungen des erkrankten Menschen zurückzugreifen, auf diese aufzubauen und sie zur Herstellung von Gemeinsamkeiten zu nutzen. Dabei ist die Prämisse bei der Förderung, dass das Herstellen dieser Gemeinsamkeiten sich nicht ‚an sich' vollzieht, „sondern unsere Mitteilungen an einen anderen Menschen benötigen immer ein bestimmtes Medium, das den ‚Transport' übernimmt" (Fröhlich 1998, 65). Diese Medien können die geforderten Gemeinsamkeiten zwischen einem erkrankten Menschen und dem Pädagogen herstellen und somit Impulse für die ersten Schritte in der Kommunikation, Kooperation und Interaktion geben. Im Rahmen der Förderung des Essens, Trinkens und Schluckens können z.B. folgende Medien in folgender Weise die Herstellung von Gemeinsamkeiten ermöglichen:

Visuelle Kommunikation
- *Herstellen einer vis à vis Situation zu einem erkrankten Menschen*

Das heißt, ich platziere mich für die Fördersituation mit einem erkrankten Menschen so, dass es diesem möglich ist, mich visuell wahrzunehmen. Dies geschieht z.B. dadurch, dass der erkrankte Mensch so positioniert wird, dass er und ich auf gleicher Augenhöhe sind.

- *Einem erkrankten Menschen ermöglichen, die Angebote im Rahmen der Förderung des Essens, Trinkens und Schluckens auch visuell wahrzunehmen und wieder zu erkennen*

Das heißt, die Hilfsmittel für die Förderung werden so platziert und gegebenenfalls präpariert, dass ein erkrankter Mensch diese erkennen kann.

Taktile Kommunikation
- *Einem erkrankten Menschen ermöglichen, mich über Berührungen wahrzunehmen.*

Das heißt, ich platziere mich so, dass ich durch körperliche Berührung mit einem erkrankten Menschen Kontakt halten kann. Ich kann z.B. die Hand des erkrankten Menschen auf meinen Oberschenkel legen.

- *Einem erkrankten Menschen ermöglichen, die Angebote im Rahmen der Förderung des Essens, Trinkens und Schluckens durch Berührung wahrzunehmen und wieder zu erkennen.*

Das heißt, alle Angebote im Rahmen der Förderung sollten so gemacht werden, dass ein erkrankter Mensch diese über den Körper und über seine Hände erspüren kann. Dies kann z.b. durch Führen der Hände des erkrankten Menschen geschehen.

Vibratorische Kommunikation

*   *Einem erkrankten Menschen ermöglichen, sich selbst und seine Um- und Mitwelt durch vibratorische Erfahrungen wahrzunehmen und wieder zu erkennen.*

Das heißt, einem erkrankten Menschen werden auch vibratorische Angebote im Rahmen der Förderung gemacht. Dies kann durch das Angebot mit manueller Vibration geschehen oder durch technische Vibrationen z.b. mit Hilfe einer elektrischen Zahnbürste, bei Männern mit dem Rasierapparat sowie dem Einsatz von Sprache.

Geruchliche Kommunikation

*   *Einem erkrankten Menschen ermöglichen, mich über den Geruch wahrzunehmen.*

Das heißt, ich bin gehalten dafür zu sorgen, dass ich zuverlässig den gleichen Geruch (z.B. durch Parfüm und Deodorant) verströme. Dabei muss ich Sorge dafür tragen, dass dieser Geruch nicht alle anderen olfaktorischen Eindrücke überdeckt.

*   *Einem erkrankten Menschen ermöglichen, die Angebote im Rahmen der Förderung des Essens, Trinkens und Schluckens am Geruch wahrzunehmen und wieder zu erkennen.*

Das heißt, ein erkrankter Mensch bekommt die Möglichkeit alle Angebote zu erriechen. Dabei bin ich mir darüber bewusst, dass durch eine vorhandene Trachealkanüle und aufgrund der neurologischen Erkrankung die olfaktorische Wahrnehmung sehr stark eingeschränkt oder nicht vorhanden sein kann.

Geschmackliche Kommunikation

*   *Einem erkrankten Menschen ermöglichen, sich selbst und seine Umwelt durch geschmackliche Eindrücke wahrzunehmen und wieder zu erkennen.*

Das heißt, ein erkrankter Mensch bekommt die Möglichkeit alle Angebote zu erschmecken. Auch hier bin ich mir bewusst, dass die Möglichkeiten der gustatorischen Wahrnehmung aufgrund einer Trachealkanüle und neurologischer Erkrankungen verändert und eingeschränkt sein können.

Thermische Kommunikation
- *Einem erkrankten Menschen ermöglichen, sich selbst und seine Um- und Mitwelt durch die Erfahrung von Wärme und Kälte wahrzunehmen und wieder zu erkennen.*

Das heißt, einem erkrankten Menschen werden auch Angebote gemacht, um verschiedene Temperaturen wahrnehmen zu können, z.b. Vorbereitung des Schluckens mit Hilfe von Eisstäbchen.

Somatische Kommunikation
- *Einem erkrankten Menschen ermöglichen, große Nähe zu ihm nahe stehenden Personen im Rahmen der Fördersituation des Essens, Trinkens und Schluckens zu erleben.*
  (vgl. Fröhlich 1998, 65ff und Kapitel 5.3.3).

Das heißt, die Angehörigen oder andere nahe stehenden Personen können an der Förderung teilnehmen und diese z.b. durch körperliche Nähe zum erkrankten Menschen unterstützen.

Die vorgestellten Medien sind gleichzeitig auch Techniken, die ich je nach individuellen Möglichkeiten eines erkrankten Menschen nutze, um Kommunikation, Kooperation und Interaktion zu ermöglichen.

„Wenn wir einen Menschen als ganzheitliches Wesen mit der Möglichkeit verschiedener Bewusstseinsebenen und entsprechender Wahrnehmungs- und Ausdrucksmöglichkeiten betrachten, so ist eine Kommunikation und damit die Feststellung des Bewusstseinszustandes nur möglich, wenn wir uns auf die Kommunikationsebene des Patienten begeben" (Nydahl und Bartoszek [3]2000, 32). Eine Möglichkeit diese Kommunikationsebenen zu finden, können die oben dargestellten Medien sein.

5.3.2 Förderdiagnostik

In den Kapiteln 4.3.1.8 und 4.3.2.8 wurde deutlich, dass sowohl im Konzept FDT als auch in der Basalen Stimulation der Diagnostik eine große Bedeutung für die adäquate Förderung der erkrankten Menschen eingeräumt wird.

Im Zentrum des diagnostischen Bemühens steht, im Rahmen der hier aufgezeigten Fördermöglichkeiten und in Anlehnung an die Ideen zur Förderdiagnostik im Rahmen der Basalen Stimulation, den Förderprozess so zu gestalten, dass an die Bedürfnisse des erkrankten Menschen angeknüpft werden kann (vgl. Kapitel 5.3.1.3). Diagnostik wird vor allem als *Förderdiagnostik* (vgl. Kapitel 3.5.1.3) verstanden, welche die Möglichkeiten und Bedürfnisse des erkrankten Menschen herausarbeitet und dabei sowohl die Angehörigen als auch das interdisziplinäre Team mit einbezieht. Aufgrund der genannten Erkenntnisse werde dann Ziele für einen Förderabschnitt formuliert.

„Das Ziel einer Förderdiagnostik ist nicht das Festschreiben eines bestimmten Quotienten (...). (...) Förderdiagnostik soll vielmehr die Basis beschreiben, von der aus pädagogischpsychologische Förderung möglich ist. (...) Die Förderdiagnostik [ist] ein Hilfsmittel, das die Förderung selbst wirkungsvoller machen kann. Diagnostik ist immer in unmittelbaren Zusammenhang mit der Förderung zu sehen, es kommt ihr kein Selbstzweck zu" (Haupt und Fröhlich 1983, 4f). „Grundsätzlich gehen wir davon aus, dass es sich bei all diesen Bemühungen um eine Beobachtung der positiven, individuellen Möglichkeiten eines schwerstbehinderten Menschen handelt. (...) Aber nicht nur die aktuelle Bestandsaufnahme ist von Bedeutung, sondern auch biographische Entwicklungen" (Fröhlich 1991, 214 und Kapitel 4.3.2.8). Damit wird Förderdiagnostik nicht als eine einmalig stattfindende, diagnostische Sitzung verstanden, sondern als eine wiederkehrende Dokumentation, in welche diagnostische und planende Aspekte mit einfließen.

Im Rahmen der Förderdiagnostik für das Essen, Trinken und Schlucken stehen mir im klinischen Alltag folgende Möglichkeiten zur Verfügung:

- Teilnahme und Assistenz bei der endoskopischen Dysphagiediagnostik
- Regelmäßige teilnehmende Beobachtung im Rahmen der Fördersituation des Essens, Trinkens und Schluckens
- Anamnesegespräche mit den Angehörigen
- Regelmäßiger Austausch mit den Angehörigen
- Regelmäßiger interdisziplinärer Austausch mit Kollegen
- Videodokumentationen

Es ist hier dringend zu ergänzen, dass aufgrund der oben dargestellten Therapiedichte (vgl. Kap. 5.1.3, Tabelle 33) eine gründliche und immer wiederkehrende, planende Förderdiagnostik im klinischen Alltag häufig schwierig ist. D.h. die teilnehmende Beobachtung und die wiederkehrende endoskopische Diagnostik sowie der verbale Austausch im Team und mit den Angehörigen und deren Dokumentationen sind die Diagnoseinstrumente, auf die die Förderung vor allem aufbaut. Trotz aller zeitlichen Engpässe sollte versucht werden immer so gründlich wie möglich zu dokumentieren und sich dafür genügend Zeit einzuräumen. Nicht zuletzt auch, um die gesamte Förderung besser überblicken und gegebenenfalls Ziele verändern oder hinterfragen zu können. Eine Möglichkeit der Dokumentation, die an den klinischen Alltag leicht adaptiert werden kann findet sich z.B. bei Fröhlich 1998, 275; bei Nydahl und Bartoszek [3]2000, 241ff und in Anlage 13. Zudem haben inzwischen die meisten Kliniken eigene Dokumentationssysteme entwickelt.

Abschließend erfolgt eine tabellarische Übersicht, der aus dem Konzept Basale Stimulation und Funktionelle Dysphagietherapie übertragenen Leitgedanken auf die Förderung des Essens, Trinkens und Schluckens von Menschen mit schweren neurologischen Erkrankungen im Koma und den frühen Komaremissionsphasen:

Leitgedanke	Basale Stimulation *Funktionelle Dysphagietherapie*	Förderung des Essens, Trinkens und Schluckens von Menschen mit schweren neurologischen Erkrankungen im Koma und den frühen Komaremissionsphasen:
Ganzheitlichkeit	Die Gesamtheit aller nur denkbaren Aspekte und Elemente sowie deren Wechselbeziehungen, die einen Menschen betreffen (vgl. Fröhlich 1991, 63).	Die Gesamtheit aller nur denkbaren Aspekte und Elemente, die mit der Förderung des Essens, Trinkens und Schluckens verknüpft sind.
Unterstützung vorhandener Fähigkeiten	„Es geht nicht (...) um eine defektorientierte Korrektur der Eß- und Trinkmotorik, sondern um eine Unterstützung der jeweils vorhandenen Grundfähigkeiten Nahrung aufzunehmen. Die Vermeidung pathologischer Muster steht nicht mehr absolut im Vordergrund, vielmehr geht es darum eine akzeptable Form der Nahrungsaufnahme zu finden – ohne schädliche Nebenwirkungen" (Fröhlich 1998, 126). *„Insbesondere bei Patienten nach schwerer Hirnverletzung kann die sensomotorische Entwicklungsfolge den Leitfaden für den hierarchischen Aufbau oralmotorischer Bewegungsanbahnung geben" (Bartolome [2]1999, 185).*	Es geht nicht um eine defektorientierte Korrektur der Ess- und Trinkmotorik, sondern um eine Unterstützung der jeweils vorhandenen Grundfähigkeiten Nahrung aufzunehmen *bzw. Erfahrungen im Gesichts- und Mundbereich zu machen.* Die Vermeidung pathologischer Muster steht nicht mehr absolut im Vordergrund, vielmehr geht es darum, eine akzeptable Form der Nahrungsaufnahme zu finden – ohne schädliche Nebenwirkungen.

Leitgedanke	Basale Stimulation *Funktionelle Dysphagietherapie*	Förderung des Essens, Trinkens und Schluckens von Menschen mit schweren neurologischen Erkrankungen im Koma und den frühen Komaremissionsphasen:
Bedürfnis-orientierung	„Für den Ansatz der Förderung schwerstbehinderter Menschen ist kennzeichnend, dass diese Menschen aufgrund ihrer erlittenen Schädigungen und der erlebten Beeinträchtigungen ganz besondere Bedürfnisse für ihre eigene Entwicklung und für den Umgang mit anderen haben. (...) - Sie brauchen viel körperliche Nähe, um direkte Erfahrungen machen zu können. - Sie brauchen körperliche Nähe, um andere Menschen wahrnehmen zu können. - Sie brauchen andere Menschen, die ihnen die Umwelt auf einfachste Weise nahe bringen. - Sie brauchen andere Menschen, die ihnen Fortbewegung und Lageveränderung ermöglichen. - Sie brauchen jemanden, der sie auch ohne Sprache versteht und zuverlässig versorgt und pflegt" (Fröhlich 1998, 16).	Menschen mit schweren neurologischen Erkrankungen im Koma und den frühen Komaremissionsphasen und Problemen des Essens, Trinkens und Schluckens brauchen: - Einen anderen Menschen der körperlichen Kontakt zu ihnen herstellt - Einen anderen Menschen, der ihnen adäquate Angebote zur Wahrnehmung ihres Körpers, ihrer Hand, ihres Gesichts und ihres Munds ermöglicht - Einen anderen Menschen der ihnen strukturierte Angebote zur Wahrnehmung ihres Körpers, ihrer Hand, ihres Gesichts und ihres Munds ermöglicht - Einen anderen Menschen, der ihre Position so verändert, dass sie sich auf Angebote der Förderung des Essens, Trinkens und Schluckens einlassen können. - Einen anderen Menschen, der sie auch ohne Sprache versteht und zuverlässig versorgt und pflegt.
Kooperation, Kommunikation, Interaktion	„Leben und Kommunikation fallen fast zusammen" (Fröhlich 1998, 62).	Essen, Trinken, Schlucken u. Kooperation, Kommunikation u. Interaktion fallen in den ersten Lebensmonaten eines Menschen zusammen u. auch im weiteren Leben spielen Kooperation, Interaktion u. Kommunikation im Zusammenhang mit Essen, Trinken u. Schlucken eine bedeutende Rolle.

Leitgedanke	Basale Stimulation *Funktionelle Dysphagietherapie*	Förderung des Essens, Trinkens und Schluckens von Menschen mit schweren neurologischen Erkrankungen im Koma und den frühen Komaremissionsphasen:
Förder-diagnostik	„Das Ziel einer Förderdiagnostik ist nicht das Festschreiben eins bestimmten Quotienten (...). (...) Förderdiagnostik soll vielmehr die Basis beschreiben, von der aus pädagogisch-psychologische Förderung möglich ist. (...) Die Förderdiagnostik [ist] ein Hilfsmittel, das die Förderung selbst wirkungsvoller machen kann. Diagnostik ist immer in unmittelbarem Zusammenhang mit der Förderung zu sehen, es kommt ihr kein Selbstzweck zu" (Haupt und Fröhlich 1983, 4f). „Grundsätzlich gehen wir davon aus, dass es sich bei all diesen Bemühungen um eine Beobachtung der positiven, individuellen Möglichkeiten eines schwerstbehinderten Menschen handelt. (...) Aber nicht nur die aktuelle Bestandsaufnahme ist von Bedeutung, sondern auch biographische Entwicklungen" (Fröhlich 1991, 214). *Klinisch-diagnostische Möglichkeiten bes. die endoskopische Dysphagieuntersuchung (Bartolome u.a. [2]1999, 65ff)*	Entspricht dem in der linken Spalte genannten

Tabelle 32: ,Übersicht über die übertragenen Leitgedanken der B.S. und FOT auf die eigene Vorgehensweise' (eigener Entwurf)

Es wird deutlich, dass vor allem das Konzept Basale Stimulation als theoretische Basis für die Förderung des Essens, Trinkens und Schluckens herangezogen wurde. Die Funktionelle Dysphagie Therapie hat ergänzende Funktion.

5.3.3 Gestaltung der Förderung

Oberste Prämisse jeder Förderung ist es, die jeweilige Fördersituation so individuell wie möglich an die Bedürfnisse eines erkrankten Menschen anzupassen, eine Struktur zu erarbeiten und mit ihm im Rahmen seiner Möglichkeiten zu kommunizieren (vgl. Kapitel 5.3.1). Die Förderung des Essens, Trinkens und Schluckens unterliegt folgender Zielsetzung:
Im Rahmen der Förderung des Essens, Trinkens und Schluckens werden dem Menschen strukturierte Angebote an seinem Körper, an seinen Händen, in seinem Gesicht, am und im Mundbereich gemacht, die ihm ermöglichen sollen, sich selbst und seine Um- und Mitwelt besser wahrzunehmen und mit seiner Um- und Mitwelt in Kontakt zu treten, sowie wieder zum selbstständigen Essen und Trinken und Schlucken zu gelangen.

Im Rahmen der Förderung wird versucht, die oben genannte Zielsetzung durch Bedürfnisorientierung zu erreichen, das heißt es werden die Möglichkeiten und Bedürfnisse eines erkrankten Menschen, die mit Hilfe der Förderdiagnostik eruiert wurden, in der Fördersituation möglichst umfassend berücksichtigt. Ebenso wird versucht, mit einem erkrankten Menschen im Rahmen seiner Möglichkeiten gemeinsam zu handeln (vgl. Kapitel 5.3.1).
Dabei gelten folgende Regeln der Förderung nach Fröhlich ([9]2000, 170; Hervorhebung A.D.; Hinzufügung in Klammern: A.D.):
„Heute verstehen wir unter Basale Stimulation ein umfassendes Konzept, das **voraussetzungslose Angebote** an behinderte (oder erkrankte) Menschen (...) macht."
Es wurde bereits in Kapitel 3.5.1.1 darauf aufmerksam gemacht, dass Förderung die individuelle Entwicklung eines Menschen begleitet und diese Entwicklung nicht so sein muss, wie dies von Seiten des Pädagogen oder anderen Personen gewünscht wird. Entsprechend müssen die Reaktionen eines Menschen mit schwerer neurologischer Erkrankung im Rahmen der Förderung des Essens, Trinkens und Schluckens nicht so sein, wie dies der Pädagoge wünscht, sondern können, trotz bester Absicht und Bemühungen, ganz anders aussehen. Das heißt, der Pädagoge versucht sich so gut wie möglich auf einen Menschen mit schwerer neurologischer Erkrankung einzustellen und macht ihm Förderangebote. Er sollte damit rechnen, dass ein erkrankter Mensch nicht unbedingt in dem von ihm erwarteten Sinne auf sein Angebot reagiert, dass er dieses möglicherweise

verändern oder mehrmals wiederholen muss, dem erkrankten Menschen genügend Zeit lassen muss, usw.
Das Erreichen eines erkrankten Menschen und die Bemühungen um die oben genannten Ziele erfordert die Entwicklung einer grundlegenden Förderstruktur meinerseits. Diese kommt *individuell an die Bedürfnisse und Fähigkeiten eines erkrankten Menschen adaptiert* in der Fördersituation zum Tragen. Die Förderstruktur kann in drei große Sequenzen unterteilt werden:

1) die *Vorbereitungsphase,*
2) die *orale Angebotsphase* und
3) die *Abschlussphase.*

In diesen Phasen sind Untersequenzen eingebettet. Jede Sequenz beinhaltet eigene Schwerpunkte, die jeweils spezifische Möglichkeiten bieten, mit einem erkrankten Menschen in Kontakt zu treten und zu kooperieren. Die einzelnen Phasen gehen ineinander über und ergänzen sich. Jede Sequenz beinhaltet auch alternative Vorgehensweisen, verschiedene Vorschläge werden im Anschluss an die aufgezeigte Förderstruktur genannt.
Vorauszuschicken ist, dass die Förderung des Essens, Trinkens und Schluckens mit Menschen mit schweren neurologischen Erkrankungen in der Regel an ihrem Bett oder an ihrem Rollstuhl stattfindet, da es aufgrund der schweren Erkrankung häufig nicht möglich ist, die erkrankten Menschen auf einen Stuhl zu setzen; eventuell müssen Alternativen zu der in der Literatur geforderten aufrechten Positionierung gefunden werden (vgl. Kapitel 3.6.1.4).

5.3.3.1 Vorbereitungsphase

1. Hinweisschild vor der Tür
Das Hinweisschild informiert darüber, dass eine Förderung in diesem Zimmer stattfindet.

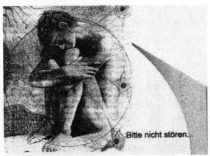

Abbildung 38: ‚Hinweisschild vor der Tür'

Durch dieses Hinweisschild ist es möglich eine ruhige Atmosphäre zu schaffen. Kollegen, die ins Zimmer müssen, sollten es leise betreten, ohne die Förderung zu stören. Dies hilft möglichst ungestört und konzentriert mit einem erkrankten Menschen zu arbeiten[73] .

2. Gestaltung der Umwelt zur Förderung
Es werden alle Materialien, die für die folgende Fördereinheit benötigt werden so in greifbarer Nähe (z.b. auf den Nachttisch) gerichtet, dass möglichst ständig körperlicher Kontakt zu dem erkrankten Menschen gehalten werden kann.

Benötigte Materialien sind in der Regel: Löffel/Spatel[74], Angebote zur olfaktorischen und oralen Wahrnehmung (Speisen, Getränke), Zahnbürste, Zahnpasta, u.a.. Für die Ganzkörperwaschung: Zwei Waschlappen, warmes Wasser (ca. 37°C), Handtücher; Waschutensilien, ggf. Rasierapparat, Deodorant, Creme usw.

3. Kontaktaufnahme durch: Initialberührung und verbale Begrüßung
Die Initialberührung ist ein Angebot aus dem **Konzept Basale Stimulation** und wird wie folgt begründet:
Initial (lat.): anfänglich, beginnend (vgl. Duden, Fremdwörterbuch 1982).
„Die Initialberührung ist (..) bei (..) Patienten sinnvoll, die ihr Umfeld nicht selbst kontrollieren können. Sie ist eine ritualisierte Begrüßung und Verabschiedung, durch die der Patient Respekt, Sicherheit und Vertrauen wahrnehmen kann. (...) Der Bereich in dem Initial berührt wird, kann nach unterschiedlichen Gesichtspunkten individuell entwickelt werden. Die Initialberührung soll eine dem Patienten bekannte Form der Kontaktaufnahme darstellen. (...) Um den geeigneten Bereich der Initialberührung individuell herausfinden zu können, ist es (..) möglich, nach folgenden Fragen vorzugehen:
- Wie ist die momentane Wahrnehmungsfähigkeit des Patienten?
- Welche Formen der Kontaktaufnahme kennt der Patient?
- Wie nimmt der Patient Kontakt zur Umwelt auf?" (Nydahl und Bartoszek ³2000, 74-75).
- Wie reagiert er auf Berührung?
- Wie akzeptiert er Berührung?

---

[73] Dieses Schild fand in der Klinik eine hohe Akzeptanz und wurde auch von Kollegen anderer Fachdisziplinen genutzt.

[74] Ein Holzspatel sollte dann verwendet werden, wenn bei dem erkrankten Menschen die Gefahr eines Beißreflexes besteht. Alternativen zu einem Spatel (ein weiches, schlecht durchbeißbares Material) wurden meines Wissens von der Industrie bisher nicht entwickelt.

Es ist sinnvoll, diese Fragen, wenn möglich, in einem Gespräch mit den Angehörigen zu klären. Die Vorgehensweise des Angebotes ist dann wie folgt:

- Verbale Begrüßung des erkrankten Menschen,
- Initialberührung durchführen,
- Fördereinheit durchführen und Kontakt (über Berührung oder die Stimme) halten,
- verbale Verabschiedung vom erkrankten Menschen,
- Initialberührung durchführen.

„die Qualität der Initialberührung ist annährend, behutsam. Die Hand wird langsam und deutlich aufgelegt" (Nydahl und Bartoszek [3]2000, 77).
Ein laminiertes Schild am Krankenbett mit folgender Aufschrift „Initialberührung Frau/ Herr _____: Bitte vor Beginn und nach Ende jeder Förderung an _____ berühren" weist in der Klinik die Kollegen auf die Initialberührung hin[75].

4. Abstellen der Ernährungssonde
Die meisten Menschen mit schweren neurologischen Erkrankungen und Problemen beim Essen, Trinken und Schlucken werden über eine Ernährungssonde (in der Regel eine PEG (vgl. Kapitel 5.2.1 und Kapitel 3.6.3.5) ernährt. Vor dem Beginn eines Förderangebots ist es sinnvoll, die enterale Ernährung abzustellen und den Verbindungsschlauch abzudrehen. Dies sollte aus pragmatischen Gründen geschehen: Es ist einfacher einen erkrankten Menschen zu bewegen, wenn die Ernährung abgestellt ist und es wird der Gefahr des Erbrechens während der Fördereinheit vorgebeugt.

5. Angebot der beruhigenden (modellierende)/ hemiplegischen Ganzkörperwaschung
Die Ganzkörperwäsche (GKW) gehört, im Rahmen der Krankenpflege zur täglichen Versorgung eines erkrankten Menschen in einer Klinik (vgl. z.B. Kellnhauser u.a. [9]2000, 333ff). Um mit einem erkrankten Menschen in Kontakt zu kommen, um dessen Gesamtsituation besser einschätzen zu können und um ihm zu ermöglichen sich selbst und seinen Körper besser zu spüren, sollte ihm täglich eine Ganzkörperwäsche angeboten werden. Dabei wird auf die Angebote zur Körperpflege (z.B. beruhigende oder hemiplegische GKW) aus dem **Konzept Basale Stimulation** (vgl. Nydahl und Bartoszek [3]2000, 69ff) zurückgegriffen.

---

75 Die Akzeptanz für dieses Förderangebot ist im gesamten Team hoch.

„Grundvoraussetzung für diese GKW ist, dass nicht die Reinigung im Vordergrund steht, sondern die gezielte Förderung des Patienten. (...) Ziel (...) ist es, dem Patienten seinen Körper erfahrbar zu machen. (...) Die GKW wird, (...) möglichst nur von einer Pflegeperson ausgeführt" (Bienstein und Fröhlich 1991, 52-54). Dieses Angebot hat im Rahmen der Förderung des Essens, Trinkens und Schluckens auch das Ziel, einen erkrankten Menschen besser kennen zu lernen. Ihm zu verdeutlichen, dass nicht nur sein Gesicht und Mund in der Fördersituation im Vordergrund steht, sondern er selbst mit seinem gesamter Körper, d.h. seine ganze Person. Jeder GKW schloss ich zum Schluss die Reinigung des Gesichts und die Mundpflege an. Die Reinigung des Gesichts und des Mundes zum Schluss, weil, wie schon in Kapitel 3.6.1.5 verdeutlicht wurde, diese Körperteile zu den empfindlichsten und intimsten eines Menschen gehören.

Nach der GKW ist eine Pause von mindestens 30 Minuten sinnvoll. Erst dann wird mit weiteren Förderangeboten fortgefahren. Dieses Angebot erfolgt immer **vor** der Förderung des Essens, Trinkens und Schluckens.

6. Veränderung der Position

Sowohl das Konzept Basale Stimulation als auch die Funktionelle Dysphagie Therapie fordern eine adäquate Positionierung eines erkrankten Menschen für die Förderung des Essens, Trinkens und Schluckens.

Im **Konzept Basale Stimulation** finden sich folgende Empfehlungen:

„Eine symmetrische Körperposition, insbesondere die Mittelstellung des Kopfes, ist für eine wenig gestörte Nahrungsaufnahme von entscheidender Bedeutung. Die Vermeidung von Überstreckung bzw. von übermäßiger Beugung ist ebenfalls ein Grundprinzip. Wir müssen also dafür Sorge tragen, dass durch eine stabile Grundposition die Motorik des Mundes und des Schlundes weitgehendst frei wird. Nach unseren Erfahrungen hängt dies im wesentlichen davon ab, daß Kopf, Nacken und Rücken eine Linie bilden, ohne daß es zu deutlichen Abknickungen in einer Ebene kommt. Die absolute Lage im Raum kann variiert werden" (Fröhlich 1998, 131; vgl. Kapitel 3.6.1.4).

In der **Funktionellen Dysphagie Therapie** finden sich folgende Hinweise:

„Auch bei bettlägerigen Patienten sollte zum Essen und Trinken in der Regel die Sitzhaltung eingenommen werden" (Bartolome [2]1999, 2). „Falls es der vegetative Status der Patienten erlaubt, werden sie in Sitzhaltung positioniert. (...) Um eine physiologische Positionierung zu erreichen, sind häufig Lagerungshilfen zur Aufrichtung des Rumpfes und zur Kopfkontrolle notwendig." (Bartolome 1999, 290).

Das Aufrichten eines Menschen mit schwerer neurologischer Erkrankung in eine weitgehend stabile sitzende Position wird mit Hilfe der Prinzipien der Bewegungskonzepte Bobath (vgl. Kapitel 4.1.1) und Kinästhetik (vgl. Hatch, Maietta und Schmidt 1996 und Bauder-Mußbach 2000) erreicht. Es ist mir wichtig, dass wie von Fröhlich beschrieben Kopf, Nacken und Rücken eine Linie bilden. Eine absolute Aufrichtung in 90° ist wegen der vegetativen Verfassung der erkrankten Menschen häufig nicht möglich. Jedoch sollte die Abknickung der Hüfte so gut wie möglich erfolgen und den Betten angepasst werden.

Die Veränderung der Position eines erkrankten Menschen sollte so durchgeführt werden, dass dieser möglichst jeden Schritt der Veränderung nachvollziehen kann und keine Irritationen durch zu schnelle oder abrupte Bewegungen entstehen. Hierdurch wird einem erkrankten Menschen einerseits ermöglicht sich selbst und seine Bewegungsfähigkeit zu erfahren, andererseits kann z.b. einem möglichen Erbrechen vorgebeugt werden (vgl. Kapitel 3.6.3.3).

7. Gegebenenfalls Entblocken und Absaugen des Tracheostomas

Grundsätzlich sind im Team primär der Arzt und die Krankenschwester sowie der Krankenpfleger für die Versorgung des Tracheostomas und der Trachealkanüle eines erkrankten Menschen zuständig.

Vor der Förderung des Essens, Trinkens und Schluckens ist eine Reinigung des Tracheostomas und der Trachealkanüle sinnvoll (vgl. Kapitel 5.2.1 und Kapitel 3.6.3). In den beiden für die Beschreibung der Förderung des Essens, Trinkens und Schluckens primär verwendeten Förderkonzepten finden sich nur indirekt Hinweise zur Tracheotomie in Verbindung mit der Förderung. Eine Koautorin des Buchs um die **Funktionelle Dysphagie Therapie** von Bartolome u.a. (1993 und [2]1999) die Ärztin Schröter-Morasch schreibt über den Sinn des Absaugens Folgendes:

„Ziel der Pflege ist ein sauberes, reizloses und trockenes Tracheostoma bei gleichzeitig ausreichend angefeuchteter Trachealschleimhaut. Dies wird erreicht durch häufiges Absaugen (durch den Mund, durch das Tracheostoma und durch die Kanüle), vor allem bei Patienten mit starker Sekretbildung sowie bei Patienten mit verminderter Fähigkeit, abzuhusten. Abgesaugt wird durch die Kanüle mit einem am Ende abgerundeten, sterilen Absauger" (Schröter-Morasch [2]1999, 169).

Da das Absaugen zwar zur Erleichterung der Atmung und zur Kontrolle der Förderung unbedingt notwendig ist, aber keinen angenehmen Vorgang darstellt, muss versucht werden, diese Situation so zu gestalten, dass sie für einen erkrankten Menschen erträglich wird. Ich greife deshalb auf die Möglichkeiten der Gestaltung des Absaugens im Rahmen des **Konzeptes Basale Stimulation** zurück:

Die Situation des Absaugens wird jeweils so kurz wie möglich und so interaktiv wie möglich gestaltet. Zuvor erfolgt die Initialberührung mit einer verbalen Information. Während des Absaugens sollte der Körperkontakt nicht unterbrochen und ein erkrankter Mensch genau beobachtet werden. Nach dem Absaugen wird eine kurze Pause gemacht (vgl. Nydahl und Bartoszek [3]2000, 168).

Grundsätzlich gilt für das Absaugen: So oft wie nötig und so wenig wie möglich!

8. Hinführung der Aufmerksamkeit zum Gesichts- und Mundbereich

Es wurde in den Kapiteln 3.5.3 und 3.6.1.5 bereits erläutert, dass der Gesichts- und gerade der Mundbereich eines Menschen sehr intime und empfindliche Körperbereiche sind, welchen man sich langsam nähern sollte. Ebenso wurde auf die Bedeutung des Hand-Mund-Kontaktes im Rahmen der kindlichen Entwicklung und des weiteren Lebens verwiesen. Das **Konzept Basale Stimulation** bietet zur Annährung an den Mundbereich folgende Vorgehensweise an:

„Zunächst wird es wichtig sein, jemanden langsam und behutsam daran zu gewöhnen, dass man sein Gesicht und speziell den empfindlichen Mund berühren kann. (...)

In einer möglichst entspannten und freundlichen Situation versuchen wir mit der Hand herauszufinden, wie und wo wir im Gesicht streicheln (nicht zu zart!) und berühren können. Wir beginnen dabei möglichst weit weg vom Mund und bewegen uns langsam auf den Mund zu" (Fröhlich 1998, 142).

„Wir beginnen bei einem Patienten nicht mit der direkten oralen Stimulation, sondern machen ihm erst einmal seinen Mundbereich bewusst, indem wir zum Beispiel mit den Händen und den Wangen aus zu den Lippen streichen (..). Dies ist auch mit Tupfer oder Waschlappen möglich (...) Wir führen den Patienten also zuerst einmal zu seinem oralen Bereich hin" (Nydahl und Bartoszek [3]2000, 127).

In der FDT finden sich keine direkten Hinweise zur langsamen Annährung an den Mundbereich. Aufgrund des Aufbaus der funktionellen Übungen lässt sich ein Schema der Annährung von den peripheren Gesichtszonen hin zum zentralen oralen Bereich aber erkennen.

Die Annährung an den Mundbereich findet infolge der oben genannten Überlegungen von den peripheren zu den zentralen Gesichtsbereichen nach folgendem Grundschema statt und wird je nach Reaktion eines erkrankten Menschen variiert:

Berührung der Hände (1), dann der Stirn (2), der Wangen (3), des Kinns (4), des äußeren Mundbereiches (5).

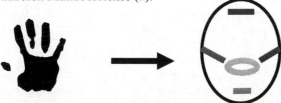

Abbildung 39:   ‚Schema zur Annährung an den Mundbereich' (eigener Entwurf)

Dies geschieht, wenn möglich, entweder durch Führen der Hand des erkrankten Menschen – „Um einen Sinnzusammenhang und eine individuelle Normalität erfahrbar zu machen, sind geführte Bewegungen (...) häufig sinnvoll" (Nydahl und Bartoszek [3]2000, 131) – oder direkt durch meine Hand, z.b. mit Hilfe eines angefeuchteten, warmen Waschlappens oder durch manuelle Vibrationen.

9. Hinführung der Aufmerksamkeit in den Mundbereich
Punkt 9 schließt sich unmittelbar an den Punkt 8 an. Es findet nun eine direkte Annährung an den Mund und den Mundinnenraum eines erkrankten Menschen statt. Dieses Angebot richtet sich nach den Vorschlägen des **Konzeptes Basale Stimulation**: „Bevor eine orale Stimulation durchgeführt wird, muss der Mund natürlich wahrnehmungsfähig sein" (Bienstein und Fröhlich 1991, 92). Hierzu werden in der Regel zuerst die Lippen des erkrankten Menschen mit einer Flüssigkeit seiner Vorliebe z.b. Tee, Kaffee, Saft, Cola, Wasser usw. befeuchtet. „Wir haben aus diesem Grunde besonders gerne dem Patienten vertraute Geschmacksrichtungen angeboten. (...) Alles, was den Speichelfluss beim Patienten anregt, kann hier zum Einsatz kommen" (Fröhlich und Bienstein 1991, 92.) Diese wird zuerst verbal angekündigt, die Flüssigkeit dem erkrankten Menschen gezeigt und an die Hände gebracht. Je nach Möglichkeit wird dann der Zeigefinger des erkrankten Menschen geführt oder ich befeuchte meine Finger und biete dann eine Massage des Zahnfleisches über den oberen und unter den unteren Zahnreihen, mit kreisenden Bewegungen an. Hierbei kann, wenn möglich, ein erkrankter Mensch seine Hand auf meinen Unterarm legen und somit die Bewegung mitverfolgen. Die Innenseiten der Wangentaschen werden anschließend massiert. Wird das Angebot von mir durchgeführt, trage ich aus Gründen der Hygiene einen im klinischen Bereich üblichen Kunststoff-Handschuh, der vorher von mir gewaschen wird, um den üblen Geschmack zu verringern.
„Aus diesem Grund führe ich die Mundpflege primär mit dem kleinen Finger durch. (...) Das Öffnen des Mundes erreichen Sie häufig damit, dass die Lippen mit einem Finger bestrichen werden, der in eine für den Patienten „leckere" Flüssigkeit getaucht wurde. Häufig beginnen die Patienten dann zu schmatzen und öffnen ihren Mund" (Bienstein und Fröhlich 1991, 94). „... und der Finger berührt die Lippen, und versucht sie vorsichtig zum Öffnen zu „überreden", um dann in den Backentaschen leicht massierende Bewegungen von hinten nach vorne durchzuführen. Dies alles geschieht langsam, behutsam und respektvoll" (Fröhlich 1998, 144).
In der **Funktionellen Dysphagie Therapie** finden sich folgende Hinweise:
„Die intraorale Stimulation dient der Verstärkung des sensorischen Inputs von Regionen, die durch die Immobilität der Gesichts- und Zungenmuskulatur kaum mehr angeregt werden. Sie fördern die Durchblutung intraoraler Schleimhäute, einschließlich des Zahnfleisches, und regt die Speichelproduktion an. (...) Mit Mittel- oder kleinem Finger streicht man von der Oberkie-

fermitte ausgehend an den Zähnen nach hinten, dann am Zahnfleisch nach vorne, jetzt am Zahnfleisch nach hinten und wieder zur Oberkiefermitte, letzteres wird nochmals wiederholt. Dann dreht man den Finger und massiert in kreisenden Bewegungen die Wangeninnenseite" (Bartolome [2]1999, 292).

Neben dem Ziel einen Zugang zum Mund eines erkrankten Menschen zu finden, dient die Massage des Zahnfleisches und der Innenseiten der Backen auch der Mundhygiene. Hierdurch wird u.a. die Durchblutung des Zahnfleisches gefördert und der Speichelfluss angeregt.

5.3.3.2 Orale Angebotsphase

10. Ankündigen des oralen Angebots und der Hilfsmittel (z.B. Löffel oder Spatel)

Nach Abschluss der Hinführung eines erkrankten Menschen zu seinem Mund, schließt sich nun eine Sequenz von Angeboten zum Schmecken und Schlucken an.

Das jeweilige Angebot und die verwendeten Hilfsmittel (z.B. Holzspatel, Löffel und Becher) werden einem erkrankten Menschen verbal angekündigt, d.h. er wird über das Angebot **stimmlich** informiert; das Angebot wird **visuell** angekündigt, d.h. ihm wird gezeigt, mit welchem Angebot zum Schmecken gleich begonnen wird. Ebenso werden die Hilfsmittel **taktil** angekündigt, d.h. die verwendeten Hilfsmittel und das Geschmacksangebot werden, wenn möglich, in seine Hände gelegt. Somit kann wieder eine Verbindung zwischen Hand und Mund entstehen, die der Orientierung dienen kann. Weiter wird das Angebot auch **olfaktorisch** angekündigt, d.h. einem erkrankten Menschen wird die Möglichkeit gegeben, das Angebot zu riechen. Diese Vorbereitungen werden, ähnlich wie bei Beginn der Fördereinheit, deshalb durchgeführt, damit sich ein erkrankter Mensch auf das nun folgende Angebot einstellen kann.

11. Hinführung des Angebots zum Mund und in den Mund

Nun wird das Schmeckangebot zum Mund geführt. Dies geschieht wieder in Anlehnung an Punkt 8 durch Führen der Hand eines erkrankten Menschen oder durch meine Hand. Das Angebot wird zuerst über die Lippen gemacht und dann langsam u.U. mit Zuhilfenahme eines Kieferkontrollgriffs (Kieferkontrollgriffe siehe Anlage 14), auf den vorderen Zungenabschnitt gebracht. Es werden dazu kleine Mengen des Schmeckangebots verwendet. Als Hilfsmittel zum Einbringen des Angebots in den Mund wird bei erkrankten Menschen mit Neigung zum Beißreflex ein Holzspatel verwendet, da dieser die Zähne beim Zubeißen nicht beschädigt. Bei Menschen, die keinen Beißreflex haben, können die üblichen Kaffeelöffel benutzt werden.

12. Bewegen des Mundbodens und Umstreichen des Mundes
Beginnt ein Mensch mit schwerer neurologischer Erkrankung nach dem Spüren des oralen Angebots auf seinen Lippen und seiner Zunge nicht selbständig mit Mund- und Zungenbewegungen, kann mittels Ausstreichen und manueller Vibration des Mundbodens oder des Ringmuskels um den Mund nochmals versucht werden das Kauen und Schlucken anzuregen.

13. Anregung des Schluckens
Eine Anregung zum Schlucken wird zusätzlich durch das Ausstreichen des Mundbodens in Richtung Kehlkopf gegeben. In der **Funktionellen Dysphagie Therapie** findet man folgende Angaben:
„Um dies (den spontanen Schluckvorgang) zu unterstützen kann man am Mundboden nach hinten streichen und vor dem Hyoid in kreisförmigen Bewegungen massieren" (Bartolome [2]1999, 292; Ergänzung in Klammern: A.D.).

14. Gegebenenfalls mehrmalige Wiederholung der Punkte 8-13
Wenn ein erkrankter Mensch auf die Angebote der Punkte 8-13 sichtbare Reaktionen zeigt, d.h. wenn er kaut, schmatzt und schluckt, werden diese Angebote der Punkte 10-13 noch einige Male wiederholt.

15. Pause
Nach den Angeboten 8-13 wird eine Pause gemacht. Diese ist notwendig, um einem erkrankten Menschen ein Nachschmecken und auch eine kurze Ruhephase zu ermöglichen.

Der direkte Anschluss der Zahnpflege ist nicht sinnvoll, weil hierdurch der Zahnschmelz zu stark angegriffen wird.
Die Pause kann z.b. genutzt werden, um bereits benutzte Hilfsmittel wegzuräumen.

5.3.3.3 Abschlussphase

16. Angebot der Zahnpflege
Es schließt sich nun die Abschlussphase mit der Zahnpflege an. Wie bei allen anderen Punkten auch, wird auch bei der Zahnpflege auf Erfahrungen eines erkrankten Menschen soweit wie möglich zurückgegriffen, das heißt es werden, soweit möglich, beim erkrankten Menschen bekannte Produkte und Hilfsmittel, Zahnbürste und Zahnpasta bzw. Mundwasser, verwendet. Nydahl und Bartoszek ([3]2000, 131) sprechen für das **Konzept Basale Stimulation** folgende Empfehlungen im Rahmen der Zahnpflege aus: „Um einen Sinnzusammenhang und eine indi-

viduelle Normalität erfahrbar zu machen, sind (...) die Verwendung bekannter Materialien sinnvoll." Ich verwende zur Zahnpflege die gewohnten Hilfsmittel: (elektrische) Zahnbürste, Zahnpasta bzw. Mundwasser.

Da viele der Menschen mit schweren neurologischen Erkrankungen noch nicht ausspucken können, wird zumeist auf die Verwendung von Zahnpasta zur Zahnpflege verzichtet. Stattdessen können z.b. wenige Spritzer des zur Zahnpasta gehörigen, des gewohnten Mundwassers oder einige Spritzer Zitronensaft[76] dem Zahnputzwasser zugefügt werden. Auch Mineralwasser ohne Zusätze sowie leicht dosierter naturreiner Salbeitee[77] sind zur Zahnpflege möglich[78]. Leidet ein erkrankter Mensch unter einer hypotonen Gesichtsparese, wird in Absprache mit den Angehörigen auch eine elektrische Zahnbürste angeboten. Diese kann auch bei Menschen die mit den Zähnen knirschen, oder eben schon immer eine elektrische Zahnbürste zur Zahnpflege verwendet haben, angeboten werden.

17. Ankündigen der Zahnpflege und der Utensilien zur Zahnpflege
Wie unter Punkt 8 beschrieben wird auch die Zahnpflege langsam angekündigt. Dies kann durch **stimmliche** Information, durch die Geräusche der Hilfsmittel (z.B. dem Brummen der elektr. Zahnbürste), durch **visuelle** (z.b. Zeigen der Zahnbürste und des Zahnputzbechers), durch **olfaktorische** (Erriechen des Geruchs der Zahnpasta/ des Mundwassers) und durch **taktile** Informationen (Ankündigen der Zahnpflegeutensilien über die Hand) geschehen.
Auch hier gilt wieder: Alles was dem Menschen am und im Mund angeboten werden soll, sollte zuerst über die Hände erfahrbar gemacht werden und auch errochen werden.

18. Hinführung der Zahnbürste zum Mund
Die Zahnbürste wird langsam, entweder durch das Führen der Hand des erkrankten Menschen oder durch mich, an den Mund herangeführt und dann über die Lippen angekündigt. Erst dann wird die Zahnbürste in den Mund eingeführt.
Nun werden die Zähne an der Außenseite mit kreisenden Bewegungen geputzt.
Wenn ein erkrankter Mensch keinen Beißreflex oder einen sehr festen Mund-

---

[76] Zitronensaft regt die Produktion des Speichels an. Speichel bewirkt eine Neutralisierung der Mundbakterien.

[77] Traditionell ist Salbei als Entzündungshemmer für den Mund- und Rachenraum bekannt (vgl. http://www.kraeuterwiese.de).

[78] Um eine Befreiung der Zähne von Speiseresten zu erreichen, reicht eigentlich das Abbürsten der Zähne mit der Zahnbürste aus. Es ist in unserem Kulturkreis jedoch üblich, zusätzlich zur Zahnpflege einen frischen Geschmack und für die Zahnpflege hilfreiche Wirkungsstoffe in den Mund zu bringen.

schluss hat, kann man auch den Mundinnenraum reinigen. Ansonsten ist dieser Bereich der Zahnpflege mit der Krankenpflege genau abzusprechen (vgl. Punkt 9).

19. Bei elektrischer Zahnbürste
Wenn zur Zahnpflege eine elektrische Zahnbürste verwendet wird, wird diese vor dem Hinführen an den Mundbereich ebenfalls zuerst über die Hände und – bei einer Hypotonie an den Wangen zur Erhöhung des Muskeltonus, bei einer Hypertonie am Kiefergelenk zur Senkung des Muskeltonus – angekündigt. Ein erkrankter Mensch kann dann unter Umständen besser seine Gesichts- und Mundmuskulatur kontrollieren. Ansonsten wird das Angebot mit der elektrischen Zahnbürste ebenso wie oben beschrieben durchgeführt.

20. Pause
Nach der Zahnpflege schließt sich wieder eine kurze Pause an. Diese kann dem erkrankten Menschen helfen den Geschehnissen nachzuspüren und sich kurz zu erholen. Ich nutzte die Zeit um die gebrauchten Utensilien zu reinigen und wegzuräumen.

21. Gegebenenfalls Entblocken des Tracheostomas und Absaugen
Nach der Pause wird das Tracheostoma entblockt und die Atemwege eines erkrankten Menschen, wie bereits unter Punkt sechs beschrieben, abgesaugt. Dieses Absaugen dient der Kontrolle, ob ein Mensch mit schwerer neurologischer Erkrankung das orale Angebot aspiriert hat und gegebenenfalls der Befreiung der Atemwege.

22. Veränderung der Position
Ein erkrankter Mensch sollte nun wieder in eine andere, entspannendere Position gebracht werden. In der Regel ist ein Liegen auf der bevorzugten Seite (im Rahmen der Kooperation mit den Angehörigen erfragen) mit einer Aufrichtung des Kopfteils von mindestens 30° sinnvoll, weil die meisten Menschen mit schweren neurologischen Erkrankungen nach der Förderung des Essens, Trinkens und Schluckens wieder mit Sonde ernährt werden. „Die Sondenernährung im flachen Liegen (...) stellt (..) in hohem Maße eine Pneumoniegefährdung dar" (Bienstein und Fröhlich 1991, 78).

23. Anschließen und Anstellen der Ernährungssonde
Zum Schluss wird die Ernährungssonde wieder angeschlossen und angestellt.

24. Verabschiedung
Die Verabschiedung erfolgt verbal und anschließend durch die Initialberührung.

25. Initialberührung
Die Verabschiedung wird durch die Initialberührung wie in Punkt 2 unterstützt.

Neben dem dargestellten Schema kommen folgende Möglichkeiten und Variationen der Förderung (siehe unten), je nach individuellen Bedürfnissen des erkrankten Menschen, hinzu. Anregungen hierzu finden sich ebenso in Kapitel 4, besonders in Kapitel 4.3.1 und 4.3.2.

Es sei abschließend zu dieser Beschreibung betont, dass **das oben vorgestellte Schema nur eine *Orientierung* für die Förderung des Essens, Trinkens und Schluckens bei Menschen mit schweren neurologischen Erkrankungen im Koma und in den frühen Komaremissionsphasen darstellt. Dieses Förderschema *muss* nach den *individuellen* Fähigkeiten und Bedürfnissen eines erkrankten Menschen sowie nach den Gegebenheiten in der Fördersituation entsprechend variiert und angepasst werden.**

5.3.3.4 Alternative und ergänzende Angebote im Rahmen der Förderung

Grundsätzlich ist festzuhalten, dass alle in den Kapiteln 4.3.1 und 4.3.2 genannten Vorschläge zur Förderung des Essens, Trinkens und Schluckens und zur oralen und olfaktorischen Wahrnehmung im Rahmen des Konzepts Basale Stimulation, sowie die Ideen im Konzept Funktionelle Dysphagie Therapie und anderer Konzepte je nach Bedürfnissen des einzelnen erkrankten Menschen als Hilfen im Rahmen der Förderung genutzt werden können.

Es werden im Folgenden noch weitere mögliche Angebote im Rahmen der Förderung des Essens, Trinkens und Schluckens vorgestellt:

Enge Kooperation mit den Angehörigen
Die Kooperation mit den Angehörigen orientiert sich an den Vorschlägen im Konzept Basale Stimulation. Wie schon in Kapitel 4.3.2.9 aufgezeigt, spielt die Kooperation mit den Angehörigen eine zentrale Rolle bei der Förderung. (Angehörige können auch dem erkrankten Menschen sehr nahe stehende, nicht verwandte Personen sein). Dabei umfasst die Zusammenarbeit mit den Angehörigen mehrere Aspekte:

a) Biographische Anamnese
Wie schon oben angedeutet sind die Angehörigen die ersten Ansprechpartner wenn es darum geht, Gewohnheiten des erkranken Menschen bezüglich des Es-

sens, Trinkens und Schluckens herauszufinden. „Eine große Hilfe sind hierbei die Angehörigen, die uns Pflegenden (und Pädagogen) über Vorlieben und Abneigungen des Patienten informieren können" (Bienstein und Fröhlich 1991, 39; Anm. in Klammer: A.D.). Die gewonnenen Erkenntnisse werden dann in die Förderung mit einbezogen und die Fördermöglichkeiten mit den Angehörigen abgesprochen. Die Angehörigen werden nach Vorlieben und Abneigungen beim Essen und Trinken gefragt. Sie werden gebeten Speisen, die der erkrankte Mensch gerne mochte, in der entsprechenden Konsistenz von zu Hause mitzubringen und auch seine Zahn- und Gesichtspflegeartikel von zu Hause mitzubringen (vgl. Kapitel 5.3.1.3). Ebenso werden sie nach den Essgewohnheiten (z.B. Essenszeiten zu Hause), nach dem Umgang mit Berührung, nach Gewohnheiten bei der Körperpflege usw. befragt. Diese Aussagen werden dokumentiert.

b) Einbezug in die Beobachtung
Die Angehörigen werden soweit wie möglich zu eigenen Beobachtungen bezüglich des Krankheitsverlaufes und des Verhaltens ihres erkrankten Angehörigen in verschiedenen Situationen befragt.
Alle die Förderung betreffenden Auskünfte der Angehörigen sollten selbstverständlich notiert und in der Förderung unbedingt berücksichtigt werden (vgl. Dokumentationsbogen in Anlage 13).

c) Einbezug der Angehörigen in die Förderung
Bei Einbezug der Angehörigen in die Förderung geht es *nicht* darum, die Angehörigen zu Kotherapeuten zu machen, sondern ihnen Möglichkeiten der Kommunikation und Interaktion mit dem erkrankten Menschen aufzuzeigen. Dabei gilt im Rahmen der aufgezeigten Förderung noch immer, unter Berücksichtigung der Situation von Menschen mit schweren neurologischen Erkrankungen in einer neurologischen Rehabilitationsklinik, die von Begemann, Fröhlich und Penner (1971, 171) aufgestellte Prämisse, dass die Angehörigen zu keinem Zeitpunkt aufgefordert werden, als ‚Kotherapeuten' tätig zu werden. Erst wenn sie danach fragen und den Wunsch äußern bekommen sie Anregungen und entsprechende Informationen. Auch ich bin aufgrund meiner Erfahrung der Überzeugung, dass eine Forderung der Mitarbeit von Angehörigen zuerst einmal unangebracht ist, da die Belastung durch das Krankheitsereignis an sich und die häufig nötige Umgestaltung des Alltags für viele Familien schon belastend genug ist.
Allerdings kann auch die von Fröhlich und Bienstein gemachte Aussage zum Einbezug der Angehörigen in die Förderung zutreffen: „Die Krankheit, (...), versetzt die Familie in einen Schockzustand. Das frühe konkrete Einbeziehen der Familienmitglieder

in die Förderung des geliebten Angehörigen oder Freundes verhilft ihnen (den erkrankten Menschen) zur Wiedergewinnung ihrer Reaktionsfähigkeit und Verarbeitung der Ereignisse" (Bienstein und Fröhlich 1991, Anm. in Klammern: A.D). Deshalb sollte sofort, wenn die Angehörigen signalisieren, dass sie an der aktiven Mitarbeit im Rehabilitationsprozess beteiligt werden wollen von Seiten aller Berufsgruppen in der neurologischen Rehabilitation positiv auf deren Angebot reagiert werden. Dabei ist selbstverständlich darauf zu achten, dass die Angehörigen nicht mit der Förderung überfordert werden, sondern sie deutlich machen können, welche Aufgaben sie wann übernehmen möchten.

Angebot von Eis[79]
Bei Menschen mit schweren neurologischen Erkrankungen, die im Gesichts- und Mundbereich sehr hypoton sind oder unter einer Desensibilisierung des Gesichts- und Mundbereiches leiden, ist es unter Umständen sinnvoll Eis anzubieten. Dies kann z.B. mit kleinen Eisstäbchen geschehen, die aus Wasser oder anderen, von einem erkrankten Menschen bevorzugten, Flüssigkeiten in kleinen Reagenzgläsern hergestellt werden und mit welchen vor einem anderen Angebot des Schmeckens die Lippen und die Zunge bestrichen werden.
Wenn ein Mensch mit schwerer neurologischer Erkrankung bisher Eis sehr liebte, wird als Angebot zum Schmecken auch Eis in verschiedenen Varianten verwendet. Grundsätzlich gilt: Alles was sich gefrieren lässt und dann noch schmeckt, kann verwendet werden.

Geschmacks- bzw. Kausäckchen
Bei Menschen mit schweren neurologischen Erkrankungen, die gar nicht schlucken können oder nur unter Aufsicht kleine Proben zum Schmecken nehmen können, ebenso wie bei Menschen, die stark mit den Zähnen knirschen, bietet es sich an, kleine Geschmacks- und Kausäckchen mehrmals täglich anzubieten. Dies sind kleine Gazesäckchen, die mit Nahrungsmitteln gefüllt sind. Diese Nahrungsmittel sollten so gewählt sein, dass der erkrankte Mensch sie gerne mag. Es ist wichtig, diese Säckchen vor der Gabe in den Mund anzufeuchten, da ansonsten ein unangenehmer, trockener Eindruck im Mund entsteht. Wenn ein Mensch mit schwerer neurologischer Erkrankung nicht selbstständig den Kiefer bewegen kann ist es sinnvoll ihm, beim Bewegen des Kiefers zu helfen oder das Säckchen ab und zu in seinem Mund (z. B. von einer Wangenseite auf die andere) zu bewegen. Dies beugt der Habituation vor.

---

[79] Milchspeisen und Speiseeis aus Milch können den Speichel eines Menschen verkleben. Dies ist aber individuell, sollte jedoch unbedingt beobachtet werden. Gegebenenfalls muss auf Milchspeisen und Speiseeis aus Milch verzichtet werden.

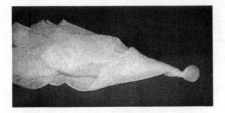

Abbildung 40: ,Kausäckchen'

Angebote zur Erleichterung der Atmung

Da fast alle erkrankten Menschen mit Tracheostoma und Schluckstörungen stark verschleimte Atemwege haben, die oft abgesaugt werden müssen, sollten neben den Angeboten zur Förderung des Essens, Trinkens und Schluckens auch Angebote zur Atemerleichterung gemacht werden. Eine Möglichkeit zur Atemerleichterung ist z.b. eine 180°-Lage mit einer Atem-Stimulierenden-Einreibung (ASE) zu verbinden (vgl. z.b. Nydahl und Bartoszek [3]2000, 161ff).

Entwöhnung von der Trachealkanüle

Zu einer Förderung des Essens, Trinkens und Schluckens gehört auch die Entwöhnung eines erkrankten Menschen von der Trachealkanüle. Die Dekanülierung liegt in der Verantwortung des zuständigen Arztes, jedoch wird im Rahmen der Förderung häufig bei den einzelnen Schritten assistiert. Sinnvoll ist in der Regel, dass die Kanüle zunächst zeitweise entblockt und dann dauerhaft entblockt wird. Wenn diese beiden Schritte erfolgreich verlaufen sind, wird eine Sprachkanüle angeboten, anschließend wird diese abgestöpselt. Abschließend erfolgt die Dekanülierung. Ein erkrankter Mensch muss bei allen Sequenzen genau beobachtet und eventuell auch psychosomatisch unterstützt werden[80]. Eventuelle Probleme in einzelnen Sequenzen müssen dokumentiert und im interdisziplinären Team besprochen werden. Bei eventuell auftretenden Komplikationen müssen diese erkannt und vom zuständigen Arzt behandelt werden. Es können gegebenenfalls einzelne Sequenzen der Entwöhnung vom Tracheostoma auch übersprungen werden (vgl. Schröter-Morasch [2]1999, 170f).

---

[80] Eine umfassende Darstellung zu möglichen auftretenden Problemen bei der Atmung eines Menschen und zur Atmungsunterstützung findet sich bei Bienstein, Klein und Schröder (2000).

Angebote zum Aufbau des regulären Essens und Trinkens

Wenn es möglich wird, dass ein erkrankter Mensch wieder essen und trinken kann, werden je nach Möglichkeiten die Speisen in Absprache mit der hauseigenen Küche und den Angehörigen in ihrer Konsistenz angepasst und Schritt für Schritt verändert. Dies geschieht in der Regel von dickflüssig/breiiger Konsistenz bis zu leicht kaubaren und dann schwerer kaubaren Speisen. Es ist darauf zu achten, dass einzelne Speisen nicht beim Pürieren zu einem Einheitsbrei zusammengerührt werden. Ein Zusammenmischen schränkt die Möglichkeiten der sensorischen Wahrnehmung der einzelnen Bestandteile der Speisen ein und ist auch unter ästhetischen Gesichtspunkten abzulehnen (vgl. Fröhlich 1998, 149). Ebenso werden zu Beginn dickflüssige Getränke (dickflüssige Säfte/angedickte Flüssigkeiten wie z.b. Tee, Kaffee) angeboten, deren Konsistenz nach und nach immer flüssiger wird. Bei der Andickung von Flüssigkeiten ist darauf zu achten, dass sich deren Geschmack alleine durch das Andicken aufgrund der veränderten sensorischen Wahrnehmung verändern kann.

Wichtig ist auch hier, dass Speisen und Getränke angeboten werden, die der erkrankte Mensch mag und bei welchen er auch eine veränderte Konsistenz akzeptieren kann.

Hinweise zum Aufbau von regulären Speisen finden sich z.B. bei Bartolome ([2]1999, 259ff.).

Angebote der Unterstützten Kommunikation

Sobald es einem erkrankten Menschen möglich wird, stärker mit der Um- und Mitwelt zu kooperieren sollten ihm von Seiten der Förderung Angebote der Unterstützen Kommunikation (vgl. dazu z.b. Adam [3]2000 oder Kristen [3]1999) gemacht werden[81].

Stabiles Bällchenbad

Als eine Alternative zur Gesamtkörperwäsche bietet sich zur Kontaktaufnahme mit einem erkrankten Menschen auch das Angebot des ‚Stabilen Bällchenbades' an. Für diese werden Bälle in Kontrastfarben (blau und gelb oder schwarz und weiß) ins Bett eines erkrankten Menschen gebracht, die diesen umschließen. Das stabile Bällchenbad führt nach meinen Beobachtungen häufig zur Entspannung eines erkrankten Menschen und ermöglicht durch die lockere Anordnung der Bälle auch unmittelbare Rückmeldung an den erkrankten Menschen, über seine Eigenbewegungen (vgl. Schramm 2001, 31).

---

[81] Von Svenja Achilles wurde ein Kommunikationsheft speziell für den Gebrauch im Krankenhaus entworfen. Zu beziehen ist dies bei der Firma Incap, Pforzheim (www.incap.de).

Nachmodellieren des Körpers
Eine weitere Alternative zur Ganzkörperwäsche ist auch das Nachmodellieren des Körpers eines erkrankten Menschen. Dieses kann sich entweder an der beruhigenden GKW (vgl. Nydahl und Bartoszek [3]2000, 69ff) orientieren oder man kann die äußeren Konturen eines Menschen nachfahren. Damit ist auch eine Vorbereitung vom Körper zum Gesicht und Mund möglich (vgl. auch Kapitel 5.8.5.5 Pkt. 5).

Angebote bei starkem Zähneknirschen
Bei Fröhlich (1998, 41) findet sich die Hypothese, dass Zähneknirschen eine Autostimulation eines erkrankten Menschen sein kann und ein Mensch durch das Knirschen versucht seine Grundbedürfnisse nach Abwechslung und Anregung zu befriedigen.
Ich habe die Erfahrungen gemacht, dass Menschen mit schweren neurologischen Erkrankungen, die häufig mit den Zähnen knirschen, auf Angebote zum Schmecken und Kauen mit Beruhigung des Zähneknirschens reagieren und dieses gegebenenfalls sogar ganz verschwinden kann. Als Angebot zum Schmecken und Kauen können, je nach individueller Erkrankung und Bedürfnissen, die oben genannten Kausäckchen, Zahnpflege mit einer elektrischen Zahnbürste oder andere Ideen sinnvoll sein (vgl. Schramm 1998, 28ff).

Angebote bei starkem Kieferschluss
Menschen mit schweren neurologischen Erkrankungen haben häufig einen geschlossenen Mund und aufeinander gebissene Zähne. Sie können ihren Mund für die Zahnpflege oder die Angebote im Rahmen der Förderung des Essens, Trinkens und Schluckens nicht öffnen. Zusammen mit meiner Kollegin, der Krankenschwester Doris Talmon, habe ich eine Vorgehensweise entwickelt den Kiefer in Kooperation mit einem Menschen mit schwerer neurologischer Erkrankung vorsichtig zu öffnen. Wichtig ist hier wieder das langsame Bewusstmachen des Gesichtsbereich durch ein wie oben beschriebenes (siehe Kap. 5.8.5.5 Punkt 8) langsames Annähern an den Mund über den Kontakt zur Hand. Wir verwenden dazu in sehr warmes Wasser getauchte Waschlappen. Dann nähern wir uns dem Mund eines erkrankten Menschen langsam über die Stirn und die Wangen an. Wir umschließen den Unterkiefer parallel mit beiden Waschlappen und bestätigen zuerst einmal mit leichtem Druck die Position des Kiefers. Meistens lockert sich dann bei einem Menschen mit schwerer neurologischer Erkrankung der Kiefer und sein Mund kann geöffnet werden.
Anschließend wird – auch wieder sehr vorsichtig – die Zahnbürste über die Hände und das Gesicht angeboten. In der Regel lässt sich mit Geduld und bei

vorsichtigem, einfühlsamem Vorgehen ein neurologisch erkrankter Mensch auf dieses Angebot ein. Wichtig ist, bei diesem Angebot besonders ruhig und langsam vorzugehen und nicht mit Gewalt zu versuchen den Mund eines erkrankten Menschen zu öffnen!

Es könnten an dieser Stelle noch eine Vielzahl von Möglichkeiten der Förderung aufgezeigt werden. Viele Anregungen finden sich schon in der in Kapitel 4 genannten und bearbeiteten Literatur.

Grundsätzlich sei hier noch einmal betont: Alles was ein erkrankter Mensch mag, was ihn in **seinen** Möglichkeiten fördert und an seine Erfahrungen anschließt, was dem Pädagogen oder anderen Betreuern ermöglicht mit ihm in positiven kommunikativen Kontakt zu treten, kann eine Möglichkeit der Förderung sein.

Es wird deutlich, dass sich mein eigenes Vorgehen in der Fördersituation stark nach den Vorschlägen im Konzept Basale Stimulation richtet. Ohne die ergänzenden Hinweise aus dem Konzept Funktionelle Dysphagie Therapie und auch der anderen genannten Literatur wäre eine umfassende Förderung eines Menschen mit schwerer neurologischer Erkrankung im Koma und den frühen Komaremissionsphasen jedoch weniger gut möglich.

Teil V

6 Kritische Nachbetrachtung, Ausblick und Schlusswort

6.1 Kritische Nachbetrachtung

Es wurde im Rahmen der vorliegenden Arbeit versucht Möglichkeiten einer heilpädagogischen Förderung des Essens, Trinkens und Schlucken von Menschen im Koma und in den frühen Komaremissionsphasen darzustellen. Dies geschah auch, um Möglichkeiten pädagogischen Handelns in einer Klinik für neurologisch-neurochirurgische Frührehabilitation zu verdeutlichen. Damit stellte sich diese Arbeit auch der Frage nach dem Einfluss pädagogischer Ansätze im Rahmen der neurologischen Rehabilitation (vgl. Kapitel 2.2 und Sommer 1999, 23).

Kapitel 3 versuchte den theoretischen Begriffsrahmen für die Arbeit vorzulegen. Dabei wurde das klinische Feld neurologisch-neurochirurgische Frührehabilitation, die Zielgruppe der Arbeit – Menschen im Koma und in den frühen Komaremissionsphasen – und grundlegende Wissensinhalte für die Förderung des Essens, Trinkens und Schluckens definiert, auf die besonders Kapitel 5 der vorliegenden Arbeit noch einmal aufbaut. In Kapitel 3 dieser Arbeit hätten noch viele andere Aspekte mit einfließen können. So wurde z.B. dem Verständnis von Heilpädagogik, der soziokulturellen Bedeutung des Essens, Trinkens und Schluckens oder der psychoemotionalen Bedeutung des Essens, Trinkens und Schluckens relativ wenig Platz eingeräumt oder gar nicht beachtet. Über diese beispielhaft aufgeführten Aspekte sowie über viele andere, in dieser Arbeit nur angerissene Aspekte, ließen sich auch wiederum umfassende Arbeiten schreiben. Leider können in einer solchen Arbeit eben nie alle Aspekte in der ihnen eigentlich zustehenden Form ausgearbeitet und/oder berücksichtigt werden. Es wurde deshalb – soweit als möglich – versucht dem interessierten Leser weiterführende Literaturhinweise anzugeben.

Es wurde im Rahmen der Arbeit deutlich, dass viele der angesprochenen Aspekte, z.B. die Bedeutung von grundlegenden Reflexen für die Rehabilitation eines Menschen im Koma und in den frühen Komaremissionsphasen noch immer offen sind und es hierzu weiterer Forschungsbemühungen bedarf.

Im Rahmen des Kapitels 4 dieser Arbeit wurde versucht, eine umfassende Angabe über die von 1992-2002 vorliegenden Konzepte zur Förderung des Essens, Trinkens und Schluckens im medizinisch-therapeutischen und heilpädagogischen Bereich darzustellen. Es wurde deutlich, dass die einzelnen Konzepte sich je nach professionellem Hintergrund ihrer Autoren jeweils mit spezifischen Zielgruppen beschäftigen und somit die Beschäftigung des Pädagogen mit nur einem der dargestellten Konzepte nicht ausreichend sein kann. Aufgrund der gegenüberstellenden Analyse der beiden Konzepte Funktionelle Dysphagie Therapie und Basale Stimulation wurde versucht zu verdeutlichen, dass diese beiden Konzepte sich für den klinischen Alltag der Förderung des Essens, Trinkens und Schluckens sinnvoll ergänzen. Die Analysen zeigen auf, dass beide Konzepte verschiedene Schwerpunkte, sowohl in den Zielgruppen als auch in der Vorgehensweise in der Förderung, haben, es aber trotzdem immer wieder zu Überschneidungen oder auch zu sinnvollen Ergänzungen kommt von der der im klinischen Alltag Tätige profitieren kann.

Im letzten Kapitel 5 dieser Arbeit wurde versucht die pädagogischen Konsequenzen für den klinischen Alltag aufgrund der vorgenommenen Darstellungen in Kapitel 3 und 4 aufzuzeigen. Dazu diente die Darstellung und Begründung meiner Vorgehensweise bei der Förderung des Essens, Trinkens und Schluckens im klinischen Alltag. Es wird deutlich, dass sich diese Vorgehensweise vor allem am Konzept der Basalen Stimulation orientiert, wichtige Impulse jedoch auch von der Funktionellen Dysphagie Therapie kommen.

Dabei ist festzuhalten, dass die von mir dargestellte pädagogische Vorgehensweise immer versucht sich an den individuellen Bedürfnissen eines erkrankten Menschen zu orientieren und pauschale Aussagen über Bedürfnisse von erkrankten Menschen kritisch zu betrachten sind.

Insgesamt sollte Kapitel 5 dieser Arbeit als Anregung und Beginn der Überlegungen zur Förderung des Essens, Trinkens und Schluckens von Menschen im Koma und in den frühen Komaremissionsphasen gesehen werden. Sicher sind in den kommenden Jahren diese Überlegungen weiter zu untersuchen und wichtige weitere Aspekte (z.B. die psychische Komponente für das Essen, Trinken und Schlucken oder die Bedeutung der Kooperation zwischen kranken Menschen und Pädagogen) zu berücksichtigen.

Speziell würde ich mir gerade für den klinischen Bereich wünschen, dass die in der Förderung des Essens, Trinkens und Schluckens Tätigen sich stärker der Konzeptdiskussion in konstruktiver Weise stellen.

6.2 Ausblick

Es seien hier nun einige Gedankengänge festgehalten, die mich schon vor aber auch noch während der Ausführung der vorliegenden Arbeit und noch immer beschäftigen und auf die diese Arbeit zu wenig oder keine Antworten geben konnte.

Ich möchte noch einmal darauf verweisen, dass ich mich unbedingt den in Kapitel 2.2 dargestellten Forderungen Sommers anschließen möchte. Die (Heil-) Pädagogik berücksichtigt meines Erachtens noch immer viel zu wenig außerschulische Felder und insbesondere die Betreuung von Erwachsenen mit erworbenen Behinderungen außerhalb von pädagogischen Institutionen. Hierdurch geht für die betroffenen Menschen nicht nur kompetente Förderung verloren, sondern die Pädagogik vernachlässigt auch ein Gebiet für das sie eigentlich auch zuständig ist. Denn wie schon in der Einleitung und in Kapitel 3.1 dieser Arbeit angedeutet, war z.b. die neurologische Rehabilitation in ihren Anfängen nicht ohne pädagogische Unterstützung denkbar. Auf diese Bedeutung des interdisziplinären Zusammenhangs von Heilpädagogik und Medizin weißt der in der DDR und heute noch in Berlin gebräuchliche Begriff ‚Rehabilitationspädagogik' (als Synonym für Heilpädagogik) (vgl. Kapitel 3. 3.1 und Theunissen 1999, 245f) hin.

In der Heilpädagogik liegt bis dato kein Konzept vor, das ausschließlich die Förderung des Essens, Trinkens und Schluckens bei Kindern und Erwachsenen mit schweren Behinderungen berücksichtigt. Dies ist, betrachtet man die Heilpädagogik als ganzheitlich-humanistische Disziplin, verständlich. Es sollte jedoch überlegt werden, ob es für die pädagogische Praxis sinnvoll wäre, ein Konzept oder Teilaspekte eines Konzeptes nur für die Förderung des Essens, Trinkens und Schluckens vorzulegen. Nach meinen Erfahrungen ist der Bedarf nach einer solchen ‚Ideensammlung' im Rahmen der pädagogischen Betreuung von Kindern und Erwachsenen vorhanden. Häufig wird, weil für die pädagogische Förderung des Essens, Trinkens und Schluckens noch kein eigenständiges Konzept vorliegt auf medizinische Konzepte zurückgegriffen, die jedoch die Bedürfnisse des pädagogischen Alltags nicht genügend berücksichtigen.
Es sollte an dieser Stelle auch bedacht werden, dass die Förderung des Essens, Trinkens und Schluckens gerade in der Pädagogik für Menschen mit schweren Behinderungen ein Thema ist, dass Menschen mit schwerer Behinderung häufig vom Beginn ihres Lebens an bis zu ihrem Tode begleitet. Auch deswegen sehe ich einen dringenden Bedarf das Thema dieser Arbeit auch für die Förderung von Menschen mit schwerer Behinderung weiter zu verfolgen.

Als weiterer kritischer Punkt sei angemerkt, dass, besonders im klinischen Bereich, in den letzten Jahren immer stärker die Frage nach ‚Wissenschaftlichkeit' und ‚Wirksamkeit' von Förderkonzepten gestellt wird. Diese Frage hat meines Erachtens sicherlich ihre Berechtigung, wird aber zu häufig nur unter dem Aspekt eines quantitativen Verständnisses von Wissenschaft gestellt. Dieses quantitative Wissenschaftsverständnis ist selbstverständlich im klinischen Bereich, gerade wenn es um die Erprobung von Medikamentenwirksamkeit geht, berechtigt. Doch auch hier weiß man, dass Medikamentenverträglichkeiten individuell sind und trotz gut untersuchter Wirksamkeiten immer wieder einzelne Personen diese Medikamente weniger gut oder gar nicht vertragen oder wie gewünscht reagieren. Förderkonzepte sind, mehr noch als Medikamente, von der Kooperation zwischen Pädagoge/ Krankenpfleger/ medizinisch-hilfswissenschaftlichen Therapeuten abhängig. Dadurch ist es meines Erachtens sehr fraglich, deren Wirksamkeit mit Hilfe quantitativ-wissenschaftlicher Methoden ‚beweisen' zu wollen. ABER: Sinnvoll und hilfreich wäre selbstverständlich, wenn noch stärker versucht würde, die im klinischen Bereich verwendeten Förderkonzepte mit ihnen angemessenen wissenschaftlichen Methoden zu hinterfragen. Dabei sollte aber nie der individuell kranke Mensch aus den Augen verloren werden und auch nicht die Bedürfnisse der in der Rehabilitation Tätigen.

Zuletzt möchte ich darauf verweisen, dass die vorliegende Arbeit, wie so viele Arbeiten in unserem Fachgebiet auch, berufsbegleitend geschrieben wurde. Wünschenswert wäre zukünftig, dass auch für den (heil-) pädagogischen Bereich mehr finanzielle und personelle Ressourcen für Erforschung (heil-) pädagogisch wichtiger Fragen zur Verfügung stünden.
Viele Fragen muss diese Arbeit auch unbeantwortet lassen, weil Fragen, z.B. zur Bedeutung der emotional-kommunikativen Prozesse bei der Förderung des Essens, Trinkens und Schluckens noch nicht oder noch nicht zur Genüge erforscht sind.

6.3 Schlusswort

Im Rahmen dieser Arbeit wurde darzustellen versucht, wie eine pädagogische Förderung des Essens, Trinkens und Schluckens von Menschen im Koma und in den frühen Komaremissionsphasen aussehen könnte und auf welche theoretischen und praktischen Grundlagen sich diese berufen kann.
Diese Arbeit stellt *einen* Weg; *eine* Möglichkeit für die Förderung des Essens, Trinkens und Schluckens von Menschen im Koma und den frühen Komaremissionsphasen dar. Viele andere Wege sind – bestimmt – auch möglich.
Trotzdem hoffe ich, dass diese Arbeit allen in der Praxis mit Menschen im Koma und den frühen Komaremissionsphasen Tätigen Impulse und Mut für ihre Arbeit geben kann und freue mich jederzeit über konstruktive Rückmeldungen.

Anhang

Anlage 1:   Körperampel

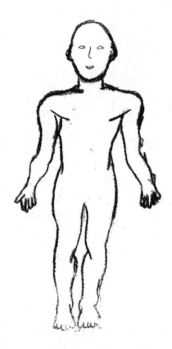

Die Teilnehmer werden aufgefordert das ‚Männchen' wie folgt zu bemalen:
Körperteile an welchen Sie:
- von unbekannten Personen berührt werden wollen/können: grün
- von bekannten Personen berührt werden wollen/können: gelb
- von sehr guten Freunden berührt werden wollen/können: rot

Die Ergebnisse sehen zumeist so aus:

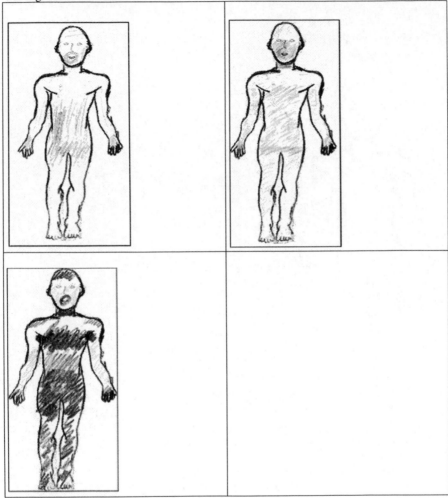

(Abbildungen von dem Weiterbildungsseminar: ‚Möglichkeiten der Förderung des Essens, Trinkens und Schluckens bei Menschen mit schwerer Behinderung'. Thüringen 1/2004)

Anlage 2:   Skalen zur Bewusstseinsbeurteilung – Koma-Remissions-Skala

Datum									
1.Erweckbarkeit/ Aufmerksamkeit (auf beliebigen Reiz)									
Aufmerksamkeit für eine Minute oder länger	5								
Verweilen am Reiz (länger als 5 sek.)	4								
Hinwendung zum Reiz	3								
Augen öffnen spontan	2								
Augen öffnen auf Schmerzreiz	1								
Keine	0								
2. Motorische Antwort (6 Punkte von der Gesamtsumme abziehen falls Tetraplegisch):									
Spontanes Greifen (auch im Liegen)	6								
Gezielte Abwehr auf Schmerzreiz	5								
Körper-Haltereaktion erkennbar	4								
Ungezielte Abwehr auf Schmerzreiz (vegetatives oder spastisches Muster)	3								
Beugesynergismen	2								
Strecksynergismen	1								
Keine	0								
3. Reaktionen auf akustische Reize (3 Punkte von der Gesamtsumme abziehen falls taub):									
Erkennen, vertrauter Stimmen	3								
Augenöffnen, Kopfwenden evtl. Lächeln	2								
Vegetative (Schreck-) Reaktionen	1								
Keine	0								
4. Reaktionen auf visuellen Reize (4 Punkte von der Gesamtsumme abziehen, falls blind)									
Erkennt Bilder, Personen, Gegenstände	4								
Verfolgt gezielt Bilder, Personen oder Gegenstände	3								
Fixiert Bilder, Personen oder Gegenstände	2								
Gelegentliches, zufälliges Anschauen	1								
Keine	0								

5. Reaktionen auf taktile Reize								
Erkennen durch Betasten/Fühlen	3							
Tastet spontan, greift gezielt (wenn ‚blind'); jedoch ohne Sinnverständnis	2							
Auf passive Berührung nur vegetativ	1							
Keine	0							
6. Sprechmotorische Antwort								
Mindestens ein verständlich artikuliertes Einzelwort	3							
Unverständlich (unartikulierte) Äußerungen (Laute)	2							
Stöhnen, Schreien, Husten (emotional, vegetativ getönt)	1							
Keine Phonation oder Artikulation hörbar oder erkennbar	0							
SUMME (max. 24 Pkt.)								

(vgl. Arbeitsgemeinschaft für neurologisch-neurochirurgische Rehabilitation; www.mbreha.de/pdf/hefte/heft8.pdf)

Frühreha-Bartel-Index (FBR)[5]   Datum

Name	Vorname	männlich	weiblich	Alter	Station
SHT Hypoxie		Schlaganfall/Blutung	Tumor	SAB	ICD
Meningitis/Enzephalitis		andere	Begin der Erkrankung:_/_/_/		
A) FR-Index				nein	ja
intensivmedizinisch überwachungspflichtiger Zustand (z.B.veg.Krisen)				0	-50
absaugpflichtiges Tracheostoma				0	-50
intermittierende Beatmung				0	-50
beaufsichtigungspflichtige Orientierungsstörung (Verwirrtheit)				0	-50
beaufsichtigungspflichtige Verhaltensstörung (mit Eigen- und/oder Fremdgefährdung)				0	-50
schwere Verständigungsstörung				0	-25
beaufsichtigungspflichtige Schluckstörung				0	-50
B) BARTHEL-INDEX					
1.) Essen und Trinken					
("mit Unterstützung"), wenn Speisen vor dem			nicht möglich		0
Essen zurechtgeschnitten werden)			mit Unterstützung		5
			selbständig		10
2.) Umsteigen aus dem Rollstuhl ins Bett und			nicht möglich		0
umgekehrt (einschl. Aufsitzen im Bett)			mit Unterstützung		5
			selbständig		15
3.) Persönliche Pflege (Gesichtwaschen, Kämmen,			nicht möglich		0

Rasieren, Zähneputzen)	mit Unterstützung	0
	selbständig	5
4.) Benutzung der Toilette (An-/Auskleiden,	nicht möglich	0
Körperreinigung, Wasserspülung)	mit Unterstützung	5
	selbständig	10
5.) Baden/Duschen	nicht möglich	0
	mit Unterstützung	0
	selbständig	5
6.) Gehen auf ebenem Untergrund	nicht möglich	0
	mit Unterstützung	10
	selbständig	15
6a) Fortbewegung mit dem Rollstuhl auf ebenem	nicht möglich	0
Untergrund (dieses Item nur verwenden, falls	mit Unterstützung	0
das Item 6 mit "nicht möglich" bewertet wurde)	selbständig	5
7.) Treppen auf-/absteigen	nicht möglich	0
	mit Unterstützung	5
	selbständig	10
8.) An/Ausziehen (einschl. Schuhebinden, Knöpfe	nicht möglich	0
schließen)	mit Unterstützung	5
	selbständig	10
9.) Stuhlkontrolle	nicht möglich	0
	mit Unterstützung	5
	selbständig	10
10.) Herzkontrolle	nicht möglich	0
	mit Unterstützung	5
	selbständig	10

BARTHEL-PUNKTZAHL (B):   ....

FR-INDEX (A)   _____

FR-BARTHEL-INDEX-GESAMTZAHL

Untersucher: _____   (A+B)   ....

[5]Bitte Zutreffendes ankreuzen und Gesamtpunktzahl berechnen. Erläuterungen zum Barthel-Index umseitig

(Skala entnommen aus: Schönle 1995, 73)

Glasgow Coma Skala

Augen öffnen	Spontanöffnen	4
	Öffnen auf Ansprache	3
	Öffnen auf Schmerzreiz	2
	Keine Reaktion	1
Verbale Reaktion	orientiert	5
	Verwirrt, desorientiert	4
	Unzusammenhängende Worte	3
	Unverständliche Laute	2
	Keine Verbale Reaktionen	1
Motorische Reaktion	Befolgt Aufforderungen	6
	Gezielte Schmerzabwehr	5
	Massenbewegungen (ungezielte Schmerzabwehr)	4
	Beugesynergien (Beugereaktionen)	3
	Strecksynergien (Streckreaktionen)	2
	Keine Reaktionen	1

(vgl. www.intensivcareunit.de/gcs.html)

Anlage 3:   Skala zur Beurteilung der motorischen und kognitiven Funktionseinschränkungen

Motorische FIM	Datum							
Selbstversorgung								
Essen	7							
	6							
	5							
	4							
	3							
	2							
	1							
Körperpflege	7							
	6							
	5							
	4							
	3							
	2							
	1							
Baden/ Duschen	7							
	6							
	5							
	4							
	3							
	2							
	1							
Kleiden oben	7							
	6							
	5							
	4							
	3							
	2							
	1							
Kleiden unten	7							
	6							
	5							
	4							
	3							
	2							

	1							
Toilettenhygiene	7							
	6							
	5							
	4							
	3							
	2							
	1							
Kontinenz								
Blasenkontrolle	7							
	6							
	5							
	4							
	3							
	2							
	1							
Darmkontrolle	7							
	6							
	5							
	4							
	3							
	2							
	1							
Transfer								
Bett-Stuhl /Rollstuhl	7							
	6							
	5							
	4							
	3							
	2							
	1							
Toilette	7							
	6							
	5							
	4							
	3							

	2							
	1							
Bad od. Dusche	7							
	6							
	5							
	4							
	3							
	2							
	1							
Fortbewegung								
Zu Fuß=,Stuhl–R.	7							
	6							
	5							
	4							
	3							
	2							
	1							
Treppe	7							
	6							
	5							
	4							
	3							
	2							
	1							

Motorische FIM							
Summenscore							

Kognitive FIM	**Datum**							
Kommunikation								
Verstehen (a/v)	7							
	6							
	5							
	4							
	3							
	2							

	1							
Ausdruck (v/n)	7							
	6							
	5							
	4							
	3							
	2							
	1							
Kognition								
Soziale Inter-aktion	7							
	6							
	5							
	4							
	3							
	2							
	1							
Problemlösung	7							
	6							
	5							
	4							
	3							
	2							
	1							
Gedächtnis	7							
	6							
	5							
	4							
	3							
	2							
	1							

Kognitive FIM							
Summenscore							

Gesamtscore FIM						
Datum						
Score						

ICD-10-GM

U 50 Motorische Funktionseinschränkung	Aufnahme	Entlassung
85-91 Punkte U50.01 *Keine oder geringe motorische Funktionsein- schränkung*		
69-84 Punkte U50.11 *Leichte motorische Funktionseinschränkung*		
59-68 Punkte U50.21 *Mittlere motorische Funktionseinschränkung*		
43-58 Punkte U50.31 *Mittelschwere motorische Funktionsein- schränkung*		
31-42 Punkte U50.41 *Schwere motorische Funktionseinschränkung*		
13-30 Punkte U50.51 *Sehr schwere motorische Funktionsein- schränkung*		

U 51 Kognitive Funktionseinschränkung	Aufnahme	Entlassung
30-35 Punkte U51.01 *Keine oder geringe kognitive Funktionsein- schränkung*		
11-29 Punkte U51.11 *Mittlere kognitive Funktionseinschränkung*		
5-10 Punkte U51.21 *Sehr schwere kognitive Funktionseinschrän- kung*		

(Vgl.www.mdk-rlp.de/fim.pdf ; auch zur Beschreibung der FIM)

Anlage 4:   Brief an Frau Bartolome

UNIVERSITÄT
KOBLENZ · LANDAU

Abteilung Landau
Institut für Sonderpädagogik

<u>Institut für Sonderpädagogik   Xylanderstr. 1   76829 Landau</u>

Annette Schramm

Städtisches Krankenhaus München-Bogenhausen
Frau G. Bartolome

Xylanderstraße 1
D - 76829 Landau

Sprachtherapeutin

Tel.:   06341/9217-0

Abt. Neuropsychologie

Fax.:   06341/9217-55

Englschalkinger-Str. 77

schramm@uni-landau.de

81927 München

14.11.2001

Funktionelle Dysphagietherapie

Sehr geehrte Frau Bartolome,

zuerst möchte ich mich Ihnen kurz vorstellen: Ich bin Diplom-Heilpädagogin und Sonder-schullehrerin. Ich war von 1997-2000 in einer Klinik für neurochirurgische/ neurologische Frührehabilitation, Westpfalzklinikum Standort 2 Kusel, Chefarzt Priv.-Doz. Dr. Schleep als Sprachtherapeutin mit den Schwerpunkten Dysphagietherapie und frühe Kommunikationsför-derung tätig. Dort wurde mir das von Ihnen entwickelte Behandlungskonzept bekannt.
Seit Oktober 2001 bin ich am Institut für Sonderpädagogik, Fachrichtung Geistigbehinderten-pädagogik unter der Leitung von Prof. Dr. Andreas Fröhlich als wissenschaftliche Angestellte tätig.
Nun zu meinem Anliegen:
Ich wende mich an Sie, da ich mich im Rahmen einer Dissertation bei Prof. Dr. Andreas Fröh-lich zum Thema „Möglichkeiten der (Sonder-) Pädagogischen Förderung des Essens, Trin-

kens und Schluckens von Menschen im Koma und den frühen Remissionsphasen" mit dem von Ihnen entwickelten Konzept der Funktionellen Dysphagietherapie (FDT) differenziert auseinandersetze. Im Laufe dieser Auseinandersetzung tauchen immer wieder Fragen auf, die aufgrund der Literaturstudie nicht beantwortet werden können. Ich würde mich deshalb freuen, wenn sich ein Kontakt mit Ihnen als Konzeptgründerin herstellen ließe und Sie mir einen Termin zu einem informellen Gespräch einräumen könnten.

Sie erreichen mich unter der o.g. Adresse.

Über eine Antwort würde ich mich freuen.

Mit freundlichen Grüßen

Annette Schramm
(Dipl.-Heilpädagogin)

Anlage 5:   Interviewfragen an Frau Bartolome

Fragen[82] an Frau Bartholome:

Fragen zur Dysphagie
- Wie kommen Sie zur klinischen Therapie (Sprachheillehrerin von 1974-1978)?
- Haben Sie sich, bevor Sie sich auf den Bereich der Dysphagie spezialisierten mit anderen sprachgestörten Menschen im klinischen Umfeld befasst oder haben Sie sich im klinischen Feld sofort auf die Arbeit mit Menschen mit Dysphagien spezialisiert?
- Mit welcher Gruppe an Dysphagie erkrankter Menschen haben Sie bisher im Schwerpunkt zusammengearbeitet?
- Was ist für Sie an der Arbeit mit Menschen mit Dysphagien so reizvoll?
- Seit wann sind Sie Mitglied der Arbeitsgemeinschaft Dysphagie?

Fragen zur eigenen Profession als Sprachheillehrerin
- Was waren für Sie die wichtigsten Inhalte in Ihrem Studium der Sprachheil- und Hörgeschädigtenpädagogik?
- Denken Sie, dass Ihre Ausbildung zur Sprachheil- und Gehörlosenlehrerin auch Ihre Arbeit in der Klinik beeinflusst? Wenn ja, in welchen Bereichen?
- Wie bewerten Sie die Wichtigkeit des Sprachheilpädagogen im klinischen Umfeld – Grenzen und Chancen?

Fragen zum den verwendeten Termini
- Wieso verwenden Sie den Terminus „**medizinischer** Sprachheilpädagoge" (Hervorhebung A.S.)?
- Warum verwenden Sie in ihrem Konzept so stark die Klinische Terminologie und so wenig pädagogische Terminologie?
- Wieso nennen Sie ab 1993 kausale und kompensatorische Therapieverfahren und Hilfsmittel, und ab 1999 die Therapieverfahren restituierend, kompensatorisch und adaptiv?

Fragen zum wissenschaftlichen Hintergrund des Konzeptes
- Welche Autoren haben Sie nachhaltig in Ihrer Arbeit beeinflusst?
- Welche Konzepte haben Ihr Konzept nachhaltig beeinflusst?
- Welche Fachleute / Kollegen haben Ihr Konzept nachhaltig beeinflusst?

---

[82] Die nachfolgenden Fragen wurden Frau Bartolome 4 Wochen vor dem Interviewtermin zugesendet.

Fragen zum Konzept
- Warum haben Sie ein eigenes Konzept zur Förderung bei Dysphagie entwickelt?
- Wieso nennen Sie Ihr Konzept „Funktionelle Dysphagie Therapie"?
- Wieso konnten Sie Ihr Konzept von 1993-1999 so stark erweitern (von ausschließlich neurologischer Rehabilitation -> progressive neurologische Erkrankungen, schwerst hirngeschädigte Patienten, onkologische Erkrankungen)?
- Welche Konzepte haben die Funktionelle Dysphagietherapie bei schwer wahrnehmungsgestörten Patienten nachhaltig beeinflusst?
  - o Welchen Einfluss hat das Konzept Basale Stimulation von Andreas Fröhlich auf Ihre Arbeit mit schwer wahrnehmungsgestörten Patienten?
- In ihrem Buch erscheinen auch immer wieder Fotos und Anregungen für die Arbeit mir Kindern. Arbeiten Sie auch mit Kindern in dem Bereich der Dysphagietherapie/ in anderen Bereichen?
- In Ihrem Konzept sprechen Sie immer wieder auch entwicklungsphysiologische Vorgänge an. Es wird mir aber nicht deutlich, ob Beißreflex, Würgreflex, Zungestoß u.ä. bei Erwachsenen, schwer hirngeschädigten Menschen für Sie Restfunktionen bedeuten, auf die es aufzubauen gilt oder Pathomechanismen, die es zu hemmen gilt? Ebenso wird mir nicht deutlich, wie stark Sie entwicklungsphysiologische Erkenntnisse bei Ihrer Arbeit mit dem erkrankten Menschen berücksichtigen.
- Sie nennen die Angehörigen in Ihrem Konzept als mögliche Ko-Therapeuten. Beziehen Sie die Angehörigen noch in einer anderen Weise in Ihre praktische Arbeit mit ein?
- Haben Sie alle von Ihnen genannten Übungen auch als Selbsterfahrung ausprobiert?
- Warum beziehen Sie so stark funktionelle Überlegungen und weniger psychologisch-individuelle und ressourcenorientierte Überlegungen in Ihr Konzept mit ein?

Anderes
- Gibt es sprachtherapeutische Gebiete mit welchen Sie sich außerhalb der Dysphagietherapie beschäftigen ?
- Angaben zum persönlichen Lebenslauf (soziokultureller Hintergrund, Partnerschaft u.ä.)?
Sind Sie Praxisbegleiterin, Instruktorin o.ä. in einem anderen Konzept?

Anlage 6:   Trankskript des Interviews mit Frau Bartolome

Interview mit Gudrun Bartolome, Klinikum München-Bogenhausen, 04.02.2002

Protokoll:

S^{83}: *Also wir fangen an mit dem Interview mit Frau Gudrun Bartolome im Städtischen Klinikum München-Bobenhausen, heute ist der 04.02.20002.*

S: Frau Bartolome ich bedanke mich für das Interview und ich möchte als erstes wissen: Wie kommen Sie zur klinischen Therapie? Sie sind ja Sprachheillehrerin gewesen, haben wohl auch im schulischen Bereich vier Jahre gearbeitet und was bewegte Sie dazu vom schulischen – in den außerschulischen – und besonders in den Klinikbereich zu gehen?

B^{84}: Ja, ich habe früher konziliarisch in einer Klinik gearbeitet während ich noch Lehrerin war und dann habe ich gemerkt, dass ich in der Klinik in Einzeltherapien oder in kleinen Gruppen effektiver arbeiten kann als an der Sprachheilschule und bin dann gewechselt, weil auch einfach Bedarf bestand. Es ist ja schon einige Jahrzehnte her (lacht) seit ich da angefangen habe und da gab es kaum Therapeuten, Sprachtherapeuten, die in der Rehabilitation gearbeitet haben. Und das war ein neues Feld, was mich sehr interessiert hat da einzusteigen.

S: Also dann schließt ja die nächste Frage eigentlich sofort an, haben Sie sich dann im klinischen Feld ausschließlich mit Dysphagie beschäftigt von Anfang an, oder auch mit anderen Erkrankungsbildern?

B: Also das erste Arbeitsgebiet waren die Aphasiker. Dann habe ich plötzlich gemerkt dass es auch viele Dysarthrien, also neurogene Sprechstörungen gibt. Dysarthrien, Sprechapraxien und damals gab es kaum noch Therapiekonzepte für dieses Gebiet. Also nach diesem Schwerpunkt Aphasie habe ich mich auf die Dysarthrien gestürzt und da gab es nur Veröffentlichungen in der amerikanischen Literatur aber im deutschsprachigen Raum überhaupt nichts. Das war mein nächster Schwerpunkt und schließlich gab es so viele Schluckstörungen, die behandelt werden mussten und damals, als ich begonnen habe mich damit zu beschäftigen kaum Therapieverfahren. Es gab also lediglich Stimulationstechniken, die damals bekannt waren, aber jetzt nicht eine spezifische Schlucktherapie. Das war dann also der Stimulus weshalb ich mich damit intensiv beschäftigt habe.

S: Könnten Sie da so eine Jahreszahl nennen, ab wann das war mit der Dysphagietherapie?
B: Das war Ende der...
S: Mitte der Achtziger?
B: Mitte der Achtziger hat das angefangen, ja. Das kam auch noch in Zusammenhang damit, dass dann eine Arbeitsgruppe gegründet wurde im Klinikum rechts der Isar, weil ein Radiolo-

---

83 *S:* Interviewerin Annette Damag (Schramm)
84 B: Frau Gudrun Bartolome

ge auf dem Gebiet habilitiert hat und die entsprechenden Untersuchungstechniken in München etabliert hat. Also das war mit ein Hauptfaktor auch dieser intensiven Beschäftigung.

S: Also erstmal diese radiologische Untersuchung.

B: Ja.

S: Und dann später diese endoskopische, wo ja Ihre Arbeitsgruppe auch Pionierarbeit geleistet hat.

B: Ja, genau, hm.

S: Und also aus der Literatur sehe ich immer, es sind vor allem die neurogenen Störungen, die Ihr Schwerpunkt sind. Oder würden Sie sagen es gibt noch eine andere Gruppe im Schwerpunkt von Dysphagiepatienten?

B: Also es sind einmal die neurogenen Dysphagien und dann die Gruppe der mechanisch-strukturellen Läsuren. Also Beispiel Patienten nach Behandlung onkologischen Kropf- oder Halstumoren, also nach chirurgischen Behandlungen oder Strahlenbehandlung. Also das ist mit die größte Gruppe, die hier auch noch reinfällt. Die Neurogenen Schluckstörungen haben sich einfach aus der täglichen Arbeit ergeben, weil natürlich in der Rehabilitationsklinik hauptsächlich neurogene Patienten behandelt werden, aber mit diesem Schwerpunkt Dysphagie ergab sich eben dann, dass auch Patienten mit Schluckstörungen anderen Ursprungs in die Klinik kamen und deshalb hat sich das erweitert.

S: Also haben sich von der Neurologie hin zur Onkologie – und anderen dann erweitert?

B: Ja.

S: Das ist aus der Literatur auch so ersichtlich geworden, ich wollte es nur noch mal... Was ist denn so für Sie das reizvolle, dass Sie sagen: Ja, Dysphagie, das ist so mein Steckenpferd, mein berufliches?

B: Es ist reizvoll, weil die Dysphagiebehandlung jetzt auch im Vergleich zu Sprech-, Sprachbehandlung erfolgreicher ist. Und weil es mir einfach wieder einmal Spaß gemacht hat, dass ich mich mit Nicht-Sprachgestörten ganz normal unterhalten kann. Nach jahrelanger Arbeit mit schwer Sprachgestörten. Das ist einfach ein anderes Feld und ich musste etwas Neues machen.

S: Und das Feedback ist auch größer manchmal?

B: Ja.

S: Gut, dann haben Sie ja eben schon diese Arbeitsgemeinschaft angesprochen.

B: Ja.

S: Das ist mir nicht ganz ersichtlich geworden, auch nicht aus dem Internet, seit wann es die gibt. Sie haben ja eine eigene Internetseite und so weiter.

B: Also wenn Sie mich da jetzt fragen, kann ich Ihnen das auch nicht genau sagen, aber auf jeden Fall wurde die irgendwann Anfang der achtziger Jahre gegründet. Aber ich kann Ihnen jetzt kein... ich bin zwar Gründungsmitglied, aber ich kann Ihnen jetzt das Datum nicht mehr genau sagen. Also, da hätte ich jetzt... ich habe sogar nachgeguckt, aber ich habe es nicht gefunden.

S: Wahrscheinlich so, das hat sich so entwickelt.

B: Da müssen Sie Frau Doktor Wuttge-Hannig fragen.

S: *Ah ja. [...] So, ich würde jetzt vielleicht dann trotzdem gerne noch mal zu Ihrem Studium kommen. Also, sehen Sie denn jetzt heute in Ihrem sehr klinischen Arbeitsfeld, auch sehr, wie Sie sagen der Einzelförderung, der Kleingruppenförderung verschriebenen Arbeitsfeld immer noch Anknüpfungspunkte, wo Sie sich auch als Sprachheilpädagogin sehen, wo Sie sagen, das sind Inhalte in meinem Studium, von meinem Studium, die heute noch gelten. Als Sprachheilpädagogin auch abgrenzend so zu den klinischen Linguisten und auch zu den Logopäden?*

B: Aus meiner heutigen Sicht muss ich sagen, also ich habe ja damals noch ein Aufbaustudium gemacht, das ist nicht...die Lehrinhalte sind nicht vergleichbar mit den Lehrinhalten, die heute vermittelt werden. Und ich habe ja damals noch den Abschluss als Grund- und Hauptschullehrerin gemacht und die Dreifachfakultas Hörgeschädigte und Schwerhörige, Gehörlose und Sprachbehinderte und was ich da an dem Studium vermittelt bekommen habe war auf den klinischen Alltag überhaupt nicht anwendbar. Also das war ein völlig neues Feld. Das liegt auch an dem damaligen Lehrplan. Das hat sich ja mittlerweile geändert.

S: *Das heißt, Sie haben sich das klinische Feld alles noch mal autodidaktisch erarbeitet?*

B: Ja.

S: *Also wenn man es positiv darstellen wollte könnte man sagen, das Wissenschaftliche Arbeiten hat Ihnen dann vom Studium her...Sie noch geprägt, aber eben nicht diese Lehrinhalte, die Sie sich autodidaktisch erarbeitet haben.*

B: Ja. Also gut, ich muss aber auch sagen, dass das damals nicht so wissenschaftlich gelernt war.

S: *So, dann gehe ich jetzt gleich zur dritten Frage, weil das erledigt sich ja dann schon. Wie sehen Sie heute denn so die Wichtigkeit der Sprachheilpädagogik im klinischen Feld? Also es ist ja, wir haben ja jetzt so eine Situation, wir haben viele Logopäden in der klinischen Therapie, viele Linguisten, gerade auch in der Dysphagietherapie und wo sehen Sie denn da die Sprachheilpädagogen?*

B: Ich habe Probleme damit. Muss ich wirklich sagen. Also ich hätte den großen Wunsch eines einheitlichen Studiums, akademischen Sprachtherapiestudiums in dem eben verschiedene Inhalte angeboten werden auf die man dann zugreifen kann. Und es ist ein großer Unterschied ob man mit Erwachsenen arbeitet oder mit Kindern. Und beim Erwachsenen fallen viele pädagogische Aspekte ... sind einfach anders und entfallen auch. Im Vergleich zu der Arbeit mit Kindern.

S: *Können Sie das mal konkretisieren?*

B: Eine Therapie...es ist vor allen Dingen Motivationsarbeit, die wahnsinnig wichtig ist in der Therapie mit Kindern, die bei Erwachsenen, die sich in der Klinik befinden mehr oder weniger entfällt. Weil die Patienten so motiviert sind wieder Verbesserungen zu erreichen – sonst wären sie ja gar nicht in der Rehabilitationsklinik, sonst würden sie gleich zu Hause bleiben – und dann gibt es natürlich auch eine Arbeitsteilung. Es sind multimorbide Patienten, das heißt also die haben viele Störungen im klinischen Bereich, es gibt, dann gibt es zum Beispiel die Neuropsychologen, die neuropsychologische Störungen behandeln, dann gibt es den klinischen Psychologen, der eben psychogene Probleme behandelt und da besteht eine enge Zusammenarbeit, so dass sich auch vom Arbeitsumfeld heraus ergibt, dass man mehr übungstherapeutisch handelt. Das ist jetzt einfach die Spezialisierung in der Rehabilitation.

S: Ja. Und werten die denn jetzt auch in den Rückblick das war einfach mal so, aus dem Gespräch finde ich das interessant, Ihre Arbeit als Lehrerin dann doch sehr unterschiedlich zu dem was Sie heute machen, was Sie die vier Jahre am Anfang gemacht haben?

B: Ja, also ich meine...

S: Oder sehen Sie auch Zugänge die ähnlich sind?

B: Ich habe profitiert aus meinem Lehrerdasein zum Beispiel für die Planung der Therapiestunden. Die kann ich besser strukturieren und ich versuche natürlich auch beim Erwachsenen, ich steige ein in dem ich die motiviere. Wobei das eigentlich fast ins Leere läuft, weil es nicht notwendig ist. Ich versuche schon einen strukturierteren Aufbau, das habe ich gelernt in der Arbeit als Lehrerin. Was weg fällt, was positiv ist, in so einer Einzeltherapiestunde ist es ein sehr enges Arbeiten, Sie haben nicht diese Disziplinprobleme, wie es sie zum Beispiel in der Schule gibt und ...ja. Das ist einfach ein Unterschied und eben man kann gezielter arbeiten.

S: Gut, das schließt sich jetzt auch an die Frage an und erklärt vielleicht auch einiges, Sie sprechen ja wirklich in Ihren Veröffentlichungen vom Medizinischen Sprachheilpädagogen.

B: Ich weiß zwar jetzt nicht wo ich das geschrieben habe, aber ...[lacht]

S: Ich glaube bei Grohnfeldt. [lacht] Und in Ihrer, in der zweiten Auflage.

B: Ah ja.

S: Schluckstörungen haben Sie das auch..

B: Ja, da habe ich einfach einen Terminus mit übernommen der aus berufspolitischen Gründen verbreitet wurde und da habe ich mir gedacht, o.k., das muss man jetzt mal ein bisschen fixieren im Gegensatz jetzt zu klinischen.

S: Genau. Und kann ich das jetzt auch so verstehen, dass im Prinzip das schon auch noch mal ausdrückt, dass man eben, wenn man mit Erwachsenen arbeitet, wie Sie gesagt haben, noch mal andere Schwerpunkte braucht als Sprachheilpädagoge wie mit Kindern?

B: Ja.

S: Und auch eigentlich die Ausbildungsinhalte etwas anders sein sollten.

B: Ja. Also bei Kindern ist vor allen Dingen der pädagogisch-didaktische Schwerpunkt eigentlich stärker ausgeprägt, das ist ganz klar.

S: Ja. Ja und dann schließt sich natürlich diese Frage auch an, und erklärt sich auch, warum Sie sonst so stark in die klinische Terminologie gehen. Das ist bei Ihnen ja jetzt, wenn man Ihr Konzept so analysiert, diese zehn Jahre, die Sie veröffentlichen auch ganz stark, dass sich Ihr Vokabular immer stärker auch diesem klinischen Vokabular anpasst.

B: Das ist aus der Situation heraus bedingt. Ich kann mich sogar – da muss ich jetzt noch mal zurück gehen – ich kann mich sogar noch erinnern, so an meine erste Zeit in der Klinik, wo ich also versucht habe mit den Erwachsenen zum Beispiel Therapiestunden ähnlich pädagogisch aufzubauen wie an der Schule und dann habe ich gemerkt, dass die das völlig, äh, als völlig sinnlos empfinden und eigentlich als Zeitvergeudung. Es ist – das ist einfach ein Unterschied. Das ist so.

S: Und diese medizinische – diese klinische Terminologie hat die auch etwas damit zu tun, dass Sie es einfach mit anderen Berufsgruppen zu tun haben wie im pädagogischen Bereich oder schulischen Bereichen?

B: Also einmal muss ich sagen, dass das viel aus der internationalen Literatur kommt und da gibt es eben feststehende Termini, die da verwendet werden. Und dann ist natürlich – ist eben der interdisziplinäre Zweck. Auch sehr medizinisch geprägt natürlich. Also gerade Dysphagien da ist der medizinische Bereich stark vertreten. Viel stärker natürlich als jetzt in der Sprachtherapie oder der Sprechtherapie. Und das erfordert auch eine sehr enge Zusammenarbeit mit den medizinischen und pflegerischen Bereichen.

S: Auch eine Adaption an diesen Bereich von Pädagogen in gewisser Weise.

B: In gewisser Weise, ja.

S: Gut, und das hat sich ja dann auch so wirklich jetzt niedergeschlagen in der Überarbeitung von 1999 von Ihrer Veröffentlichung wo Sie dann wirklich auch die Benennung der Therapieverfahren verändert haben, ja?

B: Also das ist diese Dreiteilung, resultiert daraus, weil das eine Benennung ist, die auch in der Rehabilitationsmedizin für verschiedene Bereiche üblich ist und das sind eben die Grundverfahren. Restitution, Kompensation und Adaptation, das ist also so eine klare Unterteilung und das schien mir einfach besser als die vorherigen Verfahren.

S: Und das hat sich also, was ich sehr interessant fand, jetzt nur mal so als Einwurf, war, dass sich Ihr Konzept schon sehr ausgebreitet hat in den letzten sechs Jahren, also mit der neuen Überarbeitung, da hat man schon gemerkt, da hat sich noch mal einiges getan in Ihrem Konzept.

B: Auf weitere Bereiche.

S: Genau, auf weitere Bereiche und auch noch mal so Feinheiten, die überarbeitet wurden. Also ganz interessant zum Beispiel ist ja noch mal diese Sache mit diesem Diätleitfaden wo es ja wirklich an einigen Einrichtungen ist, wo es ja immer wieder Probleme gibt. Ja und dann kommen wir doch auch mal zu dem wissenschaftlichen Hintergrund. Sie sagen, die amerikanische Literatur hat Sie sicher beeinflusst, Lodgeman. Gibt es noch so andere Leute, wo Sie wirklich sagen, das waren so grundlegende Ideen die mich beeinflusst haben?

B: Also ich habe begonnen habe ich mit den Ideen der neurophysiologischen Therapieverfahren. Da waren – beeinflusst hat natürlich Bobath, PNF, Rood dann auch die Techniken, die die Müller, die Schweizer Logopädin veröffentlicht hat, wo ja auch dann viel von Kunz mit übernommen wurde, dann auch Techniken, zum Beispiel Crickmay hat also Sprach-Sprechtherapie auf der Basis von Bobath veröffentlicht und Bonzio und Vater hat auch viel aus diesen Stimulationstechniken veröffentlicht, Fröhlich kam dann erst später.

S: Zu dem kommen wir auch noch mal.

B: Ja. Der kam dann erst später und hat eben viele Bereiche aus dem vorher genannten in seinem Konzept mit aufgenommen. Ganz klar. Das waren so die ersten und dann habe ich aber festgestellt, dass diese Therapieverfahren nicht ausreichen zur spezifischen Behandlung von schluckgestörten Patienten. Und im Zuge der verbesserten diagnostischen Verfahren und ...habe ich dann weitergesucht, was bringt mir Informationen und da ist einfach, die Pionierarbeit hat Lodgeman geleistet. Die wiederum aber auch, ihre kompensatorischen Techniken fußen auf einem Artikel von Larsen, der einige Zeit vorher erschienen ist, der jetzt auch immer so untergeht, leider. Aber der hat das halt nur in einem kleinen Artikel veröffentlicht und kein Buch darüber geschrieben und die Lodgeman hat ja auch sehr viel wissenschaftlich auf diesem Gebiet gearbeitet. Also das ist einfach die Pionierin. Ganz klar.

S: Helen Müller würde ich auch eine ganz starke Pionierarbeit zuschreiben. Weil ich immer wieder sehe, trotz allem, alles was ich aufschlage, hat Helen Müller als älteste Autorin zitiert.

B: Hm, hm.

S: In der Arbeit mit Kindern, mit schwerstmehrfach behinderten Kindern würde ich ihr die Pionierarbeit zuschreiben.

B: Also ich finde es sehr schade, ich habe in der Schweiz einen Vortrag gehalten vor einem halben Jahr oder was und habe dann, da läuft ein Tonband, und habe dann ähm eine – Studentinnen kennen gelernt, also ältere Kolleginnen, die bei ihr noch studiert haben und habe mir dann auch das Skript zuschicken lassen von ihr. Ja, und ich finde es schade, dass sie dann einfach nicht mehr zitiert wird oder manche Andere ihr Konzept übernehmen.

S: Ja, das ist so, ja?

B: Ist so.

S: Ist so.

B: Und die hat da viel mehr.

S: Gut, Sie haben ja jetzt auch schon Konzepte genannt. Wie ist es denn Bonzio und Morales haben ja zusammengearbeitet, Morales auch?

B: Ja. Wobei da gibt es viele Techniken, die zu übernehmen sind, aber man muss sich ganz klar sein, das ist keine spezifische Schlucktherapie und da habe ich auch schon beobachtet auch selber in Kursen zum Beispiel, dass ein Patient mit einer Hirnstammläsion und örtlichen offensichtlichen – Öffnungsstörungen, wenn man ihn dann befragt, nach der Pathologie, habe ich selber einen Kurs mitgemacht, und wenn der dann mit Vibrationen behandelt wird, dann steige ich aus. Das ist einfach zu unspezifisch. Und da gibt es sicher sehr schöne Methoden, die auf bestimmte Erkrankungen anzuwenden sind, aber man muss genau differenzieren was will ich damit erreichen. Und das fehlt da noch.

S: Könnten Sie denn noch so sagen, Sie sind ja in dieser Arbeitsgemeinschaft, gibt es denn da jetzt nur mal so Fachleute, mit denen Sie ganz eng zusammen gearbeitet haben, oder Kollegen oder auch aus anderen Bereichen, wo Sie sagen: Ja, das sind auch noch mal Leute, die so vielleicht, wenn sich das jetzt auch nicht direkt in der Veröffentlichung niedergeschlagen hat aber so für mich niedergeschlagen hat?

B: Das sind vor allen Dingen die Autoren, die in dem Buch dann auch noch mitarbeiten. Also das ist der Clan.

S: *Der Clan. Und zusätzlich, dass es da noch...es kann ja sein, dass es hier jetzt mal einen Psychologen gibt, oder einen Physiotherapeuten wo Sie sagen würden...oder einen Ergotherapeuten wo Sie sagen würden, das sind so Leute, die mich auch noch mal angeregt haben.*

B: Also was man dann auch in der Arbeitsgruppe... der Doktor Wiebner, der hat sehr viel eingebracht über die Therapie, beziehungsweise Diagnostik und Therapie mit Kindern. Aber ansonsten ist es dieser Kern der Arbeitsgruppe. Und dann eigentlich auch mehr, was beeinflusst hat auch mehr internationale Kontakte.

S: *Wo gehen Ihre internationalen Kontakte hin? Also in der Literatur der USA. Aber haben Sie jetzt noch nach Frankreich oder mehr nach Osten noch Kontakte?*

B: Nein. Also hauptsächlich USA. Weil eigentlich auch die Veröffentlichungen hauptsächlich kommen da her, war zwar auch schon in Frankreich und so weiter, aber gut. Also primär aus den Vereinigten Staaten.

S: *Und die kooperieren dann auch mit Ihrer Arbeitsgruppe?*

B: Ja. Teils, teils. So weit es möglich ist.

S: *Gut. Ja, jetzt gehen wir doch mal direkt zu Ihrem Konzept und da schließt sich natürlich wieder an die Fragen an − warum − und das ist ja auch schon angeklungen, also ganz stark angeklungen im Interview − warum haben Sie denn so Ihr eigenes Konzept entwickelt? Es gibt ja so die Frau Coombes, die da noch sehr aktiv ist in dem Bereich. Wie kamen Sie denn dazu, dass Sie gesagt haben, ja das genügt mir nicht oder....?*

B: Also erstmal muss ich zu dem eigenen Konzept etwas sagen. Ich stehe der Sache immer kritisch gegenüber wenn man sagt, ich arbeite nach einem Konzept. Ich würde das auch nicht so als mein eigenes Konzept bezeichnen, sondern meine Intention besteht eigentlich darin evidenzbasiert zu arbeiten und nicht konzeptorientiert. Das heißt, ich suche immer wie ist der augenblickliche wissenschaftliche Stand, was gibt es an Möglichkeiten, ist es plausibel, dass diese oder jene Therapieverfahren Erfolg bringen oder nicht und ich möchte also da nicht nach einem Konzept, das nicht nach rechts und links guckt arbeiten und sagen, so diesen Rahmen wende ich jetzt an, sondern ich bin immer variabel. Das heißt, ich versuche möglichst spezifisch zu arbeiten in Abhängigkeit von der Pathologie des einzelnen Patienten und in Abhängigkeit von der Grunderkrankung. Und danach werden eben die Bausteine der Therapie, so möchte ich es jetzt einmal nennen, ausgewählt. Ganz spezifisch. Also ich, ich kann das auch nicht, ich würde auch von mir weisen, dass das mein eigenes Konzept ist, weil einfach viele Einflüsse von anderen Leuten hier eingebracht wurden. Und vielem stehe ich auch kritisch gegenüber eben in...

S: *...Abhängigkeit von der Erkrankung.*

B: Ja.

S: *Und auch wissenschaftlichem neuen Stand wahrscheinlich.*

B: Ja.

S: *Wir sagen deswegen auch Konzept, und nicht Methode. Also wenn etwas sehr offen gesehen wird, dann sprechen wir von Konzept um das auch zu forcieren, dass es immer individuell auf das Kind oder auf den Menschen mit Behinderung ausgerichtet ist und auch sich verändert im Rahmen des Wissenschaftlichen.*

B: O.K., was wollen Sie jetzt noch, jetzt bin ich abgekommen? (lacht)

S: Ja, das war jetzt so eine Belehrung. (lacht) Ja, wieso nennen Sie das denn „funktionelle Dysphagietherapie"? Also wieso nennen Sie das nicht einfach „Dysphagietherapie" oder „Möglichkeiten der Dysphagietherapie", sondern wirklich auch dieses funktionelle?

B: Damit will ich ausdrücken, dass ich funktionsorientiert arbeite, das heißt, ich will die Oralisierung, die orale Nahrungsaufnahme und effizientes Schlucken ermöglichen und nicht unbedingt physiologisches Schlucken anbahnen. Das möchte ich natürlich gerne aber es ist bei der, bei dem größten Teil der Patienten aufgrund der Schädigung einfach nicht möglich. Und ich warte nicht so lange, bis eventuell sich physiologische Mechanismen angebahnt haben könnten, sondern ich versuche dass die Patienten möglichst rasch zu einer oralen Nahrungsaufnahme kommen. Und möchte es deshalb als „funktionell" und „funktionsorientiert" bezeichnen.

S: Das wird mir jetzt sehr einsichtig.

B: Sollen sehr viel Zeit damit vertun eine physiologische Bewegungsfolge anbahnen zu wollen, die dann auch nie erreicht wird.

S: Realistisch betrachtet?

B: Ja. Jaja. Und da finde ich oft, ich finde es von manchen Leuten sehr dogmatisch und wenig praxisorientiert und deswegen habe ich das „funktionell" genannt und „dysfunktionsorientiert"

S: Ja.

B: Ja. Also einfach auch um mich von bestimmten Dogmen abzugrenzen.

S: Abzugrenzen, ja.

B: Fällt mir in dem Bereich eben sehr schwer.

S: War auch eine Erfahrung, die ich auch hatte. Jetzt ist es ja sehr interessant, dass Sie Ihr Konzept wirklich, also in diesen sechs Jahren der Neuauflage des Buches sehr erweitert haben vom Patientenkreis. Während Sie ja dreiundneunzig wirklich von der „neurogenen Dysphagietherapie" sprechen, sprechen Sie ja inzwischen von der „funktionellen Dysphagietherapie" und wie hängt das zusammen? Wieso können Sie jetzt Ihre Klientel so stark ausweiten also auch auf Muskeldystrophiker z.B. also progressive Erkrankungen oder auch onkologische Erkrankungen, mit was hängt das zusammen?

B: Das hängt einmal zusammen mit der Erfahrung, die sich ergeben hat in dem Bereich, weil nach der ersten Veröffentlichung hat man dann nicht nur die neurologischen Patienten in der eigenen Klinik behandelt, bzw. es kamen dann viele Patienten von außerhalb, um schlucktherapeutisch behandelt zu werden und darunter natürlich auch spezifische Fälle, die sonst nicht in der Reha-Klinik aufgenommen werden. Und es hat sowohl im neurologischen Bereich als auch außerhalb in diesem, bei diesen strukturellen mechanischen Läsionen habe ich, habe ich es dann einfach für notwendig gefunden weiter zu differenzieren, das heißt, dass also die Bausteine sage ich jetzt der funktionellen Dysphagietherapie in Abhängigkeit von der Grunderkrankung spezifisch angewendet werden. Und wollte das einfach noch mal rausarbeiten, dass z.b., wenn ich jetzt einen ALS-Patienten habe, dann kann ich mit dem nicht restituierenden Übungen machen, Widerstandsübungen mit häufigen Wiederholungen, da werde ich die Situation verschlechtern. Um dann genau zu wissen und um noch mal, war die Intention, noch mal zu betonen, ich muss genaue Informationen über die Grunderkrankung haben und dann kann ich die, das spezifische, äh die spezifischen therapeutischen Strategien auswählen.

S: Ja.

B: Oder jetzt bei einem schwerst hirnverletzten Patienten kann ich natürlich keine kompensatorischen Maßnahmen durchführen, da geht das halt nur mit Stimulationen und erstmal passiven Bewegungen. Um eben spezifischer zu werden wurde das ausgeweitet und weil wir auch in den Fortbildungen gemerkt haben, dass da einfach Bedarf besteht.

S: Also, was sind denn so die Konzepte, die Sie für die Patienten mit schwersten Wahrnehmungsstörungen, mit schwerst neurologischen Störungen aufgegriffen haben, weil das wurde mir in der Literatur nicht ganz deutlich, was da eigentlich so noch mal die grundlegenden Konzepte sind.

B: Also das sind die, die vorne zitiert wurden im Buch, bei diesen Stimulationsverfahren. Also da vor allen Dingen also die, sind ja die einzelnen Leute aufgezählt also jetzt Bobath, dann PNF, Crickmay damals, Bondzio und Vater, die äh, die da zum Tragen kommen. Und dann auch natürlich was Coombes gemacht hat, wobei es gibt nicht all zu viele Veröffentlichungen darüber.

S: Und jetzt frage ich Sie natürlich, weil ich auch bei Andreas Fröhlich arbeite und auch da die Arbeit schreibe, hatte denn das Konzept von Andreas Fröhlich und seinen Mitarbeitern, die Basale Stimulation, auch einen Einfluss? Der wird also dreiundneunzig einmal kurz erwähnt und dann fliegt er komplett raus? Wie weit spielt auch die Basale Stimulation eine Rolle bei der Arbeit mit schwerst wahrnehmungsgestörten oder schwerstkranken Patienten?

B: Ähm, da muss ich sagen, das ist ein weiterer Begriff, weil es gibt ja alle möglichen Veröffentlichungen schon inzwischen darüber auch im pflegerischen Bereich und ich habe absichtlich mehr zurück gegriffen auf diese älteren Literaturen, auf die die anderen aufbauen. Ich kann jetzt nicht sagen, weil ich sehe bei Fröhlich viele Affinitäten eben zu diesen älteren Leuten, zu meinetwegen zu Bondzio und Vater oder auch zu Crickmay, die einfach früher erschienen sind. Ich kann jetzt nicht sagen, das Konzept von diesem hat mich dazu geprägt, sondern das sind einfach, einfach viele verschiedene Leute, die da ihre Veröffentlichungen verbreitet haben.

S: Ja, es ist auch, es ist auch so eine Frage, ja die Pflege arbeitet ja dann auch oft, gerade in Reha-Kliniken mit der Basalen Stimulation, wie weit gibt es da Austausch und wie weit, ja, ich sehe jetzt, wenn ich Ihre Literatur durchgucke, Sie haben die Ramsay-Flasche auch, die heißt bei uns „Goldschmied-Flasche". Und jetzt ist aber Fröhlich, er hat ja seit 1975 auch veröffentlicht auch für Essen und Trinken, so dass er ja auch da immer noch einer der Ältesten ist. Deswegen frage ich das noch mal so, denn auch Sie sagen ja jetzt, Sie greifen noch weiter zurück, aber gibt es noch so Einflüsse, die Sie auch machen können, die aber sekundär eine Rolle spielen?

B: Ich habe das – wann ist das Buch von ihm zum ersten Mal erschienen?

S: Die Basale Stimulation ist einundachtzig zum ersten Mal erschienen.

B: Einundachtzig, ja, hm.

S: Allerdings sind ja diese Veröffentlichungen zu den Frühversuchen schon vorher erschienen.

B: Also die vorher kenne ich nicht.

S: Kennen Sie nicht.

B: Also ich kenne nur, ich kenne nur das Buch.

S: Ah ja. Das erklärt natürlich auch, warum Sie sagen Fröhlich war später.

B: Ja. Ich habe vorher einfach nicht diese anderen Buchveröffentlichungen, die genannt sind gelesen aber eben dann erst, aber jetzt nicht einzelne Artikel.

S: Ja.

B: Und da habe ich, für mich war da einfach, ich habe die Artikel auf der internationalen Literatur gelesen für diesen Bereich. Was man dann halt, wenn man antippt kriegt. Das ist so. Da stehe ich ja.

S: Es war nur so auch noch mal eine Frage, kennen Sie die frühere Literatur?

B: Die kenne ich nicht.

S: Weil da sind eigentlich schon diese ganzen Ideen drin und dann kommt eben Basale Stimulation das Konzept und dann kommt ja die Veröffentlichung Bienstein wo dann die Dinge explizit angesprochen wurden.

B: Zu dem Bereich muss man, denke ich schon noch etwas dazu sagen. Also der Stimulationsbereich, also das sehe ich nicht als spezifische Schlucktherapie.

S: Ja, das schreiben Sie auch, ja.

B: Das sind Stimulationsmöglichkeiten bei mehrfach behinderten Patienten. Ob diese Patienten dann tatsächlich eine Schluckstörung haben ist dahin gestellt. Und häufig ist es so, dass bei vielen schwerstbehinderten Patienten die autonomen Funktionen des Schluckens nicht beeinträchtigt sind. Weil einfach die Schluckzentren einwandfrei arbeiten und deswegen keine großartige Schluckstörung vorliegt obwohl die Patienten sonst schwerst beeinträchtigt sind in allen möglichen Bereichen. Und deswegen muss man da auch sehr unterscheiden.

S: Was sind denn dann so für Sie so, die viele in – ja in der Schlucktherapie, ich nehme jetzt Ihr Vokabular, also Ihren Terminus auf, bei schwerst wahrnehmungsgestörten Patienten? Was ist denn dann so Ihr Ziel? Also wenn Sie sagen gut, wir bieten das den Leuten aber trotzdem an als Förderung, als Therapie?

B: Das ist sehr schwierig. Und da muss ich sagen habe ich ein großes Problem seit ich mich mit Schlucktherapie beschäftige, habe mir auch viel Mühe gemacht die ganze Literatur durchzugucken über die Stimulationsmethoden und über den orophazialen Bereich sowieso wenig Arbeiten gefunden, das kommt ja alles aus der Krankengymnastik und da sind die Ziele sehr schwammig.

S: Ja und wenn Sie so persönliche Ziele nehmen?

B.: Es gibt ein konkretes Ziel, dass man also meint, dass man mit sensorischen Informationen das kranke Gehirn so strukturieren kann, dass sich motorischen Funktionen anbahnen, dass man es umstrukturieren kann, aber gut. Da ist es auch abhängig. Welche Afferenzen sind noch intakt, was kann ich denn tun? Oder mit welchen Afferenzen kann ich denn überhaupt diese oder jene Funktion anbahnen? Also es ist ja auch differenziert. Und da sehe ich einfach ein großes Problem und auch ein bisschen Schweben im luftleeren Raum. Muss ich sagen.

S: Mach ich noch mal kurz. Geht das für Sie noch?

B: Ja, wie spät? Zwölf? Ja.

S: O.K., dann haben wir noch ein bisschen. Jetzt, das ist ganz interessant auch, Sie arbeiten ja im Schwerpunkt mit Erwachsenen, haben Sie ja auch schon gesagt, aber es tauchen doch immer wieder Fotos von Kindern auf. Woher kommt das? Arbeiten Sie auch mit Kindern?

B: Nein. Ich arbeite also wenn mit Jugendlichen. Ich habe früher viel mit Kindern gearbeitet, aber jetzt, wenn dann haben wir Jugendliche und das kommt einfach da her, weil viele Therapiestrategien gleichermaßen bei Kindern anzuwenden sind.

S: Gut. Jetzt kommt also für mich etwas ganz Wichtiges. Sie sprechen von der einen Seite immer vom „Entwicklungsphysiologischen", sagen wir jetzt auch noch mal, dass Sie eben funktionsorientiert arbeiten, aber auf der anderen Seite wird mir wirklich nicht deutlich, ist ein Beißreflex, ist ein Würgereflex, ist ein primitiver Zungenstoß, wie das eben heißt, ist das für Sie ein Pathos-Mechanismus oder ist das eine Restfunktion?

B: Also...

S: Also lassen Sie mich noch mal erklären. In der Mainzer Schule sehen wir solche Patho-Mechanismen wie ein Zungenstoß oder ein Beißreflex schon auch als Anknüpfungspunkt, als Ressource eines Menschen. Es wird mir nicht ganz klar, sehen Sie das in Ihrem Konzept als Ressource, die erstmal da ist und mit der zu arbeiten ist oder sehen Sie das schon auch als Patho-Mechanismus, der zu hemmen ist?

B: Das kommt darauf an, wie man Entwicklungshierarchie versteht. Und da habe ich große Probleme. Ich habe ein großes Problem damit. Nach neueren Untersuchungen muss man einfach so entwicklungshierarchischen Aufbau in diesen oralen Funktionen sehr kritisch betrachten. Das heißt also ich kann jetzt nicht behaupten, so wie z.B. und auch andere, dass man sagt, also beißen, saugen, auf diesem Muster baut dann der Kaureflex auf, auf diesen Kaubewegungen wiederum Sprechbewegungen uns so weiter, man muss doch sehen − und das haben auch inzwischen viele Arbeiten ergeben − dass es doch sehr spezialisierte Funktionen gibt. Und deswegen möchte ich auch gar nicht so sehr sprechen von Ressourcen auf denen ich aufbaue es gibt die sehr fraglich ob ich, kann ich jetzt tatsächlich auf so einen Beißreflex z.B., ist der die Grundlage bei einem erwachsenen Patienten für den Aufbau differenzierter Bewegungen? Das betrachte ich sehr kritisch. Diesen stufenweisen Aufbau, denke ich, dass der so nicht existiert.

S: Auch beim Kind nicht?

B: In der kindlichen Entwicklung, ich nehme an. Weil sich die verschiedenen orophazialen Funktionen doch sehr separat entwickeln und auch kortikal unterschiedlich repräsentiert sind. Und sich auch entwickeln durch verschiedene afferente Mechanismen. Also man weiß z.b. für das Sprechen sind die wichtigsten Afferenten die auditiven Rückmeldungen. Fürs Schlucken ist mit die wichtigste Afferenz der Bolus an sich und die Anpassung an die Boluseigenschaften und das sind sehr unterschiedliche Verarbeitungsmechanismen und unterschiedliche kortikale sensomotorische Steuerungskonzepte. Ich glaube, dass man das sehr differenziert sehen muss und zum momentanen Zeitpunkt wissen wir relativ wenig darüber. Deshalb bin ich sehr vorsichtig mit dem Begriff Funktionen aufeinander aufzubauen. Ich sage, ich möchte eine differenzierte Funktion anbahnen. Ob ich diese auf einer pathologischen aufbauen kann weiß ich nicht. Nach dem derzeitigen Stand.

S: Jetzt sagen Sie aber auf der anderen Seite auch – also wenn es Ihnen nichts ausmacht bohre ich noch mal – Sie bauen aber trotzdem auch funktionsorientiert. Also oder Sie arbeiten funktionsorientiert. Ja, wie ist das denn dann? Also, wie ist es wenn Sie jemanden, einen Patienten haben, der irgendetwas macht, was erst einmal pathologisch erscheint, aber doch sehr funktionell ist?

B: Ich versuche bei den...gut, ich habe jetzt, Beispiel, ich habe eine Patientin mit Beißreflex, Zungenstoß, die kann trotzdem die Nahrung gut aufnehmen. Spielt keine Rolle. So. Für die Schlucktherapie würde ich jetzt sagen O.K., Ziel Oralisierung ist erreicht, aber was will ich denn jetzt noch mehr? Und dann geht es eben weiter. So, will ich mehr, für welche Funktion wozu brauche ich differenzierte orophaziale Bewegungen? Dann werde ich mal versuchen die anzubahnen. In wiefern diese isolierten Bewegungen, die ich anbahne, oder auch Bewegungsmuster dann, z.B. mit Streckbewegungen zusammenhängende wieder eine völlig anderen Sache, ob ich es damit schaffe weiß man ja auch nicht, aber O.K.. Es ist immer das Ziel entscheidend. Aber wenn ein Patient, ich kann natürlich Patienten mit Zungenstoß, Beißreflex sind in der Regel nicht in der Lage feste Nahrung zu sich zu nehmen. Wäre mein nächstes Ziel Kauen anzubahnen. Um das anzubahnen muss ich versuchen, dass die Organe sich besser bewegen können und dass rotatorische Bewegungen usw. möglich sind. Versuche ich differenzierte Bewegungen anzubahnen. Ob die auf dem alten Muster aufbauen sei dahin gestellt. Beim Erwachsenen lässt sich das sowieso nicht so sagen wie beim Kind.

S: Gut, das ist jetzt auch noch mal ein bisschen klarer. Dann gehen wir mal zu den Angehörigen. Also Sie sprechen ja von den Angehörigen als Ko-Therapeuten. Ich nehme an, Sie leiten dann die Angehörigen an und muten ihnen so viel zu wie es geht oder auch so viel die eben zulassen können. Gibt es noch so eine andere Form der Angehörigenarbeit, die Sie machen?

B: Also wir haben, da muss man jetzt die Abteilung hier sehen und den Rahmen der geboten wird. Also wir haben jetzt z.B. einmal für diese schwerst hirnverletzten Patienten des Rooming-In mit den Angehörigen und es ergibt sich von selbst, die sind sehr froh, wenn sie auch bestimmte Aufgaben übernehmen können, um ihrem Angehörigen dadurch zu helfen, in der Regel sehr dankbar und arbeiten gerne mit weil ich meine sonst sitzen sie den ganzen Tag im Zimmer und das ist auch nicht das Ziel der Sache, das ist eine Sache, dann haben wir eine

Angehörigengruppe für Dysphagiepatienten, die regelmäßig statt findet und wir haben einen Arzt, psychotherapeutisch ausgebildeten, der speziell die Angehörigen betreut. Wobei auch eine starke Interaktion ist, wir uns dann einmal im Monat, oder wenn akut ein Gespräch notwendig ist, dann mit ihm zusammensetzen und sonst in regelmäßigen Abständen. Wo dann über diese Dinge gesprochen wird und ja, also der speziell Angehörigenarbeit ist z.b. hier in der Abteilung ein sehr großer Schwerpunkt auch von unserem Chef. Aber das ist auf verschiedene Schultern verteilt.

S: Also, dass sich über den – ich mache das mal konkret für mich – über dieses Rooming-In ergeben sich eben viele Situationen wo Angehörige, die dazu bereit sind angeleitet werden können in der Mitarbeit und gleichzeitig gibt es ein interdisziplinäres Team, das sich noch mal in der Angehörigenarbeit verständigt und dann auch noch mal individuell Probleme oder Fragen von Angehörigen aufgreift und da kommt es eben auch zu Fragen von Sprachtherapien und auch von der Dysphagie?

B: Also es gibt, es gibt ein spezielles Angehörigenteam, interdisziplinäres und dann gibt es noch ein Team, die Therapeuten mit dem speziellen Arzt, der die Angehörigen betreut. Gut.

S: Und gibt es dann auch so etwas, wie so noch eine Nachbetreuung, die Sie auch für Angehörige machen?

B. Ja. In der Gruppe.

S: Gut. Dann noch eine ganz kleine, lapidare Frage, das ist mir so aufgefallen bei einer Übung, haben Sie denn so alles, was Sie so an Übungen beschreiben auch ausprobiert selbst?

B: Ja.

S: Dann lassen Sie mich noch nachfragen, dann machen wir auch aus. Dann sind wir jetzt auch so weit fertig. Ich hätte da noch so, einfach so ein paar andere Fragen. Gibt es denn jetzt noch so etwas, noch so Gebiete, wo Sie sich außerhalb der Dysphagietherapie in der Sprachtherapie spezialisieren? Sie haben vorhin gesagt Aphasietherapie, Dysarthrietherapie?

B: Neurogene Stimmstörungen. Aber jetzt die Spezialisierung ist auf den Schlucktherapiebereich beschränkt, weil es einfach nicht möglich ist, also diese ganze internationale Literatur im Blickfeld zu haben und die ganzen Studien das kann ich momentan aus arbeitszeitlichen Gründen auch nur für das Schlucken leisten. Und das erfordert auch sehr viel Arbeit, da immer die neuesten Veröffentlichungen zu verfolgen oder selbst auch Veröffentlichungen zu schreiben.

S: Gibt es denn noch so einen Bereich – also das frage ich jetzt wirklich auch mal so ganz privat – in, ja wirklich in der Sprachtherapie, wo Sie sagen würden, wenn ich dafür Zeit hätte, dann würde ich gerne mich mehr um das und das auch bemühen?

B: Ja, ich würde wieder, ich habe früher auch Legasthenie als Spezialgebiet gehabt, das würde mich auch wieder sehr reizen. Klar. Aber wahrscheinlich deshalb, weil es jetzt so lange zurück liegt.

S: Gut, dann ist mir auch so aufgefallen, haben Sie denn, sind Sie Praxisbegleiterin, oder Instruktorin, oder wie auch immer sich diese verschiedenen Konzepte nennen, noch in anderen Konzepten? Also dass Sie Instruktorin sind für ein Bobath-Konzept, oder...?

B: Nein. Das lehne ich ab. Ich lehne das ab. Weil das nicht meine Intention ist, bestimmte Konzepte zu vertreten.

S: Ja. Ich frage das auch nur, weil, es könnte ja sein, dass Sie sagen, ja, ich habe bevor ich in die Dysphagietherapie gegangen bin, ich sage jetzt z.b. mich mit dem Bobath-Konzept sehr intensiv auseinander gesetzt und bin da eben bis zur Instruktorin gekommen. Oder...

B: Nee.

S: Ohne dass Sie jetzt da lehren, aber dass Sie sich da sehr intensiv...

B: Also ich habe, Tatsache ist, dass ich Schlucken begonnen habe mit dem Bobath-Konzept und auch mit den Informationen, die damals auch schon von Coombes verbreitet wurden, schon vor Jahrzehnten. Das war mein schlucktherapeutischer Beginn. Und daraufhin habe ich dann versucht zu hinterfragen und aufzubauen, weil mir das einfach nicht genug war.

S: Ja. Und jetzt frage ich noch mal ganz neugierig. Haben Sie denn auch Kurse belegt, Bobathkurse?

B: Ja. Ich habe bei verschiedenen, ja.

S: Oder PNF ?

B: PNF habe Kurse belegt.

S: Ja und dann möchte ich Sie gerne, jetzt auch noch mal einfach um Ihre Person ein bisschen kennen zu lernen, auch noch mal wissen, was ist denn so Ihr persönlicher Hintergrund, also ganz privat, so weit Sie das natürlich selbst zulassen können. Wann sind Sie geboren? Wie kommen Sie denn dazu Pädagogik zu studieren, erst mal Schulpädagogik? Sind Sie verheiratet und je nachdem, was Sie...

B: Also ich bin vor ewigen Zeiten, das können wir jetzt kurz machen (lacht). Ich bin neunundvierzig geboren und habe dann Pädagogik studiert und während des Studiums – also das war damals Grund- und Hauptschule – und als ich fertig war habe ich gemerkt, dass ich eigentlich noch gar nicht als Lehrerin arbeiten will (lacht) und eigentlich mir das, mich nicht so sehr interessiert hat, sondern ich habe damals schon immer Wochenenddienst gemacht in Geistigbehinderteneinrichtungen und dann habe ich Sonderpädagogik studiert und mich gestürzt auf die Gehörlosenpädagogik, eigentlich erst mal, weil meine Großmutter gehörlos war und dann habe ich gedacht jetzt werde ich Gehörlosen- und Schwerhörigenlehrerin. Und das ging aber nur in Kombination eben mit Sprachtherapie und dann hat mich die eigentlich mehr interessiert. So war das. Also meine ursprüngliche Intention war damals diese Taubstummenlehrerin, mein Abschluss heißt auch noch so. Ja.

S: Und haben Sie irgendwie also familiäre Hintergründe, dass Sie schon Pädagogen in der Familie hatten oder auch Ärzte so?

B: Da gibt es Pädagogen in der Familie, ja.

S: Grundschullehrer dann?

B: Jaja.

S: Gut, und jetzt frage ich Sie ganz privat. Sind Sie verheiratet? Haben Sie Kinder?

B: Ach so, ja, ich bin eine Familie. Habe zwei Kinder und arbeite, und das ermöglicht das, weil ich arbeite halbtags also seit eben meine erste Tochter geboren ist, also seit mehr als zwanzig Jahren arbeite ich halbtags, was mir natürlich auch die Möglichkeit gibt mich so intensiv mit dem bestimmten Spezialgebiet zu beschäftigen. Das könnte ich sonst nicht. Also meine Nachmittage sind schon Schreibtischarbeit gewidmet. (lacht)

S: Gut, Frau Bartolome, dann danke ich einfach für das Gespräch, dass Sie sich Zeit genommen haben trotz aller Hektik im Klinikalltag, wie das so ist.

Anlage 7:   Brief an Herrn Schalch

UNIVERSITÄT
KOBLENZ · LANDAU

Abteilung Landau
Institut für Sonderpädagogik

<u>Institut für Sonderpädagogik   Xylanderstr. 1   76829 Landau</u>

Annette Schramm

Herr   Xylanderstraße 1
Friedel Schalch   D - 76829 Landau
Carrere Jacinto Benavente 40
E –07160 Paguera/ Mallorca   Tel.:   06341/9217-0
                                                      Fax.:   06341/9217-55

01.03.2003

Veröffentlichung Schluckstörungen und Gesichtslähmungen

Sehr geehrter Herr Schalch,

im Rahme einer Doktorarbeit zum Thema ,Möglichkeiten der Förderung des Essens, Trinkens und Schluckens bei Menschen im Koma und den frühen Remissionsphasen unter besonderer Berücksichtigung des Konzepts Basale Stimulation ®' befasse ich mich auch kurz mit einem Überblick über die verschiedenen Veröffentlichungen zum Thema therapeutische Hilfen bei Schluckstörungen. In diesem Kapitel wird auch Ihr Werk genannt. Für mich ist es nun bei der Kurzanalyse dieser einzelnen Veröffentlichungen von Bedeutung jeweils den professionellen Hintergrund des Autors (z.b. ist er/sie Logopäde, Sprachheilpädagoge, kln. Linguist, Physiotherapeut, Pädagoge usw.) und den Entstehungsort (Land und Institution) seiner Therapievorschläge zu erfahren. Leider wird mir dies in Ihren Veröffentlichung nicht deutlich.
Ich möchte Sie nun auf diesem Wege fragen, ob Sie mir auf folgende Fragen antworten könnten:
Welcher Berufsgruppe gehören Sie an?
Auf welchem Erfahrungshintergrund basieren Ihre Veröffentlichungen, wo haben Sie gearbeitet?
Über eine Antwort würde ich mich sehr freuen.

Mit freundlichen Grüßen

Anlage 8:   Antwort Herr Schalch

Friedel Schalch, C. Jacinto Benavente 40, E-07660 Paguera, Mallorca   Tel/Fax 0034 971 688 048   15 marzo 2003

Frau Anette Schramm c/o
Institut für Sonderpädagogik, Abt. Landau
Xylanderstr. 1
D-76829 Landau

Sehr geehrte Frau Schramm,

Schluckstörungen und Gesichtslähmung

Mit Vergnügen beantworte ich die Fragen Ihres Briefes vom 11.3.03:

1. Berufsgruppe: Pädagoge, Heilpädagoge, klinische Logopädie.
2. Entstehungsort der Therapievorschläge : siehe beigelegte Kopie des Vorwortes zur ersten Auflage meines Buches. (vermutlich besitzen Sie die Fünfte.)

Ich wünsche Ihnen viel Erfolg bei der Weiterarbeit an Ihrer Dissertation und grüsse Sie freundlich.

P. Schalch
Friedel Schalch

X im Laufe meiner 2unfjährigen klinischen Tätigkeit.

xx auch Dozententätigkeit am Heilpädagogischen Seminar Zürich (jetzt Sonderpäd. Fachhochschule)

Anlage 9:   Anschreiben zur Fragebogenuntersuchung

U N I V E R S I T Ä T
KOBLENZ · LANDAU

Abteilung Landau
Institut für Sonderpädagogik
Annette Schramm
Xylanderstraße 1
D - 76829 Landau
Tel.:   06341/9217-0
Fax.:   06341/9217-55

12.09.2002

Sehr geehrte Damen und Herren,

im Rahmen des Forschungsprojektes „Möglichkeiten der fazio-oralen Förderung von Menschen im Koma unter besonderer Berücksichtigung des Konzeptes Basale Stimulation®"
führen wir eine bundesweite Untersuchung an allen neurologischen Frührehabilitationskliniken durch. Diese hat das Ziel, die in der funktionellen Therapie der neurogenen Dysphagie tätigen Berufsgruppen zu erfassen. Die Befragung erfolgt selbstverständlich anonym. Es werden keine Einzelergebnisse ausgewertet und veröffentlicht, sondern das Gesamtergebnis der Untersuchung. Die gewonnen Daten werden in eine von mir erstellte Dissertation zum oben genannten Thema einfließen.
Bitte füllen Sie den beiliegenden Fragebogen aus und schicken ihn bis zum 18.10.2002 an uns zurück.
Für Rückfragen stehe ich selbstverständlich jederzeit unter oben genannter Adresse und Telefonnummer zur Verfügung
Vielen Dank für Ihre Mitarbeit.
Mit freundlichen Grüßen

Annette Schramm
(Dipl.-Heilpädagogin)

Anlage 10: Fragebogen zur Erfassung der in der funktionellen Therapie neurogener Dysphagien tätigen Berufsgruppen in Kliniken für neurologisch-neurochirurgische Frührehabilitation

Fragebogen zur Erfassung der in der funktionellen Therapie neurogener Dysphagien tätiger Berufsgruppen in Kliniken für neurologisch / neurochirurgische Frührehabilitation

Vorgehensweise: Bitte kreuzen Sie die Punkte, die für Ihre Klinik zutreffen sind an. Mehrfachnennungen sind möglich.

1. Bitte geben Sie an, wer diesen Fragebogen ausgefüllt hat:
- o   Chefarzt
- o   Leitung der funktionellen neurogenen Dysphagietherapie

Andere: _____

2. Leitung der funktionellen Therapie

2.1 Aus welcher Berufsgruppe stammt die Person, der die Leitung der _funktionellen_ Therapie bei neurogenen Dysphagien unterliegt?:
- o   Arzt ⟶ Facharzt für _____
- o   Pflege
- o   Sprachtherapeut ⟶   mit folgender Ausbildung:
  - o   Diplom-Logopäde
  - o   Logopäde
  - o   Diplom-Pädagoge
  - o   Sonderschullehrer
  - o   Erziehungswissenschaftler M.A.
  - o   Linguist M.A.
  - o   Andere: _____
- o   Ergotherapie
- o   Physiotherapie
- o   Andere:_____

2.2 Welche Fortbildungen hat die Leitung der funktionellen Therapie zum Thema neurogene Dysphagien besucht?:
- o   OFRT (Castillo Morales)
- o   FOTT (Kay Coombes)
- o   FDT   (Gudrun Bartholome)
- o   Andere:_____

3. Stellenschlüssel

3.1 Welchen Stellenschlüssel haben Sie für die Mitarbeiter der funktionellen Therapie neurogener Dysphagien:

_____Personen auf _____ Stellen.

4. Berufsgruppen, die in der funktionellen Therapie von neurogenen Dysphagien tätig sind

4.1 Welche Berufsgruppen arbeiten in der funktionellen Therapie neurogener Dysphagien?

- o   Krankenschwestern / -pfleger   Anzahl: _____
- o   Ergotherapeuten......................   Anzahl: _____
- o   Physiotherapeuten.................   Anzahl: _____
- o   Sprachtherapeuten ──────→   mit folgender Ausbildung:
    - o   Diplom-Logopäden........................... Anzahl: _____
    - o   Logopäden.....................   Anzahl: _____
    - o   Diplom – Pädagogen ....   Anzahl: _____
    - o   Sonderschullehrer...........................   Anzahl: _____
    - o   Erziehungswissenschaftler M.A. .....   Anzahl: _____
    - o   Linguisten M.A. ....   Anzahl: _____
    - o   Andere:_____............ Anzahl: _____
- o   Angelernte Mitarbeiter aus anderen Berufsgruppen; welche Berufsgruppen:

    _____   Anzahl: _____
- o   Andere:_____   Anzahl: _____

4.2 Welche Fortbildungen haben die Mitarbeiter im Bereich der funktionellen neurogenen Dysphagietherapie besucht:

- o   OFRT (Castillo Morales)..........   Anzahl:_____
- o   FOTT (Kay Coombes)............   Anzahl:_____
- o   FDT   (Gudrun Bartholome)...   Anzahl:_____
- o   Andere:_____ Anzahl:_____

Vielen Dank für Ihre Mitarbeit !

Bitte schicken Sie den Bogen bis zum _____ zurück an:
Universität Koblenz-Landau
Institut für Sonderpädagogik
Dipl.-Heilp. Annette Schramm
Xylanderstr. 01
76829 Landau   **Umschlag liegt bei**

Anlage 11: Auswertung Fragebogen

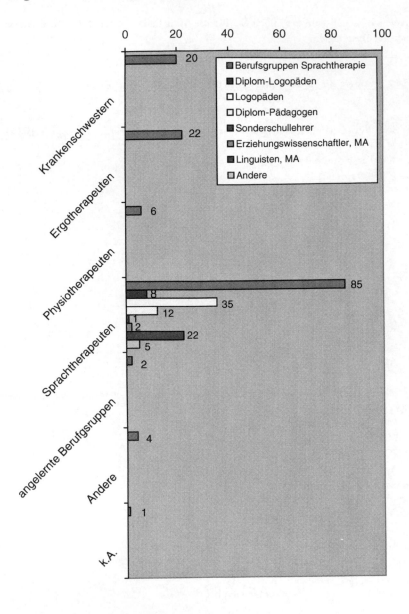

Ärzte mit Facharztausbildung für		Sprachtherapeuten mit folgender Ausbildung:	
Neurologie/Psychiatrie	5	Linguist	9
Innere Medizin	4	Logopäden	8
Neurochirurgie	2	Diplom-Pädagoge	4
Physikalische Therapie und Rehabilitation	1	Logopäde und Ergotherapeut	3
Kinder- und Jugendmedizin und Rehabilitationswissenschaften	1	Diplom-Logopäde	3
		Ergotherapeuten	3
		Sprachtherapeuten	2
		Erziehungswissenschaftler M.A.	1
		Logopäde und Physiotherapeut	1
		Physiotherapeut	1
		keine separate Leitung	1
		Logopäde und Erziehungswissenschaftler M.A.	1
		Logopäde und Linguist	1
		Diplom-Pädagoge und Linguist	1

(Abbildung: Leitende Berufsgruppen der funktionellen Therapie)

Anlage 12: Möglichkeiten der Unterstützung von erkrankten Menschen mit Problemen beim Essen, Trinken und Schlucken nach Bienstein

Störungen und Möglichkeiten der Unterstützung des Patienten			
Störung	Symptomatik	Trainingsmöglichkeiten	Nicht zum Ziel führende, kontraindizierte Maßnahmen
Mundschlussstörung (Facialisparese)	• Speichelfluss • unsymmetrisches Gesicht • Lippen spitzen • Backen nicht aufgeblasen halten • ungenügender Lippenschluss	• Ausstreichen Jochbeinbogen Mundwinkel etc. • Tapping (klopfen) s.o. • Lippen streichen • Lippen lecken • Mund spitzen • V/W Griff • Gegenstände festhalten	
Motalitätsstörungen (Dysarthrie) • Zunge	• Rest in den Wangentaschen • Vorstoßen der Nahrung • Sensibilitätsstörungen • Parästhesien • Zungenbewegungen z.B. links-rechts abweichen • Zungen kann nicht gerollt werden (nach hinten, mittig) • unklare Artikulation • Essen bleibt auf der Zunge liegen • Zunge kann nicht nach oben/unten drücken	• Zunge hinten rollen • Zunge oben + unten • Zunge links + rechts • Kältereiz • Löffel nach vorn stoßen • Erbsen (in Gaze) o.a. • Saugen • Zahnreihe abtasten • Wangentaschen leerräumen • Bürsten der Zunge • immer von aktiver zur passiver Seite stimulieren	• Beachten , ob Spastik oder Lähmung vorhanden ist • Flüssigkeit einflößen (Vorsicht!) bei Beißreflex mit metallischem Löffel etc. gefährlich • breiige Nahrung sehr indifferent
Dysarthrie • Wangen • Kiefer	• Reste in der Wangentasche verändern	• Wangentasche mit Zunge ausfühlen • Massage von außen	• bei Kauproblemen flüssige und weiche Nahrung

	Speichelfluss • Kiefer kann nicht rotierende Bewegung ausführen • Kiefer schließt nur auf und zu • Spannung in der Kiefermuskulatur	• Wangen einsaugen • Kieferbewegungen mit V-Griff fördern • mit Gerüchen und Geschmack Speichelfluss anregen	• scharfkantige Nahrungsmittel
• Gaumensegellähmung • komplett	• Flüssigkeits- und breiiger Nahrungsaustritt aus beiden Nasenlöchern • kein Backenaufblasen • Verzögerter Würgereiz	• Eisstäbchen • Zunge zurückrollen • Blasen der Backen • Zahnbürste • Gaumensegel stimulieren • Gaze mit festen Nahrungsstücken (Apfel...)	• mit Flüssigkeit beginnen
Gaumensegellähmung • inkomplett	• Flüssigkeitsaustritt Nasenloch • Luft entweicht nach Aufblasen der Wangen leicht • Saugen erschwert	• siehe zuvor	
Koordinationsstörungen	• Hustenreiz vorh. • verzögerter oder zu früh ausgelöster Schluckreflex besonders bei breiiger und dünnflüssiger Nahrungsaufnahme Aspirationsgefahr	• feste Speisen • Schluckreflex stimulieren • Kopfhaltung kontrollieren • Zusatzernährung notwendig • Logopädie	• Flüssigkeit • sehr breiige Kost • Fett und Säure
Kehldeckellähmung • komplett	• tonloser Patient • kein Würg- und Hustenreflex	• Zusatzernährung • Stimulation des Pharynx • s.o.	• jegliche Nahrung (außer in Tropfen) stilles Wasser, Kamillentee
• Kehldeckellähmung • inkomplett	• ab und an Stimme • ab und an Würg- oder Hustenreflex erhalten	• s.o.	

(aus: Nydahl und Bartoszek [3]2000, 137)

Anlage 13: Vorschlag zur Dokumentation

Förderplan: Förderung des Essens, Trinkens und Schluckens

Name: ____________________________ **Geb. am**:_______________________

Verlegung in die Klinik am: ___________________________

Förderbereiche: GKW/ Bällchenbad/ _____________ / Angebote zum Schmecken:_____________

Angebote zum Trinken: ________________ / Angebote im Rahmen der Mundpflege:____________

Andere Angebote: ___________________________-

Förderziel:	**Datum/ Zeit**	**Notizen**	**Datum**	**Notizen**	**Datum**	**Notizen**
Bemerkungen						

Zieldokumentation:

Einzelziel erreicht ■ Einzelziel z.T. erreicht ◣ Einzelziel nicht erreicht: ⊠

Förderung fällt aus:

Dokumentationsbogen der Gespräche mit den Angehörigen/ des interdisziplinären Austauschs:

Name: _______________________________ **Geb. am**:_________________________

Verlegung in die Klinik am: ______________________________

Datum/ Zeit	**Austausch mit:**	**Gesprächsresultate:**	**Notizen**

Anlage 14: Kieferkontrollgriffe

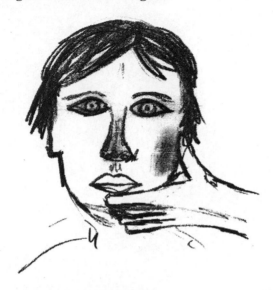

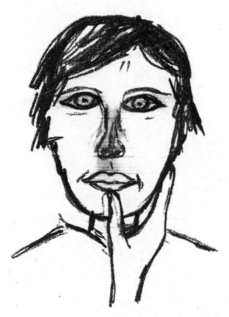

Literaturverzeichnis

Adam, H.: Kommunikation bei nichtsprechenden geistig behinderten Kindern. In: Bundesvereinigung Lebenshilfe für geistig Behinderte e.V. (Hrsg.): Hilfen für geistig Behinderte – Handreichungen für die Praxis. Marburg/Lahn 1987, S. 23-46

Adam, H.: Mit Gebärden und Bildungssymbolen kommunizieren. Voraussetzungen und Möglichkeiten der Kommunikation von Menschen mit geistiger Behinderung. Würzburg [3]2000

Affolter, F.: Wahrnehmung, Wirklichkeit und Sprache. Villingen-Schwenningen 1987

Affolter, F.; Bischofberge, W.: Lernen im Alltagsgeschehen. In: Fröhlich, A.: Handbuch der Sonderpädagogik Band 12 Pädagogik bei schwerster Behinderung. Berlin 1991, S. 241-248

Anagnostopoulos-Schleep, J.: Neurologische Frührehabilitation nach schweren traumatischen Hirnschädigungen. Anlässlich: Kolloquien Neurotraumatologie. Management und Fortschritte in Diagnostik und Therapie von Schädel-Hirn-Verletzungen. Saarbrücken, 3. März 1999

Antor, G.; Bleidick, U.: Bildung, Bildungsrecht. In: Antor, G.; Bleidick, U.: Handlexikon der Behindertenpädagogik. Schlüsselbegriffe aus Theorie und Praxis. Stuttgart, Berlin, Köln 2001, S. 6-13

Antor, G.; Bleidick, U.: Handlexikon der Behindertenpädagogik. Schlüsselbegriffe aus Theorie und Praxis. Stuttgart, Berlin, Köln 2001

Ayres, A.J.: Bausteine der kindlichen Entwicklung. Die Bedeutung der Integration der Sinne für die Entwicklung des Kindes. Berlin [3]1998

Baacke, D.: Die 0-5jährigen. Weinheim und Basel [2]1999

Bach, H.: Grundbegriffe der Behindertenpädagogik. In: Bleidick, U. (Hrsg.): Handbuch der Sonderpädagogik Band 1, Theorien der Behindertenpädagogik. Berlin 1989, S. 3-24

Bartolome, G. u.a.: Interdisziplinäre Arbeitsgemeinschaft für Dysphagie. Wenn der Bissen nicht mehr rutscht. In: Münchner med. Wochenschrift 42/1993, S. 14-19

Bartolome, G., Buchholz, D.W.; Hannig, Ch.; Neumann, S.; Prosiegel, M.; Schröter-Morasch, H.; Wuttge-Hannig, A.: Diagnostik und Therapie neurologisch bedingter Schluckstörungen. Stuttgart, Jena, New York 1993

Bartolome, G.: Die funktionelle Therapie neurologisch bedingter Schluckstörungen. In: Bartolome, G. u.a.: Diagnostik und Therapie neurologisch bedingter Schluckstörungen. Stuttgart, Jena, New York 1993b, S. 119-193

Bartolome, G.: Dysphagie. In: Grohnfeldt, M. (Hrsg.): Lehrbuch der Sprachheilpädagogik und Logopädie – Band 2 – Erscheinungsformen und Störungsbilder. Stuttgart, Berlin, Köln 2001, S. 330-336

Bartolome, G.: Funktionelle Dysphagietherapie bei onkologischen Kopf-Hals-Erkrankungen. In: Bartolome u.a.: Schluckstörungen. Stuttgart, Jena, Lübeck, Ulm 1999d, S. 297-305

Bartolome, G.: Funktionelle Dysphagietherapie bei speziellen neurologischen Erkrankungen. In: Bartolome u.a.: Schluckstörungen. Stuttgart, Jena, Lübeck, Ulm [2]1999c, 278-296

Bartolome, G.: Funktionelle Dysphagietherapie. In: Sprache – Stimme – Gehör. 23/1999b, S. 35-44

Bartolome, G.: Grundlagen der Funktionellen Dysphagietherapie. In: Bartolome u.a.: Schluckstörungen. Stuttgart, Jena, Lübeck, Ulm [2]1999b, 179-277

Bartolome, G.: Klinische Eingangsuntersuchungen bei Schluckstörungen. In: Bartolome u.a.: Schluckstörungen. Stuttgart, Jena, Lübeck, Ulm [2]1999a, 141-155

Bartolome, G.: Methoden der Funktionellen Dysphagietherapie FDT und deren Effektivität. In: Die Sprachheilarbeit 6/1998, S. 311-320

Bartolome, G.: Pathophysiologische Auffälligkeiten während der klinischen Schluckbeobachtung. In: Bartolome, G. u.a.: Diagnostik und Therapie neurologisch bedingter Schluckstörungen. Stuttgart, Jena, New York 1993a, S. 109-118

Bartolome, G.: Physiologie des Schluckvorgangs. In: Sprache – Stimme – Gehör. 23/ 1999a, S. 3-6

Bartolome, G.: Schluckstörungen – Funktionelle Behandlungsmethoden. In: Logos Interdisziplinär 3/1995, S. 164-176

Bartolome, G.: Schluckstörungen. In: Frommelt, P.; Götzbach, H. (Hrsg.): NeuroRehabilitation – Grundlagen – Praxis – Dokumentation. Berlin und Wien 1999c, S. 107-123

Bartolome, G.: Therapie von mundmotorischen Störungen und Dysphagien nach schweren Hirnschädigungen. In: Arbeitstagung der Deutschen Vereinigung für die Rehabilitation Behinderter e.V. vom 13.-15. September in Bad Boll. In: Voß, K.D. (Hrsg.): Aktuelle Entwicklungen in der Rehabilitation am Beispiel neurologischer Behinderung. Ulm 1996

Bartolome, G.; Buchholz, D.; Feussner, H.; Hennig, Chr.; Neumann, S.; Prosiegel, M.; Schröter-Morasch, H.; Wuttge-Hannig, A.: Schluckstörungen – Diagnostik und Rehabilitation. München und Jena [2]1999

Bartolome, G.; Hörmann, M.: Schluckstörungen: Vorkommen, Untersuchungsgang, konservative Therapie. In: Bayrische Landesärztekammer und kassenärztliche Vereinigung Bayerns (Hrsg.). München 1990, S. 42-46

Bartolome, G.; Neumann, S.: Swallowing Therapie in Patients with Neurological Disorders Causing Crycopharyngeale Dysphunction Dysfunction. Dysphagia 8/1993, S. 146-149

Bartolome, G.; Schröter-Morasch, H.: Anamnesebogen. Klinische Eingangsuntersuchungen zur Erfassung von Schluckstörungen. In: Bartolome u.a.: Schluckstörungen. Diagnostik und Rehabilitation. München und Jena [2]1999, S. 326-335

Bartolome, G.; Schröter-Morasch, H.: Diagnostische Hilfen zur Erfassung von Schluckstörungen bei neurologischen Erkrankungen. In: G. Bartolome u.a.: Diagnostik und Therapie neurologisch bedingter Schluckstörungen. Stuttgart, Jena, New York 1993, S. 102-108

Basaglia, F.O.: Gesundheit, Krankheit. Das Elend der Medizin. Frankfurt a.M. 1985

Bauby, J.-D.: Schmetterling und Taucherglocke. München 1998

Bauder-Mußbach, H.: Kinästhetik in der Intensivpflege. Hannover 2000

Bech, M.; Fröhlich, A.: Lernen mit Kindern in und durch Alltagshandlungen. In: Fröhlich, A. (Hrsg.): Lernmöglichkeiten: aktivierende Förderung für schwer mehrfachbehinderte Menschen. Heidelberg [3]1995, S. 45-86

Begemann, E.; Fröhlich, A.; Penner, H.: Forschung von schwerstkörperbehinderten Kindern in der Primarstufe. Mainz 1979

Bertelsmann: Herkunftswörterbuch. Gütersloh 1998

Beurringe, S.: Mundschließ- und Speichelflusskontrolle bei geistig behinderten Kindern und Jugendlichen. Anleitung zu einem erfolgreichen und freudigen Funktionstraining. Bonn 1986

Bienstein, Chr.: Be-wußt-los. Pflege von Bewußtlosen Patienten. In: Bienstein, Chr.; Fröhlich, A. (Hrsg.): Bewußtlos. Eine Herausforderung für Angehörige, Pflegende und Ärzte. Düsseldorf [2]1994, S. 44-50

Bienstein, Chr.; Fröhlich, A. (Hrsg.): Bewußtlos. Eine Herausforderung für Angehörige, Pflegende, Ärzte. Düsseldorf [2]1994

Bienstein, Chr.; Fröhlich, A.: Basale Stimulation in der Pflege – Pflegerische Möglichkeiten zur Förderung von wahrnehmungsbeeinträchtigten Menschen. Düsseldorf 1991

Bienstein, Chr.; Klein, G.; Schröder, G. (Hrsg.): Atmen: die Kunst der pflegerischen Unterstützung der Atmung. Stuttgart, New York 2000

Bienstein, Chr.; Zegelin, A. (Hrsg.): Handbuch Pflege. Düsseldorf 1995

Bleidick, U.: Behinderung als pädagogische Aufgabe: Behinderungsbegriff und behindertenpädagogische Theorie. Stuttgart, Berlin, Köln 1999

Bleidick, U.: Behinderung. In: Antor, G.; Bleidick, U. (Hrsg.): Handlexikon der Behindertenpädagogik. Schlüsselbegriffe aus Theorie und Praxis. Kohlhammer 2001

Blumenthal, W.: Schnittstellen der neurologisch-neurochirurgischen Frührehabilitation. In: Voss, A. / von Wild, K.R.H. / Prosiegel, M.: Qualitätsmanagement in der neurologischen und neurochirurgischen Frührehabilitation. München, Bern, Wien, New York 2000, S. 153-157

Böhm, W.: Wörterbuch der Pädagogik. Stuttgart [13]1988

Böhme, G. (Hrsg.): Sprach-, Sprech-, Stimm- und Schluckstörungen. Band 2 Therapie. Stuttgart, Jena, Lübeck, Ulm [2]1998

Böhme, G.: Sprach-, Sprech-, Stimm- und Schluckstörungen. Band 1 Klinik. Stuttgart, Jena, Lübeck, Ulm [3]1997

Bondzio, M.; Vater, W.: Frühförderungs- und Entwicklungshilfen für behinderte Kinder. Bonn 1979

Bondzio, M.; Vater, W.: Vom ersten Laut zum ersten Wort. Bonn 1981

Borker, S.: Essensreichen in der Pflege. Eine empirische Studie. Berlin/Wiesbaden 1996

Bundesarbeitsgemeinschaft für Rehabilitation (Hrsg.) und Bundesarbeitsgemeinschaft Phase F (Hrsg.): 1. Bundesfachtagung Phase F Wachkoma und danach. Die Langzeitrehabilitation schwer und schwerst schädel-hirngeschädigter Menschen. Tagungsbericht 11. November 1995, Frankfurt a.M. 2000

Bundesarbeitsgemeinschaft für Rehabilitation. Empfehlungen zur Neurologischen Rehabilitation von Patienten mit schweren und schwersten Hirnschädigungen in den Phasen B und C. Frankfurt a.M. 1995

Bundschuh, K.: Diagnostik / Förderdiagnostik. In: Bundschuh, K.; Heimlich, U.; Krawitz, R. (Hrsg.): Wörterbuch Heilpädagogik. Bad Heilbrunn 1999, S. 51-57

Bundschuh, K.; Heimlich, U.; Krawitz, R.: Förderung. In: Bundschuh, K.; Heimlich, U.; Krawitz, R. (Hrsg.): Wörterbuch Heilpädagogik. Bad Heilbrunn 1999, S. 82-86

Cloerkes, G.: Soziologie der Behinderten: eine Einführung. Heidelberg 1997

Coombes, K.: Von der Ernährungssonde zum Essen am Tisch – Aspekte der Problematik, Richtlinien für die Behandlung. In: Lipp, B.; Schlaegel, W.: Wege vom Anfang an, Frührehabilitation schwerst hirngeschädigter Patienten. Villingen-Schwenningen 1996, S. 137-151

Crickmay, M.C.: Sprachtherapie bei Kindern mit cerebralen Bewegungsstörungen auf der Grundlage der Behandlung nach Bobath. Berlin 1978

Dank, S.: Vom kombinierten Konzept zum individuellen Förderplan. In: Fröhlich, A.; Heinen, N.; Lamers, W. (Hrsg.): Schwere Behinderung in Praxis und Theorie – ein Blick zurück nach vorn. Texte zur Körper- und Mehrfachbehinderung. Düsseldorf 2001, S. 65-81

Davies, P.M.: Hemiplegie – Anleitung zu einer umfassenden Behandlung von Patienten mit Hemiplegie. Basierend auf dem Konzept von K. und B. Bobath. Berlin, Heidelberg 1986

Davies, P.M.: Wieder Aufstehen – Frühbehandlung und Rehabilitation für Patienten mit schweren Hirnschädigungen. Berlin, Heidelberg, New York 1995

Diesener, P.: Vegetative Instabilität und der Umgang mit Schluckstörungen. Gailingen 1998

Dörner, K.: Leben mit Be-wußt-sein. In: Bienstein, Chr.; Fröhlich, A.: Bewußtlos. Eine Herausforderung für Angehörige, Pflegende und Ärzte. Düsseldorf [2]1994, S. 10-15

Dtv Atlas Anatomie in 3 Bänden: *Band 1 Bewegungsapparat*: Platzer, W., Stuttgart [7]1999; *Band 2 Innere Organe*: Fritsch, H.; Kühnel, W., Stuttgart [7]2001; *Band 3 Nervensystem und Sinnesorgane*: Kuhle, W., Stuttgart [7]2001

Duden: Das Wörterbuch medizinischer Fachausdrücke. Mannheim 1992

Duden: Fremdwörterbuch. Mannheim 1982

Eifert, B.: Diagnostik und Therapie bei Schluckstörungen. In: Zeitschrift Not 5/2003, S. 20-22

Eitner-Lau, U.: Schluck- und Kautraining. Hilfe bei Patienten mit Störungen im Bereich des Gesichts und des oralen Trakts. In: Deutsche Krankenpflegezeitschrift 3/1987, S. 149-155

Eller-Rüttgard, S.: Rehabilitation. In: Antor und Bleidick. Handlexikon der Behindertenpädagogik. Stuttgart, Berlin, Köln 2001, S. 88-91

Finnie, N.R.: Hilfe für das cerebral gelähmte Kind – Eine Anleitung zur Förderung des Kindes zu Hause nach der Methode Bobath. Ravensburg 1974

Fornefeld, B.: Einführung in die Geistigbehindertenpädagogik. München, Basel 2000

Fornefeld, B.: Schwerstbehinderung, Mehrfachbehinderung, Schwerstbehinderte, Schwerstbehindertenpädagogik. In: Antor, G.; Bleidick, M.: Handlexikon der Behindertenpädagogik: Schlüsselbegriffe aus Theorie und Praxis. Stuttgart, Berlin, Köln 2001, S. 132-134

Franke, U.: Logopädisches Handlexikon. München, Basel [4]1994

Friebertshäuser, B.; Prengel, A. (Hrsg.): Einleitung: Profil, Intentionen, Traditionen und Inhalte des Handbuches. In: Friebertshäuser, B.; Prengel, A.: Handbuch Qualitativer Forschungsmethoden in den Erziehungswissenschaften. Weinheim, München 1997, S. 11-23

Friebertshäuser, B.; Prengel, A. (Hrsg.): Handbuch Qualitativer Forschungsmethoden in den Erziehungswissenschaften. Weinheim, München 1997

Fröhlich A.; Haupt, U.: Förderdiagnostik mit schwerstbehinderten Kindern. Dortmund 1983

Fröhlich, A. (Hrsg.): Dokumentation zur Situation Schwerstbehinderter. Staufen im Breisgau 1978

Fröhlich, A. (Hrsg.): Lernmöglichkeiten. Aktivierende Förderung für schwer- und mehrfachbehinderte Menschen. Heidelberg [3]1995

Fröhlich, A. (Hrsg.): Wahrnehmungsstörungen und Wahrnehmungsförderung. Heidelberg [9]1996

Fröhlich, A.: Basale Förderung. In: Antor, G. und Bleidick, U.: Handlexikon der Behindertenpädagogik: Schlüsselbegriffe aus Praxis und Theorie. Stuttgart, Berlin, Köln 2001, S. 362-364

Fröhlich, A.: Basale Stimulation. Das Konzept. Düsseldorf 1998

Fröhlich, A.: Basale Stimulation. Düsseldorf 1991

Fröhlich, A.: Caprice des Dieux. Zur Kultur des Schmeckens. In: Das Band, Sonderausgabe zum 60. Geburtstag von Günter Dörr 1993, S. 21-22

Fröhlich, A.: Curriculum. In: Fröhlich, A. (Hrsg.): Die Förderung Schwerstbehinderter – Erfahrungen aus sieben Ländern. Luzern [3]1990

Fröhlich, A.: Der somatische Dialog. Zur psychischen Situation schwerst mehrfachbehinderter Kinder. Behinderte 4/1982, S. 15-20

Fröhlich, A.: Dialog der Sinne. In: Zusammen 9/1995, S. 6-8

Fröhlich, A.: Die Entstehung eines Konzeptes: Basale Stimulation. In: Fröhlich, A.; Heinen, N.; Lamers, W. (Hrsg.): Schwere Behinderung in Praxis und Theorie – ein Blick zurück nach vorn. Texte zur Körper- und Mehrfachbehinderung. Düsseldorf 2001, S. 145-160

Fröhlich, A.: Entwicklungsförderung schwerstbehinderter Kinder. In: Behinderte 1/1984, S. 39-43

Fröhlich, A.: Förderung von Kindern und Jugendlichen mit apallischem Syndrom. In: Zur Orientierung 3/1997, S. 26-29

Fröhlich, A.: Förderversuche mit Schwerstbehinderten im Bereich der Schule für Körperbehinderte. Basale Stimulation – Programmentwicklung zur Förderung schwerstkörperbehinderter Kinder. In: Fröhlich, A.; Tuckermann, U.: Bundesverband für spastisch Gelähmte und andere Körperbehinderte e.V. (Hrsg.). Schwerstbehinderte. Rheinstetten-Neu 1977c, S. 91-97

Fröhlich, A.: Ganzheitliche Kommunikationsförderung für schwer geistig behinderte Menschen. In: Fröhlich, A. (Hrsg.): Lernmöglichkeiten: aktivierende Förderung für schwer mehrfachbehinderte Menschen. Heidelberg [3]1995, S. 17-42

Fröhlich, A.: Körperbehinderung und Wahrnehmungsstörungen – einführende Überlegungen. In: Fröhlich, A. (Hrsg.): Wahrnehmungsstörungen und Wahrnehmungstraining bei Körperbehinderten. Rheinstetten 1977a, S. 9-15

Fröhlich, A.: Mund auf, Löffel rein – Nein!! In: Zusammen *0*/1997, S. 4-6

Fröhlich, A.: Pädagogische Überlegungen zum Thema Bewußtsein und Bewußtlosigkeit. In: Bienstein, Chr.; Fröhlich, A.: Bewußtlos. Eine Herausforderung für Angehörige, Pflegende und Ärzte. Düsseldorf ²1994, S. 35-43

Fröhlich, A.: Sinn-los sinn-lich? In: Doerring, W. und W.; Dose, G.; Stadelmann, M. (Hrsg.): Sinn und Sinne im Dialog. Dortmund 1996, S. 23-35

Fröhlich, A.: Vorwort. In: Fröhlich, A.; Bundesverband für spastisch Gelähmte und andere Körperbehinderte e.V. (Hrsg.): Dokumentation zur Situation Schwerstbehinderter; Sonderheft der Zeitschrift für Heilerziehung und Rehabilitationshilfe. Staufen im Breisgau 1978, S. 1-8

Fröhlich, A.: Zur Förderung schwerst-körperbehinderter Kinder. In: Fröhlich, A.; Tuckermann, U.: Bundesverband für spastisch Gelähmte und andere Körperbehinderte e.V. (Hrsg.): Schwerstbehinderte. Rheinstetten-Neu 1977b, S. 16-27

Fröhlich, A.; Bienstein, Chr.; Haupt, U. (Hrsg.): Fördern – Pflegen – Begleiten. Beiträge zur Pflege- und Entwicklungsförderung benachteiligter Menschen. Düsseldorf 1997

Fröhlich, A.; Haupt, U.: Entwicklungsförderung schwerstbehinderter Kinder. Mainz 1982

Fröhlich, A.; Haupt, U.: Förderdiagnostik mit schwerstbehinderten Kindern. Eine praktische Anleitung zur pädagogisch-therapeutischen Einschätzung. Dortmund, 4. Auflage, ohne Jahr

Fröhlich, A.; Heidingsfelder, M.: Elementare Wahrnehmungsförderung. In: Fröhlich, A. (Hrsg.): Wahrnehmungsstörungen und Wahrnehmungsförderung. Heidelberg ⁹1996, S. 96-110

Frommelt, P.; Grötzbach, H. (Hrsg.): Neurorehabilitation. Grundlagen – Praxis – Dokumentation. Berlin, Wien 1995

Frommelt, P.; Katzenmeier, F.: Zur Geschichte der neurologischen Rehabilitation. In: Frommelt, P.; Grötzbach, H. (Hrsg.): Neurorehabilitation. Grundlagen – Praxis – Dokumentation. Berlin, Wien 1999, S. 1-18

Frührehabilitation. München, Bern, New York 2000, S. 7-13

Fuhrmann, R.; Liebig, O.: Frührehabilitation im Krankenhaus – Zeit für Strukturveränderungen. In: Rehabilitation 38/1999, S. 65-71

Gérard, Chr.; Lipinski, Chr. G.; Decker, W.: Schädel-Hirn-Verletzungen bei Kindern und Jungendlichen. Stuttgart 1996

Gniech, G.: Essen und Psyche. Über Hunger und Sattheit, Genuß und Kultur. Berlin, Heidelberg, New York 1996

Gobiet, W. und R.: Frührehabilitation nach Schädel-Hirn-Trauma. Leitfaden zur ergebnisorientierten aktiven Therapie. Berlin, Heidelberg, New York ²1999

Gobiet, W.: Frührehabilitation nach Schädel-Hirn-Trauma. Berlin, Heidelberg, New York. Springer 1991

Goldschmidt, P.: Logopädische Untersuchung und Behandlung bei frühkindlichen Hirngeschädigten. Berlin-Charlottenburg ³1981

Goldschmidt, P.: Skizze zur vor- und frühsprachlichen Förderung von Kindern mit frühkindlicher Hirnlähmung – aus pädagogischer Sicht. In: Fröhlich, A. (Hrsg.): Die Förderung Schwerstbehinderter – Erfahrungen aus sieben Ländern. Luzern [3]1990

Grohnfeldt, M. (Hrsg.): Handbuch der Sprachtherapie, Band 6. Zentrale Sprach- und Sprechstörungen. Berlin 1993

Gschwend, G.: Die neurophysiologischen Grundlagen der Rehabilitation. Lübeck 1991

Haeberlin, Urs: Heilpädagogik als wertgeleitete Wissenschaft. Bern, Stuttgart, Wien 1996

Hannich, H.-J.; Dierkes, B.: Ist Erleben im Koma möglich? In: Intensiv 4/1996, S. 4-7

Hannig, C.; Wuttge-Hannig, A.: Radiologische Diagnostik der Schluckfunktion. In: Bartolome, G. u.a.: Schluckstörungen. Diagnostik und Rehabilitation. München und Jena 1999, 65-110

Hanselmann, H.: Heilpädagogik als Wissenschaft. Randbemerkungen zu einer Theorie der Heilpädagogik. In: Die Hilfsschule 25, 1932a, 34-39

Hansen, G.; Stein, R.: Vorwort. In: Hansen, G.; Stein, R. (Hrsg.): Sonderpädagogik konkret: ein praxisorientiertes Handbuch in Schlüsselbegriffen. Bad Heilbrunn 1994, S. 5

Hatsch, F.; Maietta, L..; Schmidt, S.: Kinästhetik. Interaktion durch Berührung und Bewegung in der Pflege. Eschborn 1996

Haupt, U.: Entwickeln kann man sich nur selbst. Zusammen 2/2000, S. 4-7

Haupt, U.: Kinder mit cerebralen Bewegungsstörungen und Sprechstörungen – pädagogisch-therapeutische Gedanken. In: Fröhlich, A.: Kommunikation und Sprache körperbehinderter Kinder. 1989, S. 101-113

Haupt, U.; Fröhlich, A.: Entwicklungsförderung schwerstbehinderter Kinder. Bericht über einen Schulversuch. Mainz 1982

Haupt, U.; Fröhlich, A.; Penner, H.: Integriertes Lernen mit schwerstbehinderten Kindern. Mainz 1983

Hauptmann, B.: Die Behandlung der gestörten Kau- und Schluckmotorik. In: Hummelsheim, H.: Neurologische Rehabilitation. Neurologische Grundlagen – Motorische Störungen – Behandlungsstrategien – Sozialmedizin. Berlin, Heidelberg, New York 1998, S. 219-234

Heidingsfelder, M.; Fröhlich, A.: Materialien zur Förderung wahrnehmungsgestörter körperbehinderter Kinder. In: Fröhlich, A. (Hrsg.): Wahrnehmungsstörungen und Wahrnehmungstraining bei Körperbehinderten. Rheinstetten 1977, S. 132-139

Herbst, W.: Neurogene Dysphagie und ihre Therapie bei Patienten mit Trachealkanüle. Idstein 2000

Hesseling, E.: Suppenkasper oder wenn es mit dem Essen nicht mehr klappt. In: Zusammen 9/1997, S. 7-9

Hick, S.: Essen ist mehr als Nahrungsaufnahme. Psychische und kulturelle Aspekte von Essstörungen. In: Zusammen 9/1997, S. 10-11

Hyvärinen, L.: Sehen im Kindesalter. Normale und abweichende Entwicklung. Würzburg 1993

Interdisziplinäre Arbeitsgemeinschaft für Dysphagie: Wenn der Bissen nicht mehr rutscht. München med. Wochenschrift 42/ 1993, S. 14-19

Jetter, K.: Erziehungswissenschaftliche Grundannahmen einer handlungsorientierten Didaktik – Thesen. In: Schönberger, F.: Kooperative Didaktik. Neustadt 1982, S. 78-83

Kellnhauser, E. u.a. (Hrsg.): Thiemes pflege. Stuttgart, New York, [9]2000

Kluge, F.: Etymologisches Wörterbuch der deutschen Sprache. Berlin, New York [22]1989

Kohl, H.: Geleitwort. In: Frommelt, P.; Grötzbach, H. (Hrsg.): Neuro-Rehabilitation. Grundlagen – Praxis – Dokumentation. Berlin, Wien, 1999b, S. V

Kohl, H.: Rehabilitation und Kunsttherapie. In: Queste, R.; Schmitt, E.W.; Lippert-Grüner, M. (Hrsg.): Stufen zum Licht. Leimersheim 1999a, S. 14-15

König, E.; Bentler, A.: Arbeitsschritte im qual. Forschungsprozess – ein Leitfaden. In: Friebertshäuser, B.; Prengel, A.: Handbuch qualitativer Forschungsmethoden in der Erziehungswissenschaft. Weinheim und München 1997, S. 88-96

Kristen, U.: Praxis Unterstützte Kommunikation. Düsseldorf [3]1999

Kroppenberg, D.: Sprachliche Beeinträchtigungen unter sonderpädagogischem Aspekt. Berlin 1983

Kroppenberg, D.: Wenn Kinder ihre Sprache verlieren. Über kindliche Aphasie. Zeitschrift für Heilpädagogik 7/1998, S. 322-327

Kuhlmann, B.; Töbeck, S.: Ernährungsempfehlungen bei Kau- und Schluckstörungen mit Ursachen in der oralen Phase. Forum Logopädie 3/1994, S. 17-19

Largo, R.H.: Babyjahre. Die frühkindliche Entwicklung aus biologischer Sicht. München und Zürich [15]2002

Lenzen, D. (Hrsg.): Pädagogische Grundbegriffe 1. Agression - Interdisziplinarität. Reinbeck bei Hamburg [6]2001

Lipp, B.: Frührehabilitation aus medizinischer Sicht: Hauptstörungen, Komplikationen und therapeutische Möglichkeiten. In: Lipp, B.; Schlaegel, W.: Wege von Anfang an, Frührehabilitation schwerst hirngeschädigter Patienten. Villingen-Schwenningen 1996, S. 40-59

Lipp, B.; Schlaegel, W.: Wege von Anfang an – Frührehabilitation schwerst hirngeschädigter Patienten. Villingen-Schwenningen 1996

Lipp, B.; Schlaegel, W.; Nielsen, K.; Streubelt, M.: Gefangen im eigenen Körper: Lösungswege; Neurorehabilitation. Villingen-Schwenningen 2000

Lutz, L.: Das Schweigen verstehen: Über Aphasie. Berlin, Heidelberg, New York [2]1996

Meiser, U.; Albrecht, F.: Einleitende Gedanken zum Thema des Bandes. In: Meiser, U.; Albrecht, F. (Hrsg.): Krankheit, Behinderung und Kultur. Frankfurt a.M. 1997, S. 1-4

Menge-Güthling: Griechisch-Deutsches Wörterbuch mit besonderer Berücksichtigung der Ethymologie. Berlin 1913

Merk, A.: Nicht ohne Essens-Clown. In: Zusammen 9/1997, S. 16

Merkin, J.; Frommelt, P.: Die Funktionale Indepedence Measure (FIM). Skala zur Therapieevaluation in der Frührehabilitation. In: v. Wild, K.: Spektrum der Neurorehabilitation. Münschen, Bern, Wien, New York 1993, S. 168-169

Meyers großes Taschenlexikon: in 24 Bänden [4]1992

Ministerium für Arbeit, Gesundheit und Sozialordnung. Apallisches Syndrom. Versorgungskonzepte für Baden-Württemberg. Stuttgart 1993

Mitteilung der BAG medizinisch-beruflicher Rehabilitationseinrichtungen (Phase II): Qualitätssicherung innerhalb neurologisch/neurochirurgische Frührehabilitation. Bundesarbeitsgemeinschaft medizinisch-beruflicher Rehabilitationseinrichtungen (Phase II) – Arbeitsgemeinschaft neurologisch / neurochirurgische Frührehabilitation. In: Rehabilitation 37/1998, S. 106-110

Montagu, A.: Körperkontakt – Die Bedeutung der Haut für die Entwicklung des Menschen. Stuttgart 1982

Montagu, A.: Zum Kind reifen. Stuttgart 1981

Morales, R.C.: Die orofaziale Regulationstherapie. München 1991

Morales, R.C.: Im Gespräch: Dr. Rodolfo Castillo Morales. In: Logos Interdisziplinär. 2/1997, S. 128-131

Morris, S.E.; Klein, M.D.: Mund- und Esstherapie bei Kindern: Entwicklung, Störung und Behandlung orofazialer Fähigkeiten. Stuttgart, Jena, New York [2]2001

Mueller, H.: Das Essen. In: Finnie, Nancie M.: Hilfe für das cerebral gelähmte Kind. Eine Einleitung zur Förderung des Kindes zu Hause nach der Methode Bobath. Ravensburg 1974

Müller, H.A.: Eß-, Atem- und Stimmtherapie sowie Sprachanbahnung bei cerebral bewegungsgestörten Kindern im frühen Kindesalter. In: Hans-Henning, M.; Brüster, H.T.; von Zimmermann, H. (Hrsg.): Spastisch gelähmte Kinder – Internationaler Kongress vom 29. September bis 4. Oktober 1969 in Düsseldorf (Veranstaltet vom Bundesverband für spastisch gelähmte und andere Körperbehinderte e.V.) Stuttgart 1971

Müller, S.-D.: Dysphagie: Wachsendes Gesundheitsrisiko in der Geriatrie. Geriatrie Journal 5/2000, S. 32-35

Müller, S.-D.; Pütz, K.: Schluckstörungen aus ernährungsmedizinischer Sicht. In: Logos Interdisziplinär 3/2001, S. 182-191

Neumann, S.: Physiologie des Schluckvorgangs. In: Bartholome, G. u.a.: Schluckstörungen. Diagnostik und Rehabilitation. München und Jena [2]1999, 12-26

Neumann, S.; Bartolome, G.; Buchholz, D.; Prosiegel, M.: Swallowing Therapie of Neurological Patients: Correlation of Outcome with Pretreatment Variables and Therapeutic Methods. In Dysphagia 10/1995, S.1-5

Nielsen, L.: Der Ansatz des Aktiven Lernen (ALA). In: Fröhlich, A.; Heinen, N.; Lamers, W. (Hrsg.): Schwere Behinderung in Praxis und Theorie – ein Blick zurück nach vorn. Texte zur Körper- und Mehrfachbehindertenpädagogik. Düsseldorf 2001, S. 235-243

Nielsen, L.: Der Fiela-Förderplan. 730 Fördervorschläge. Konkrete Beispiele zum Aktiven Lernen von sehgeschädigten und mehrfachbehinderten Kindern. Würzburg 2000

Nielsen, L.: Greife und du kannst begreifen. Würzburg [2]1995

Nielsen, L.: Mehrfachbehinderte Menschen – Trainingsobjekte oder Subjekte im Dialog. In: Doering, W. & W.; Dose, G.; Stadelmann, M.: Sinn und Sinne im Dialog. Dortmund 1996, S. 141-153

Nielsen, L.: Schritt für Schritt – Frühes Lernen von sehgeschädigten und mehrfachbehinderten Kindern. Würzburg 1996

Nusser-Müller, Busch, R. (Hrsg.): Die Therapie des Faciv-oralen Trakts. Berlin 2004

Nusser-Müller-Busch, R.: Therapieansätze bei Störungen der Nahrungsaufnahme – eine Standortbestimmung. Forum Logopädie 2/1997, S. 5-7

Nydahl, P.; Bartoszek, G.: Basale Stimulation. Neue Wege in der Intensivpflege. München, Jena [3]2000

Nydahl, P.; Bartoszek, G.: Basale Stimulation: Neue Wege in der Intensivpflege. Berlin, Wiesbaden 1997

Oerter, R.; Montada, L. (Hrsg.): Entwicklungspsychologie. Weinheim [2]1987

Oerter, R.; Montada, L. (Hrsg.): Entwicklungspsychologie. Weinheim [5]2002

Oswald, H.: Was heißt qualitativ forschen? Eine Einführung in Zugänge und Verfahren. In: Friebertshäuser, B.; Prengel, A.: Handbuch qualitativer Forschungsmethoden in der Erziehungswissenschaft. Weinheim und München 1997, S. 71-87

Oswald, P.; Schulz-Bensch, G. (Hrsg.): Maria Montessori. Schule des Kindes. Freiburg, Basel, Wien [6]1996

Petersen, P.: Der kleine Jena-Plan. Langensalza/Thür. 1927

Pickenhain, L.: Basale Stimulation. Neurowissenschaftliche Grundlagen. Düsseldorf 1998

Pittelhow, Chr.: Vielseitig – aber nicht zuviel Empfehlungen für die Ernährung von behinderten Kindern und Jugendlichen. In: Zusammen 6/1996, S. 42-43

Pittelhow-Abele, Chr.: Mit Kindern kochen. In: Zusammen 10/2002, S. 30-32

Plattig, K.-H.: Spürnasen und Feinschmecker. Die chemischen Sinne des Menschen. Berlin, Heidelberg, New York 1995

Plenter, Chr.: Ethische Aspekte in der Pflege von Wachkoma-Patienten. Orientierungshilfe für eine Pflegeethik. Hannover 2001

Praschak, W.: Alltagsgestaltung und Zusammenarbeit – Grundlagen der sensumotorischen Kooperation mit schwerstbehinderten Menschen. In: Vierteljahresschrift für Heilpädagogik und ihre Nachbargebiete 3 /1993, S.297-311

Praschak, W.: Das Konzept der sensumotorischen Kooperation. In: Fröhlich, Heinen, Lamers. Düsseldorf 2001, S. 245-264

Praschak, W.: Frühförderung schwerst geschädigter Säuglinge und Kleinkinder. In: Wilken, E. (Hrsg.): Frühförderung behinderter Kinder. Eine Einführung. Stuttgart 1999, S. 82-101

Praschak, W.: Kooperative Pädagogik Schwerstbehinderter – Sensumotorische Kooperation im Alltag. In: Fröhlich, A. (Hrsg.): Handbuch der Sonderpädagogik Band 12. Pädagogik bei schwerster Behinderung. Berlin 1991, S. 230-239

Praschak, W.: Schwerstbehinderung als sensumotorische Handlungsveränderung. In: VHN 1/1992, S. 25-40

Praschak, W.: Sensumotorische Kooperation mit Schwerstbehinderten. In: Behinderte 2/1992b, S. 13-22

Praschak, W.: Sensumotorische Kooperation mit Schwerstbehinderten als Herausforderung für eine allgemeine Pädagogik. Hannover 1989

Prosiegel, M.; Wagner-Sonntag, E.; Diesener, P.: Schlucken: Neurogene Dysphagien – Diagnostik und Therapie. In: Voss, A.; von Wild, K.; Prosiegel, M. (Hrsg.): Qualitätsmanagement in der neurologischen und neurochirurgischen Frührehabilitation. München, Bern, New York 2000, S. 116-124

Pschyrembel Klinisches Wörterbuch. Berlin, New York [257]1994

Quester, R.; Neutwig, A.; Schmitt, E.W.: Phasenkonzept der neurologisch-neurochirurgischen Rehabilitation. In: Quester, R.; Schmitt, E.W.; Lippert-Grüner, M.: Stufen zum Licht – Hoffnungen für Schädel-Hirnpatienten. Leimersheim 1999, S. 52-67

Quitmann, H.: Humanistische Psychologie. Zentrale Konzepte und philosophischer Hintergrund. Göttingen 1991

Ramsey, W.O.: Suckle Facilitation of Feeding in selected Adult Dysphagic Patients. In: Dysphagia 1/ 1986, S. 7-12

Ritter, G.: Das Bobath-Konzept. In: Fröhlich, A.; Heinen, N.; Lamers, W. (Hrsg.): Schwere Behinderung in Praxis und Theorie – ein Blick zurück nach vorn. Texte zur Körper und Mehrfachbehinderung. Düsseldorf 2001, S. 265-283

Roche – Lexikon Medizin. München, Wien, Baltimore [3]1993

Rogers, C.R.: Die Klientzentrierte Gesprächspsychotherapie. München [3]1981

Roth, G.: Das Gehirn und seine Wirklichkeit – Kognitive Neurobiologie und ihre philosophischen Konsequenzen. Frankfurt a.M. 1997

Schäffer, F.: Es muss doch öfter Kaviar sein. Die neue Sonderschule, 1/1998, S. 75-81

Schäffler, A. u.a. (Hrsg.): Pflege Heute. Ulm, Stuttgart, Jena, Lübeck 1997

Schalch, F.: Schluckstörungen und Gesichtslähmung. Therapeutische Hilfen. München, Jena [5]1999

Schaub, H.; Zenke K.G.: Wörterbuch Pädagogik. München 1995

Schlaegel, W.: Von der geblockten Trachealkanüle zum verschlossenen Tracheostoma. In: Lipp, B.; Schlaegel, W.; Nielsen, K.; Streubelt, M.: Gefangen im eigenen Körper: Lösungswege; Neurorehabilitation. Villingen-Schwenningen 2000, S. 95-96

Schleep, J.: Spiegelung zur Unterstützung von neurogenen Schluckstörungen. In: Zeitschrift Not 5/1998, S. 60-62

Schönle, P.W.: Der Frühreha – Barthelindex (FRB) – eine frührehabilitationorientierte Erweiterung des Barthelindex. In: Rehabilitation 34/1995, S. 69-73

Schramm, A.: Das stabile Bällchenbad – ein Förderangebot der Basalen Stimulation® In: Ergotherapie und Rehabilitation 6/2001, S. 31-34

Schramm, A.: Faziorale Therapie in der Basalen Stimulation. In: Not 5/1998, S. 28-30

Schramm, A.: Mitschriften vom Castillo Morales Einführungsseminar, geleitet von Castillo Morales. Gailingen 13.09.1999-15.09.1999

Schramm, A.: Probleme und Möglichkeiten der Förderung des Essens, Trinkens und Schluckens bei Kindern mit schwerer Behinderung. In: Lamers, W.; Klauß, T. (Hrsg.): ...alle Kinder alles Lehren! – Aber wie? Theoriegeleitete Praxis bei schwer- und mehrfachbehinderten Menschen. Düsseldorf 2003, S. 329-343

Schröter-Morasch, H.: Klinische Untersuchung der am Schluckvorgang beteiligten Organe. In: Bartolome, G. u.a.: Diagnostik und Therapie neurologisch bedingter Schluckstörungen. Stuttgart 1993, S. 72-108

Schröter-Morasch, H.: Medizinische Basisversorgung von Patienten mit Schluckstörungen – Sondenernährung. In: Bartolome, G. u.a.: Schluckstörungen – Diagnostik und Rehabilitation. München, Jena ²1997, S. 156-178

Schröter-Morasch, H.; Bartolome G.: Anamnesebogen. In: Bartolome u.a.: Schluckstörungen. Stuttgart, Jena, Lübeck, Ulm ²1999, S. 326-335

Schumacher, J.: Der individuelle Förderplan – das Zentrum sonderpädagogischen Handelns. In: Fröhlich, A.; Heinen, N.; Lamers, W. (Hrsg.): Schulentwicklung-Gestaltungs(t)räume in der Arbeit mit schwerbehinderten Schülerinnen und Schülern. Düsseldorf 2003

Schupp, W.: VDR-Phasen-Modell. Ansätze zur empirischen Validierung am Beispiel der neurorehabilitativen Versorgungsstruktur im Freistaat Bayern. In: Hedon-Kliniken, Lingen. Qualitätsmanagement Neurologische Frührehabilitation. Münster 1996, S. 69-77

Schütz, M: Die Bedeutung der präoralen Phase im Rahmen des oralen Kostaufbaus. In: Lipp, B.; Schlaegel, W.; Nielsen, K.; Streubel, M.: Gefangen im eigenen Körper – Lösungswege, Neurorehabilitation. Villingen-Schwenningen 2000, S. 121-124

Schwegler, J.S.: Der Mensch – Anatomie und Physiologie. Schritt für Schritt Zusammenhänge verstehen. Stuttgart 1996

Schwörer, Ch.: Der apallische Patient – Aktivierende Pflege und therapeutische Hilfe im Langzeitbereich. Stuttgart, Jena, New York ²1992

Seibold, G.: Bronchoskopie in der Behandlung dysphagischer Patienten. In: Lipp, B, Schlaeger, W.; Nielsen, K.; Streubelt, M.: Gefangen im eigenen Körper – Lösungswege – Neurorehabilitation. Villingen-Schwenningen 2000, S. 104-109

Solarová, S. (Hrsg.): Geschichte der Sonderpädagogik. Stuttgart, Berlin, Köln, Mainz 1983

Sommer, B.: Pädagogik und Neurologische Rehabilitation hirngeschädigter Kinder, Jugendlicher und junger Erwachsener. Standortbestimmung und Perspektiven einer wissenschaftlichen Grundlegung. Egelsbach, Frankfurt a.M., München, New York 1999

Sozialgesetzbuch SGB IX: Bundesarbeitsgemeinschaft der Integrationsämter und Hauptfürsorgestellen (BIH) (Hrsg.). Wiesbaden, Stand Mai 2002

Speck, O.: System Heilpädagogik. München, Basel ⁴1998

Spender, M.: Normalität mit Sonde. In: Zusammen 9/1997, S. 14-15

Stemme, G.; v. Eickstedt, D.: Die frühkindliche Bewegungsentwicklung. Vielfalt und Besonderheiten. Düsseldorf 1998

Struve, T.: Middelburger Aktivierungs-Skala. In: Zeitschrift Not 1/1996

Suhrkamp, E.O.; Voss, A.: Struktur- und Prozeßqualität. In: Voss, A.; von Wild K.; Prosiegel, M. (Hrsg.): Qualitätsmanagement in der neurologischen und neurochirurgischen Tavalor, J.; Tayson, R.: Bis auf den Grund des Ozeans. Freiburg 1998

Sullivan, P.B.: Feeding the disable child. Cambridge 1996

Theunissen, G.: Rehabilitationspädagogik. In: Bundschuh, K.; Heimlich, U.; Krawitz, R. (Hrsg.): Wörterbuch Heilpädagogik. Bad Heilbronn 1999, S. 245-246

Thümler, R.: Schädel-Hirn-Trauma und apallisches Syndrom. Informationen und Ratschläge. München, Weinheim 1994

Toelorow, S.: Hirntrauma und Erlebnis – über die Verpflechtung von organischen und reaktiven Störungen. Das Dornröschenschlaf-Syndrom im frühen Stadium nach S-H-T bei Kindern. Bern, Stuttgart, Wien 1978

Trogisch, U.; Trogisch, J.: Förderpflege. In: Fröhlich, A.; Heinen, N.; Lamers, W. (Hrsg.): Schwere Behinderung in Praxis und Theorie – ein Blick zurück nach vorn. Düsseldorf 2001, S. 297-307

Türk, C.: Im Gespräch: Dr. Rodolfo Castillo Morales. In: Logos Interdisziplinär 2/1997, S. 128-131

Urbas, L.: Pflege eines Menschen mit Heimpflege nach dem Bobath-Konzept. Stuttgart 1996

Voss, A.: Einleitung. In: Voss, A.; von Wild K. R.H.; Prosiegel, M. (Hrsg.): Qualitätsmanagement in der neurologischen und neurochirurgischen Frührehabilitation. München, Bern, Wien, New York, 2000, S. 1-3

Voss, A.; Ortega-Suhrkamp, E.: Neurologisch-neurochirurgische Frührehabilitation, Begriffsbestimmung. In: Voss, A.; von Wild, K. R.H.; Prosiegel, M. (Hrsg.): Qualitätsmanagement in der neurologischen und neurochirurgischen Frührehabilitation. München, Bern, Wien, New York 2000, S. 4-6

Wedel v., F.K.; Kutzner, M.: Neurologische Frührehabilitation. In: Frommelt, P.; Grötzbach, H. (Hrsg.): NeuroRehabilitation – Grundlagen – Praxis – Dokumentation. Berlin, Wien 1999, S. 65-89

Werner, B.: Basale Stimulation in der Pflege. Eine Konzeptanalyse und –bewertung. Bern, Göttingen, Toronto, Seattle 2001

World Health Organization: International Classification of Impairments, Achivities and Participation: A Manual of Dimensions and Functioning (Beta-1-Draft Version) Geneva 1997

Yossem, F.L.: Funktionelle Behandlung von Eß- und Schluckstörungen. München, Jena 1999

Zieger, A.: Informationen und Hinweise für Angehörige von Schädel-Hirn-Verletzten und Menschen im Koma und apallischen Syndrom. Oldenburg 1995

Zieger, A.: Wieviel Gehirn braucht ein Mensch? Dialogaufbau mit Menschen im Koma und apallischem Syndrom. In: Doering, W. und W.; Dose, G.; Stadelmann, M. (Hrsg.): Sinn und Sinne im Dialog. Dortmund 1996, S. 57-93

Zimmer, K.: Das Leben vor dem Leben. Die seelische und körperliche Entwicklung im Mutterleib. München ⁵1996

Zimmer, K.: Das wichtigste Jahr. Die seelische und körperliche Entwicklung im ersten Lebensjahr. ⁵1996 München

Zinke-Wolter, P.: Spüren – Bewegen – Lernen. Handbuch der mehrdimensionalen Förderung bei kindlichen Entwicklungsstörungen. Dortmund ²1992

Internetseiten

www.enterale-ernaehrung.de

www.g-netz.de/Der_Mensch/

www.kräuterwiese.de

www.medizininfo.de

www.mdk-rlp.de/fim.pdf

www.mbreha.de/pdf/hefte/heft8.pdf

www.netdoktor.de

www.westpfalz-klinikum.de

www.wissen.de

http:nt1ch.med.tumuenchen.de/dysphagie/lebenslaefe/II_bartolome.htm

Danksagung

Ich möchte mich bei folgenden Menschen, ohne die es mir nicht möglich gewesen wäre diese Arbeit zu schreiben und voranzutreiben bedanken:

Bei...

❖ meinen Eltern für meine Bildungsmöglichkeiten und ihre Unterstützung dieses Vorhabens.

❖ meinem Mann für die Ermutigung und Unterstützung während dem gesamten Prozess der Promotion.

❖ Prof. Andreas Fröhlich für das Vertrauen mich als Doktorantin anzunehmen und die jahrelange berufliche Förderung und Unterstützung.

❖ Prof. Dieter Kroppenberg ebenfalls für das Vertrauen mich als Doktorantin anzunehmen und den Vertrauensvorschuss für dieser Arbeit sowie die Unterstützung und Rückmeldungen bezüglich meiner beruflichen Vorhaben.

❖ P.D. Dr. Johannes Schleep für die Ermöglichung meines − für eine Heilpädagogin mit erstem Staatsexamen für das Lehramt an Sonderschulen − ungewöhnlichen Berufsweges und die Weckung meines heutigen speziellen Interesses an der Thematik der Förderung des Essens, Trinkens und Schluckens.

❖ Gudrun Bartolome für das Interview.

❖ all den Menschen, die ich im Rahmen meiner beruflichen Tätigkeit betreuen durfte.

❖ deren Angehörigen und Betreuern, für deren Vertrauen aber auch für ihre kritischen Rückmeldungen.

❖ Doris Talmon, für das gemeinsame Lernen, die interdisziplinäre Kooperation und die freundschaftliche und professionelle Unterstützung in den zurückliegenden Jahren.

❖ Andrea Stuck für die ebenfalls freundschaftliche und professionelle Unterstützung in den zurückliegenden Jahren.

❖ Sören Bauersfeld für die Videoaufnahmen.

❖ Lars Mohr und Angela Simon für die ebenfalls freundschaftliche und professionelle Unterstützung in den zurückliegenden Jahren.

❖ Elke Neu, Martha Heidingsfelder, Ingrid Hersemeyer und Christine Welle für die Möglichkeit das Reha-Zentrum Landstuhl und das ehemalige Schulprojekt Basale Stimulation besser kennen zu lernen und ihre Ermutigung diese Arbeit voranzutreiben.

❖ Angelika Merkel für die Unterstützung bei der formalen Überarbeitung dieser Arbeit.

❖ Den Studierenden am Institut für Sonderpädagogik, Fachrichtung Geistigbehindertenpädagogik der Universität Koblenz- Landau, Campus Landau für ihre rege Teilnahme an und ihre konstruktiven Rückmeldungen in meinen Seminaren.

❖ All den anderen, die mir auf diesem Weg begegnet sind und mir durch interessanten Austausch, kritische Rückmeldungen und aufmunternde Worte ermöglicht haben diese Arbeit voranzutreiben

Peter Lang · Europäischer Verlag der Wissenschaften

Patrizia Tolle

Erwachsene im Wachkoma

Ansätze für eine theoriegeleitete und empirisch fundierte Pflege

Frankfurt am Main, Berlin, Bern, Bruxelles, New York, Oxford, Wien, 2005.
266 S., 8 Tab., 11 Graf.
Behindertenpädagogik und Integration.
Herausgegeben von Georg Feuser. Bd. 3
ISBN 3-631-53486-8 · br. € 45.50*

Für eine Erholung aus dem Wachkoma kann die rehabilitative Pflege als impulsgebend eingeschätzt werden. Was sind Momente einer solchen Pflege? Wann lässt sich Pflege als rehabilitativ im Sinne der Stärkung der (Wieder-)Aneignungsfähigkeiten von Erwachsenen im Wachkoma bezeichnen? Unter Einbezug internationaler Studien wird sich diesen Fragen durch entsprechende Forschungsmethoden angenähert. Aus der Sicht erfahrener Pflegender lässt sich das Verhalten von Erwachsenen im Wachkoma stets in einen sinnhaften und rekonstruierbaren Zusammenhang setzen, der für die Rehabilitation genutzt werden kann.

Aus dem Inhalt: Internationale Forschungen zum Wachkoma und deren kritische Reflexion für die Pflege und Pflegeforschung · Theoretische Reproduktion empirischen pflegerischen Wissens zum Wachkoma · Pflegerisches Erfahrungswissen zum Verhalten Erwachsener im Wachkoma und resultierende Handlungsorientierungen für eine rehabilitative Praxis

Frankfurt am Main · Berlin · Bern · Bruxelles · New York · Oxford · Wien
Auslieferung: Verlag Peter Lang AG
Moosstr. 1, CH-2542 Pieterlen
Telefax 00 41 (0) 32 / 376 17 27

*inklusive der in Deutschland gültigen Mehrwertsteuer
Preisänderungen vorbehalten
Homepage http://www.peterlang.de